Suza Francina   **Yoga kennt kein Alter**

Suza Francina

Yoga kennt kein Alter

Gesund und selbstbewußt
in der zweiten Lebenshälfte

Mit einem Vorwort zur deutschen Ausgabe
von B. K. S. Iyengar

Walter Verlag

Titel der amerikanischen Originalausgabe:
The New Yoga for People over 50
Erschienen bei Health Communications Inc.,
Deerfield Beach, Florida, U. S. A.
© 1997 Suza Francina

Aus dem Amerikanischen übertragen von Peter Wild

*Für meine Schülerinnen und Schüler am Ojai Yoga Center
und meine Kinder Bo und Monica*

Die Deutsche Bibliothek – CIP-Einheitsaufnahme

Francina, Suza:
Yoga kennt kein Alter / Suza Francina. Mit einem Vorw. von B. K. S.
Iyengar. [Aus dem Amerikan. übertr. von Peter Wild]. – Zürich ;
Düsseldorf : Walter, 1998
Einheitssacht.: The new yoga for people over 50 <dt.>
ISBN 3-530-30034-9

© der deutschen Übersetzung 1998 Patmos Verlag GmbH & Co. KG
Walter Verlag, Düsseldorf und Zürich
© des Vorworts von B. K. S. Iyengar © 1998 B. K. S. Iyengar
2. Auflage 2002
Satz: Jung Satzcentrum, Lahnau
Druck und Einband: Clausen & Bosse, Leck
ISBN 3-530-30034-9

www.patmos.de

Inhalt

In diesem Buch werden sowohl die männliche (z. B. Schüler) wie auch die weibliche Bezeichnung (z. B. Lehrerin) gleichwertig eingesetzt: Sie meinen im Normalfall beide Geschlechter.

«Der Yoga ist eine ewige Kunst, Wissenschaft und Philosophie. Er ist der beste Weg für die persönliche Selbsterkenntnis, den die Menschen zur Erfahrung ihres körperlichen, seelischen, geistigen und spirituellen Wohlbefindens je entwickelt haben. Er stammt aus den Anfangszeiten der Zivilisation und hat somit bewiesen, daß er die Veränderungen im Laufe der Zeiten überlebt. Er wird auch in den kommenden Jahrhunderten seine überragende Stellung als psycho-physische Wissenschaft behalten.»

B. K. S. Iyengar, Autor von *Licht auf Yoga* und *Licht auf Pranayama* und von weiteren Abhandlungen über den Yoga. Iyengar wurde am 14. Dezember 1918 geboren und praktiziert immer noch täglich ein strenges Übungsprogramm, das Menschen jeden Alters herausfordert.

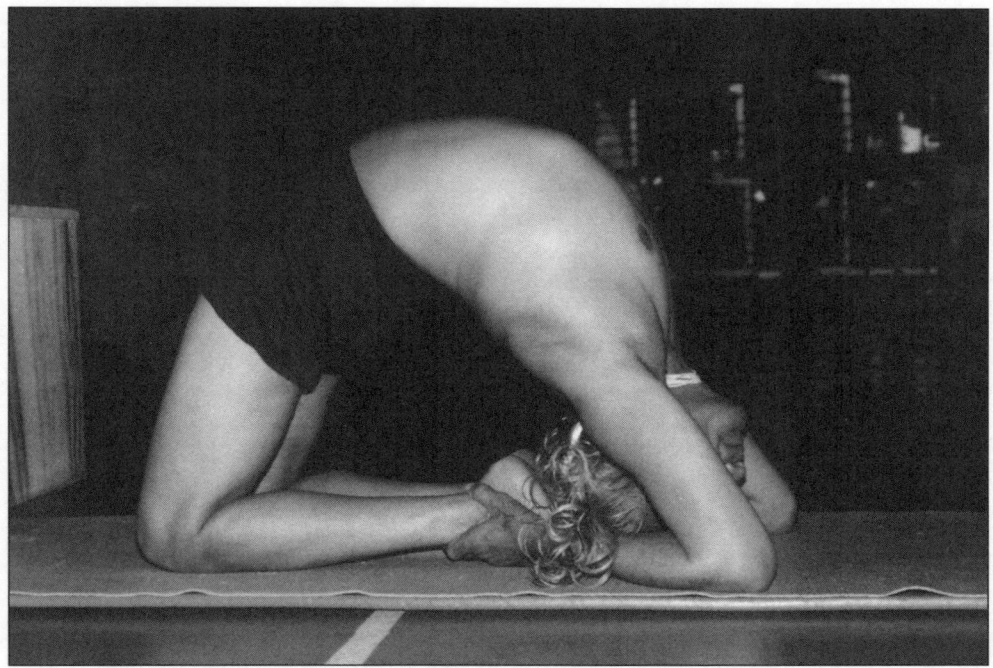

B. K. S. Iyengar im Alter von 75 Jahren.

Vorwort zur deutschen Ausgabe von B. K. S. Iyengar

Bei den heutigen technischen Möglichkeiten des Gesundheitswesens betrachte ich 50 Jahre nicht als «Alter».

Es ist wahr: Oft bekommen Menschen über 60 den Eindruck, sie würden nun alt. Sie nehmen wahr, daß die Kräfte abnehmen, und überlassen ihren Körper und ihren Geist den entsprechenden Energien und Vorstellungen.

Wir haben in diesem Alter tatsächlich die Veränderung der Körperfunktionen zu akzeptieren, denn die Natur geht ihren Gang. Und die Natur rächt sich an unseren Vorstellungen von Schwäche und verengt die Zellen, was die Blutzufuhr und den Strom der Lebensenergie beeinträchtigt. Diese verminderte Zufuhr von Blut und Lebensenergie führt zu einem Austrocknen auf der psychischen Ebene und schafft eine dumpfe und negative Einstellung zum Leben.

Es gehört zu den Pflichten eines älteren Menschen, auf der einen Seite zu akzeptieren, was die Natur an ihm umd mit ihm durchspielt, auf der anderen Seite aber auch sich dagegenzustellen, indem er seine Willenskraft, diese scharfe Klinge des Geistes und des Verstandes, aktiviert: Er hat gegen die negative Seite von Körper und Geist anzugehen, den Zerfallsprozeß einzudämmen und zu stoppen, die Grundelemente der Gesundheit (Atmung, Kreislauf, Energie) durch die Regulierung des Körpers zu fördern, und zwar mit dem Ziel, das bestmögliche Niveau zu erreichen, das bei den entsprechenden körperlichen Voraussetzungen erreicht werden kann.

Gesundheit ist ein sehr empfindliches Energiebündel. Gesundheit hat etwas Fließendes, wie ein erfrischender, lebendiger Fluß. Gesundheit hat nichts von einem bewegungslosen Tümpel an sich. In diesem Sinn hat die Aufmerksamkeit auf unseren Körper und unseren Geist etwas von der Hochspannung des Verstandes.

Suza Francina führt auf eine Art und Weise in den Yoga ein, die Vertrauen schafft und den Leserinnen und Lesern ein eigenständiges Üben ermöglicht.

In unserer Zeit ist die bewußte Beschäftigung mit dem Körper tatsächlich wichtiger als die Beschäftigung mit der Seele. Die Sorge um den Körper und die Pflege des Körpers sollten bei den Menschen Vorrang haben, sodaß sie trainiert und kerngesund sind. Wer Yoga übt, erfährt eine Veränderung: von einer negativen zu einer positiven, dynamischen Haltung dem Leben gegenüber. Wer Yoga übt, hat am Leben nichts auszusetzen.

Die tägliche Yoga-Praxis krönt das Alter, sie läßt den älteren Menschen zu einem lebenserfahrenen und reifen Menschen werden. Sie unterstützt in Krankheiten die heilenden Kräfte. Sie ermutigt und bestärkt den Menschen, die ganze Kraft des Körpers gegen den Zerfall einzusetzen. Sie hilft auszuhalten, was nicht mehr geheilt werden kann. Und sie gibt dem Leben die Würde, den Lebenszyklus in seiner ganzen Fülle zu durchschreiten.

Sie wissen: Die jungen Leute verfügen über Körperkraft, deshalb brauchen sie die Disziplin der Moral und der Philosophie. Menschen in meinem Alter (die Achtzigjährigen) sehnen sich nicht mehr nach sinnlichen Vergnügen und sind deshalb bereit, mit Yoga zu beginnen (falls sie nicht schon lange damit begonnen haben), damit der Wagen (der Körper) und der Wagenlenker (das Selbst) eine Einheit bilden, eine Einheit der Zufriedenheit und des Segens. Bei älteren Menschen braucht es allerdings eine sorgfältige Anleitung, denn der Körper und der Geist sind zerbrechlich geworden.

Mit meinen 80 Jahren möchte ich meine Altersgenossen einladen, noch in den Yoga einzutauchen. Als ich dreizehn war, litt ich an Tuberkulose. Ich verdanke es dem Yoga, daß ich den Nektar der Gesundheit verkosten durfte. Auch in meinem gegenwärtigen Alter übe ich Yoga voller Fleiß, vier bis fünf Stunden pro Tag, auf diese Weise halte ich mich gesund, und zwar körperlich, geistig und seelisch.

Ich schreibe diese Worte in einer Haltung der Liebe zu meinen Gleichaltrigen: Achtet auf den Körper, dann bleibt euch der Körper auch in der Zeit der Not ein Freund.

B. K. S. Iyengar
Ramamani Iyengar Memorial Yoga Institute Shivajinagar
16. März 1998

Einführung:

Willkommen in
«Yoga kennt kein Alter»

«Der Yoga ist für ältere Menschen ein großes Geschenk. Wer in seinen späteren Lebensjahren Yoga praktiziert, gewinnt nicht nur Gesundheit und Zufriedenheit, sondern auch einen frischen Geist, denn der Yoga öffnet den Blick für das Leben. Man kann nach vorne schauen, in eine beglückende und gesunde Zukunft, und braucht nicht zurückzuschauen, in die Vergangenheit. Mit Yoga fängt man ein neues Leben an, auch wenn man erst spät damit beginnt. Yoga ist eine Art Neugeburt, denn er lehrt, die restlichen Lebensjahre glücklich, friedvoll und mutig zu gestalten.»

Gita S. Iyengar: *Yoga für die Frau*

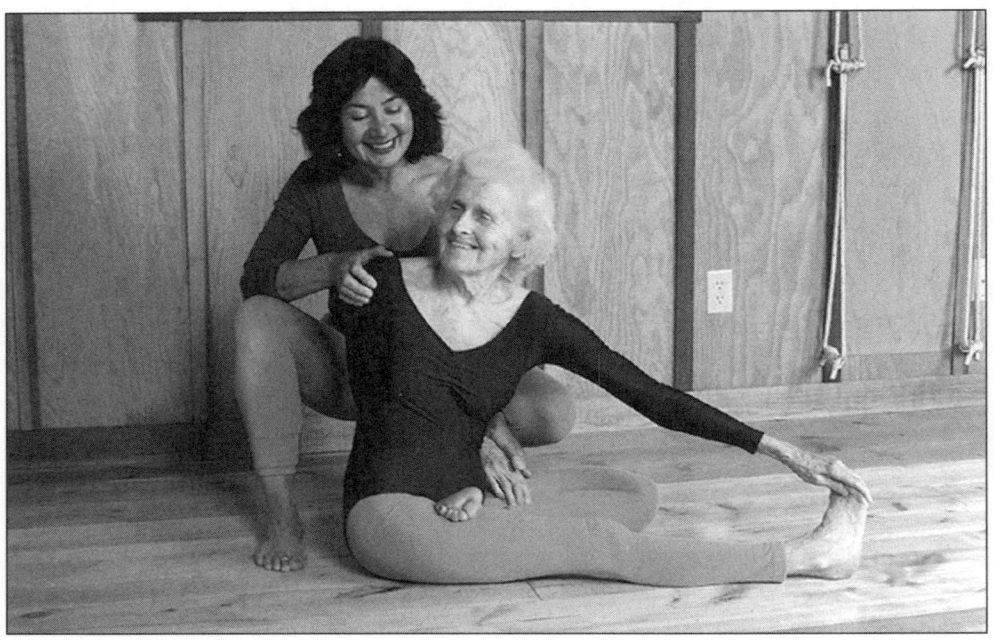

«Als Vorsorgemedizin ist der Yoga unvergleichlich.»

Kareem Abdul-Jabbar

Es sind nun zwanzig Jahre vergangen, seitdem ich die erste Fassung dieses Buches publizierte. Die Zeit verging im Handumdrehen, und viele meiner Schülerinnen, die als gut 60jährige mit Yoga begannen, sind inzwischen 80 und mehr. Kürzlich wies einer meiner Achtzigjährigen darauf hin, daß die «Yoga-Klasse ab 60» für Anfänger doch zu hohe Anforderungen stellte, und unter Lachen entschloß sich die Gruppe, sich von nun an als die «Klasse der fortgeschrittenen Alten» zu bezeichnen. Von allen meinen Yoga-Schülern investieren die Teilnehmerinnen dieser Klasse am meisten Energie, sie nehmen regelmäßig am Unterricht teil, denn – wie sie mir sagten: «Wir können es uns nicht leisten, etwas zu verpassen! Wir wagen nicht auszusetzen!»

Wenn neue Schüler in die Klasse kommen und erwarten, daß es gemütlich zu- und hergeht, scheint es die erfahrenen Schülerinnen zu faszinieren, noch lange in der Stellung des Hundes mit dem Kopf nach unten zu verharren, auch wenn der «Novize» schon längstens aufgegeben hat und am Staunen ist. Die 80jährigen zeigen speziell gern den Handstand im rechten Winkel, eine Stellung, die viel Kraft im Oberkörper, Beweglichkeit und eine Portion Mut verlangt. Selbstverständlich zeigen sie ihr Können gut gelaunt und stecken die Neuen an, nun selber mit Üben zu beginnen.

Die größten Veränderungen kann ich bei jenen Schülern wahrnehmen, die während mehrerer Jahre regelmäßig zwei- oder dreimal in der Woche in die Yoga-Stunde kommen. Wenn ich sehe, daß jemand, der mehr als 60 Jahre alt ist, Yoga-Stellungen einnimmt, die für alle, unabhängig von

Du bist so jung, wie deine Wirbelsäule beweglich ist.

Quelle unbekannt

ihrem Alter, zu Beginn sehr schwierig sind, so begeistert und ermutigt mich das. Ich weiß noch, wie beeindruckt ich von meinen Lehrern war: Sie waren zwar vierzig Jahre älter, aber bedeutend beweglicher als ich. Es ist durchaus schön, einen jungen Menschen alle diese wundervollen, exotisch wirkenden Stellungen ausführen zu sehen; doch die Leute zucken die Achseln und meinen: «Ja, sie ist halt noch jung; ihr Körper hält das noch aus.» Aber wenn Sie ältere Schüler und Lehre-

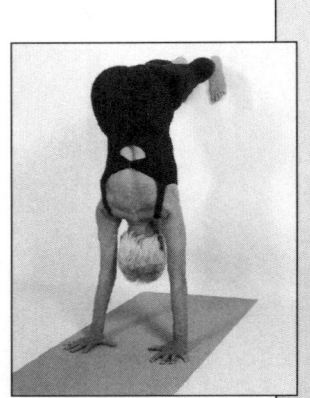

Der Handstand im rechten Winkel.

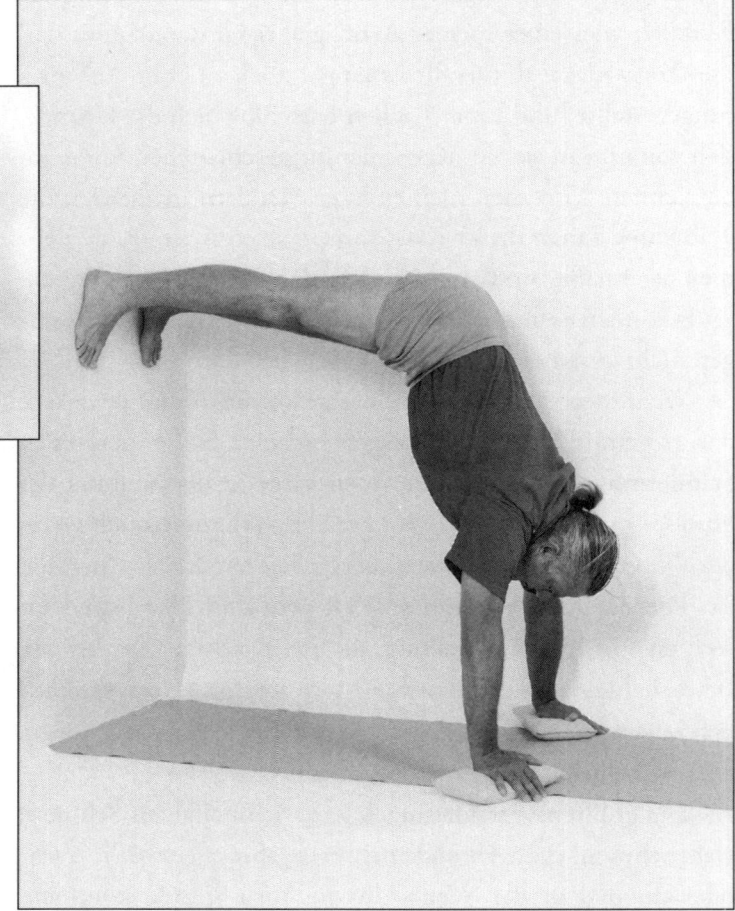

Der Handstand im rechten Winkel, mit Einbezug der Wand und zwei kleinen Polstern zur Unterstützung der Hände.

rinnen beobachten, wie sie verhältnismäßig leicht schwierige Stellungen einnehmen, Stellungen, von denen Ihr armer, steifer Körper, auch wenn er erst halb so alt ist, nur träumen kann, dann setzt bei Ihnen das Erwachen ein, und Sie realisieren, daß *Yoga tatsächlich wirkt!*

Sie sind nie zu alt, um Yoga zu üben. Im Gegenteil: Sie sind bereits zu alt, um Yoga *nicht* zu üben. Keine andere Bevölkerungsschicht profitiert mehr vom Yoga als Menschen über 50. Tatsächlich werden Sie, je älter Sie sind, desto mehr profitieren, wenn Sie dieses alte Wissen, diese Heilkunst, praktizieren. Denn gerade gegen das Altern wirkt Yoga; er vertreibt die Steifheit und die Trägheit aus dem Körper. Ich erinnere jeweils meine Schüler: «Es braucht Zeit, wenn ihr für eure eigene Gesundheit sorgt. Aber es braucht noch viel mehr Zeit, wenn ihr es nicht tut.» Der Yoga verbessert die Lebensqualität in jedem Alter, wirkt aber ganz besonders bei den älteren Menschen.

Auf jeder Stufe des spirituellen Wachstums ist der größte Verbündete, den du finden kannst, dein Körper.

Dr. Deepak Chopra, Arzt, *Länger leben und jung bleiben – Your Ageless Body*

Meine Erfahrungen als Lehrerin bestätigen, was Deepak Chopra und andere Fachleute in Altersfragen festgehalten haben: Ältere Menschen brauchen eine bewußte, nichtautomatisierte, nachvollziehbare und offene Hinführung zu Übungen, die den ganzen Menschen erfassen – den Körper, den Geist und die Seele. Die oft verordneten und auf ein spezielles Ziel ausgerichteten geriatrischen Übungen oder Rehabilitationsprogramme helfen den älteren Menschen nur beschränkt. Inzwischen ist bekannt, mit welcher Wirkung der Yoga die Prophylaxe und die Rehabilitation fördern kann; ebenso entscheidend ist aber die zeitlose Weisheit des Yoga, die darum weiß, daß das Alter zu einer größeren Perspektive und mehr Einsicht, zu einem erweiterten Bewußtsein und einem ständigen Wachstum führen kann und nicht im Verfall enden muß. Diese Lebenseinstellung kann den älteren Teil der Bevölkerung in seinem Auftrag unterstützen, in unserer Gesellschaft, die von oberflächlichen Signalen der Jugendlichkeit besessen ist, ein Gegengewicht zu schaffen.

Meine Anfänge als Yoga-Lehrerin

Wie andere meiner Generation lernte ich Ende der sechziger, Anfang der siebziger Jahre die Yoga-Übungen aus Büchern. Meine ersten Lehrer waren ältere Männer und Frauen, die damals als etwas ausgefallene Leute betrachtet wurden, d. h.: Sie waren Wegbereiter und ihrer Zeit weit voraus. In der ersten Ausgabe meines Buches (1977) beschrieb ich den angenehmen Schmerz, den ich im Körper spürte, als ich versuchte, es meinen Lehrern, die doppelt so alt waren als ich, gleichzutun. Während der ersten Yoga-Lektion, an der ich teilnahm, war mein Platz zwischen zwei Schülerinnen, die etwa 65 Jahre alt waren. Sie beugten sich nach hinten und dehnten sich wie junge Leute, während ich, obwohl ich nur halb so alt war, meinen armen, steifen Rücken erlebte, als ob er in Zement festsitzen würde. Ich fand es auch überhaupt nicht liebenswürdig, als mir der bewegliche, 60jährige Lehrer sehr direkt sagte: «Wenn wir alt und steif werden, brauchen wir niemandem Vorwürfe zu machen, ausgenommen uns selbst.»

Als ich mit Yoga begann, arbeitete ich in der Gesundheitsfürsorge, und zwar für Pflegefälle und ältere Menschen, eine Beschäftigung, der ich seit meiner Teenagerzeit nachging. Ich stand diesen Menschen zur Seite und pflegte sie, bis sie starben; manche begleitete ich während fünfundzwanzig Jahren. Dies gab mir Gelegenheit, selber die geistigen und physischen Veränderungen wahrzunehmen, die sich in den letzten Lebensjahren oft einstellen. Der Kontrast zwischen den älteren Menschen, die ich pflegte, und den anscheinend alterslosen Personen, die ich beim Yoga traf, war verblüffend. Jene, die Yoga übten, waren offensichtlich von vielen allgemein verbreiteten Problemen nicht betroffen, von Arthritis, Knochenbrüchen im Zusammenhang mit Osteoporose, Herzerkrankungen, Atembeschwerden, Inkontinenz, Verwirrtheit,

Der Yoga ist für alle und für jedes Alter. Du kannst zu jedem Zeitpunkt deines Lebens beginnen. Auch wenn du schon über 65 und ein absoluter Anfänger bist, herzlich willkommen! Es gibt keinen besseren Zeitpunkt für den Start als jetzt!
Lilias Folan, Autorin von
Yoga and Your Life

Gedächtnisverlust und von weiteren Problemen, für die fälschlicherweise das Alter verantwortlich gemacht wird.

Ich begann an einem städtischen Senioren-Zentrum Yoga zu unterrichten; ich war eine junge und begeisterte Lehrerin, wußte aber noch wenig, deshalb ging ich davon aus, daß ältere Menschen sehr steif und brüchig seien, daß sie sich Brüche zuziehen würden, wenn ich von ihnen Beugungen verlangen würde. Ich verknurrte Leute mit weißen Haaren automatisch zu Übungen im Armsessel oder zu leichten Dehnungen auf dem Boden. Erst allmählich, als ich Erfahrung

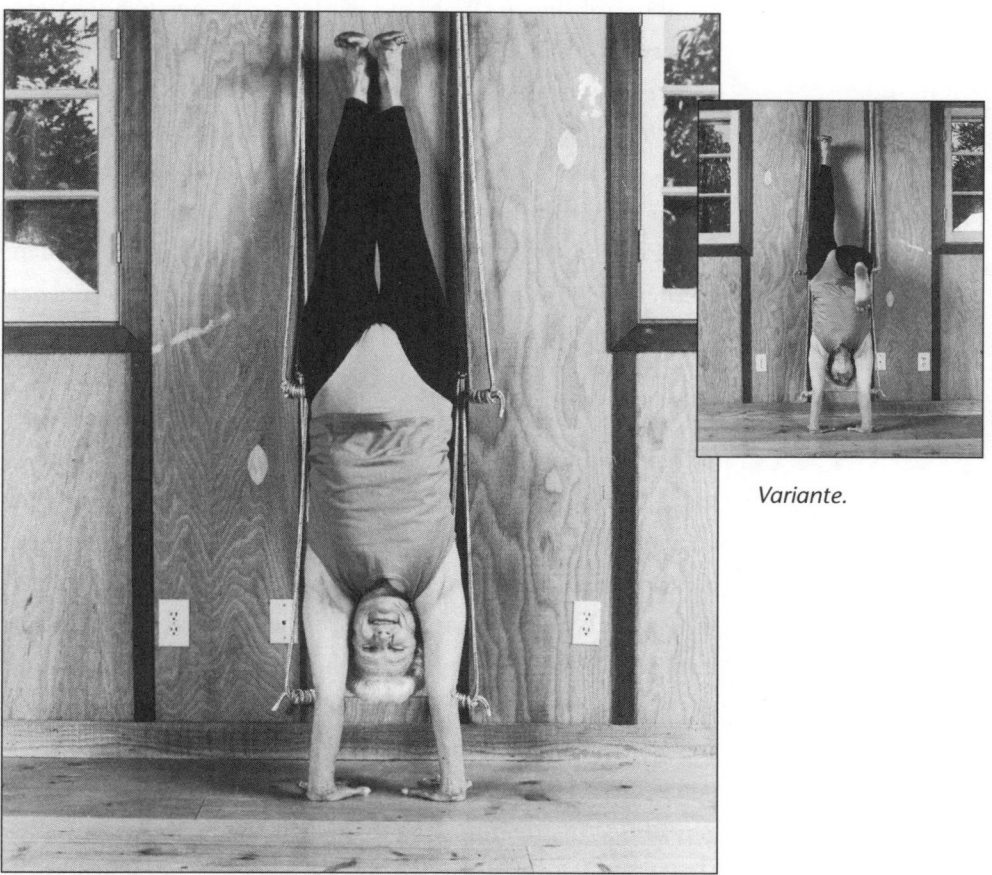

Variante.

Sandy Yost, 70jährig, genießt den Handstand.

und Vertrauen gewann, begann ich wahrzunehmen, daß ältere Menschen – wie jede andere Altersgruppe – mit ganz unterschiedlichen Begabungen und Krankengeschichten in den Yoga-Unterricht kamen.

Gebrechliche ältere und sehr alte Yoga-Schülerinnen mit schweren Gleichgewichtsstörungen können zwar Vertrauen gewinnen und profitieren, wenn sie zu Beginn auf einem Stuhl sitzen und nur sehr einfache Yoga-Stellungen vollziehen; alles in allem aber kann es, wenn man sie zur Selbständigkeit anhalten und vor dem Rollstuhl bewahren will, kontraproduktiv sein, ihnen ausschließlich Übungen auf einem Stuhl beizubringen. Während der letzten zwanzig Jahre Yoga-Unterricht für ältere Menschen konnte ich feststellen, daß die meisten ebenso von den kraftvollen aufrechten Stellungen, die ich normalerweise vermittle, profitieren; Menschen allerdings, die medizinische Probleme mitbringen, eine Herzoperation etwa, Bluthochdruck, Osteoporose, Arthritis oder andere Probleme, die in diesem Buch zur Darstellung kommen, können die Übungen in einer langsameren Gangart angehen und leicht abgewandelte Stellungen einnehmen.

Menschen, die mit Yoga beginnen, machen, unabhängig von ihrem Alter, die Erfahrung, daß sie ihre körperlichen «Macken» bearbeiten, ihre Knochen und Muskeln stärken, ihre Haltung verbessern, tiefer atmen, entspannen und ganz allgemein ihre Gesundheit und Vitalität fördern. Ältere Yoga-Schülerinnen, die während mindestens sechs Monaten regelmäßig die Unterrichtsstunden besuchen, bezeugen, daß Kraft und der Umfang ihrer Beweglichkeit wieder zunehmen und sie Aktivitäten wieder aufnehmen können, die sie für immer verloren glaubten: Gartenarbeit, Ausflüge auf Berge, Treppensteigen, Radfahren, Tanz, Armbewegungen und Beugungen ohne Anstrengung, die Fähigkeit, bequem und in allen Variationen auf dem Boden zu sitzen, sich sicher vom Boden zu erheben und sich sicher auf den Boden niederzulassen.

Meine älteren Yoga-Schüler und Yoga-Lehrerinnen sind Pioniere – positive Vorbilder, die zeigen, daß der Yoga den Alterungsprozeß aufhebt und es uns ermöglicht, bis ins wirklich hohe Alter an unserem Körper Freude zu haben.

Was Sie in diesem Buch entdecken werden

In diesem Buch entdecken Sie inspirierende Bilder, Aussagen und persönliche Geschichten von Lehrerinnen und Schülern aus der ganzen Welt; einige dieser Personen sind 70 Jahre alt oder noch älter und zeigen, daß das Alter keine Rolle spielt, wenn es darum geht, Yoga zu praktizieren und von den Wohltaten des Yoga zu profitieren. B. K. S. Iyengar, Jahrgang 1918, übt noch täglich ein strenges Yoga-Programm. Vorgestellt werden zudem: Diana Clifton, eine 75jährige, sehr anerkannte Lehrerin; Vanda Scaravelli, Jahrgang 1908, und Indra Devi, die zum Zeitpunkt, als ich sie interviewte, 94 Jahre alt war, immer noch durch die Welt reiste und Vorträge über die Wirkungen des Yoga hielt. Und noch viele andere kommen im Text vor: Sie alle begannen erst in der zweiten Lebenshälfte mit Yoga und lösten verschiedene gesundheitliche Probleme, die mit dem Altern verbunden sind.

Die ersten Kapitel des Buches widmen sich der neuen Sicht des Alters und der Tatsache, daß der Yoga einen vorzeitigen Alterungsprozeß verlangsamen und stoppen kann. Sie erfahren, wie die Gesundheit Ihrer Wirbelsäule und Ihrer Haltung sich auf den ganzen Organismus auswirkt, wie die Yoga-Stellungen und Atemübungen den Kreislauf, das Herz und die anderen lebenswichtigen Organe beeinflussen. Ärzte und Physiologen haben seit langem nachgewiesen, daß sich die veränderte Schwerkraft – wenn Teile des Körpers oder der ganze Körper umgedreht werden – auf den Kreislauf, die Lunge und das Gehirn heilsam auswirkt. Für Menschen über

50 wird es immer wichtiger, gegen die Schwerkraft beziehungsweise ihren Sog nach unten anzugehen; die Umkehrstellungen, ihre positiven Wirkungen auf den Körper, aber auch in welcher Hinsicht man vorsichtig sein muß, werden vorgestellt.

Yoga kennt kein Alter bringt auch zur Sprache, welche speziellen Wirkungen der Yoga für die Frauen während der Menopause besitzt, wie der Yoga die Knochen stärkt und mithilft, Osteoporose und Arthritis zu verhindern, welche Rolle der Yoga in der Prophylaxe von Herzerkrankungen und anderer Krankheiten, die für uns 50jährige und Ältere typisch sind, spielen kann.

Die über das ganze Buch verteilten, leicht verständlichen Übungsanleitungen belegen, wie sehr Yoga-Requisiten den älteren Schülern zu einer Hilfe werden können: Dank ihnen erleben sie ohne Probleme die wohltuenden Wirkungen von schwierigen und fordernden Stellungen. Zu diesen Yoga-Hilfsmitteln zählen: Keilkissen, Gurte, Stühle, Polster für die Rückwärtsbeugungen, Wände und Seile. Die Yoga-Requisiten helfen bei der grundsätzlichen Vermittlung der korrekten Ausrichtung des Körpers und der korrekten Bewegungen; sie erhöhen die Kraft, die Beweglichkeit, das Gleichgewicht und die Ausdauer. Sie eignen sich zudem für den Vollzug von mehreren Stellungen, die tief entspannend, verjüngend und belebend wirken.

Die Übungsanleitungen sind auf die Bedürfnisse von Menschen über 50 abgestimmt, auf Menschen, die festgestellt haben, daß andere Formen von Übungen sie bloß entkräften, und jetzt mit verschiedenen gesundheitlichen Problemen Yoga beginnen. Die Anweisungen rechnen mit Anfängerinnen über 50 und zeigen, wie recht komplizierte Yoga-Stellungen, die die Bewegungen des ganzen Körpers voraussetzen, sehr leicht erlernt werden können, und zwar dadurch, daß man sie in die einzelnen Komponenten zerlegt. Zu Beginn können manche der schwierigen Stellungen im Liegen vollzogen werden oder im Kontakt mit einer Wand oder mit Hilfe eines Stuhls. Es können die einzelnen Partien des Körpers unabhängig voneinander gedehnt werden, d.h., es wird jeweils nur aus einem der Gelenke die Steifheit des Körpers entfernt.

Obwohl sich Menschen über 50 körperlich in einer besseren Verfassung befinden können als Menschen, die nur halb so alt sind, besitzen die offiziellen Übungsvorschläge – für «alte Menschen», für die «Menschen in Alterspflege» – die Tendenz, den Leuten nur ganz einfache Übungen vorzuschlagen: auf dem Boden, in einem Stuhl oder Rollstuhl, im Bett oder in der Badewanne. Das vorliegende Buch beschreibt und zeigt auf, wie ältere Anfänger ihr Yoga den persönlichen Bedürfnissen anpassen (u.a. auch bei Erkrankungen der Herzkranzgefäße, Arthritis, Hüftgelenkoperation, Osteoporose) und wie sie ohne Gefährdung der Gesundheit Fortschritte machen können.

Die Übungsanleitungen stammen aus einer Gruppe von Yoga-Schülerinnen, die erst im Alter von 70, 80 oder mehr Jahren mit Yoga begonnen haben. Sie belegen, daß sogar Anfänger, die vorerst Mühe hatten, sich vom Boden zu erheben, Fortschritte machen können: von vorsichtigen Dehnungen auf dem Boden und auf dem Stuhl bis hin zu den anstrengenden Übungen im Stehen und den Umkehrstellungen. Damit Anfänger Vertrauen in die Methode finden, kann es von Vorteil sein, wenn sie zu Hause und im Rahmen einer Yoga-Gruppe üben.

Bleiben Sie vernünftig!

Wenn ich ältere «Yogis» zu Wort kommen lasse, so hoffe ich, dadurch Leser jeder Altersstufe zu ermutigen, ihren Körper in einer Art und Weise zu trainieren, die ihn für das ganze Leben gesund erhält. Ich möchte aber noch mal in Erinnerung rufen, daß die schwierigeren Stellungen – im Buch werden sie alle von Menschen über 50 ausgeführt – am besten unter der Leitung einer erfahrenen und ausgebildeten Lehrerin eingeübt werden.

Ich möchte die Leser davor warnen, ihre Knie zu überfordern, indem sie unvorbereitet den Lotussitz oder eine andere fortgeschrittene Sitzstellung einnehmen, bei der die Knie stark gebeugt werden. Schon manche Personen mußten in ihrem Übereifer die schmerzliche Erfahrung machen, daß das Knie nichts verzeiht. Wenn Ihre Knie durch das jahrelange Sitzen auf einem Stuhl steif geworden sind, beachten Sie bitte die Übungsanleitungen in den Kapiteln 3, 5 und 8: Hier werden sanfte Dehnungsübungen vorgestellt, die Ihnen helfen, die Steifheit aus den Hüften und Knien zu vertreiben.

Die Impulse für die Yoga-Übungen in diesem Buch basieren auf den Erfahrungen eines Mannes, der zu den einflußreichsten Yoga-Lehrern dieses Jahrhunderts gehört: B. K. S. Iyengar. Der Iyengar-Yoga ist bekannt dafür, daß er Gewicht darauf legt, daß die Kraft, die Beweglichkeit, die Ausdauer und die korrekte Ausrichtung des Körpers entfaltet werden. Stellungen im Stehen, die es in dieser Art nur im Iyengar-Yoga gibt, kräftigen den ganzen Körper und haben den Ruf, daß sie häufige Rücken- und Nackenprobleme lösen. Sie helfen auch bei Fuß-, Knöchel- und Knieproblemen, die heutzutage bei den Menschen über 50 sehr verbreitet sind. In Kapitel 5 stoßen Sie auf weitere Informationen über den Yoga für die Füße und Knie.

Ich hoffe, daß dieses Buch die Aufmerksamkeit jener Menschen findet, die innerlich bereit sind, die Vorstellung, Altern bedeute Abbau, aufzugeben, Menschen, die viele andere ermutigen, den Weg des Yoga auszukundschaften, der zur körperlichen und spirituellen Verwandlung führt.

Ein Buch kann nie die Lehrerin ersetzen, die Sie anleitet, korrigiert, ermutigt und inspiriert. Es gehört zu meinem Traum, daß *Yoga kennt kein Alter* viele Leute über 50 dazu bringt, sich an ihrem Ort einer Yoga-Gruppe anzuschließen.

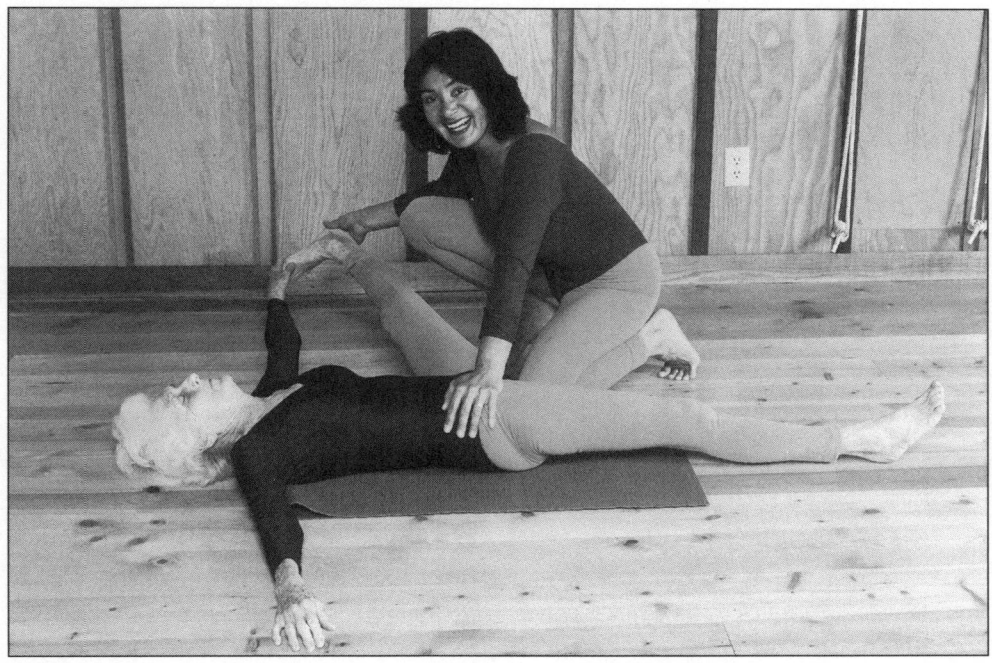

Suza Francina hilft einer Yoga-Schülerin bei der Dehnung der Beine.

Frank White:
Yoga: Die bessere Möglichkeit, die Herbst- und Winterjahre zu gestalten

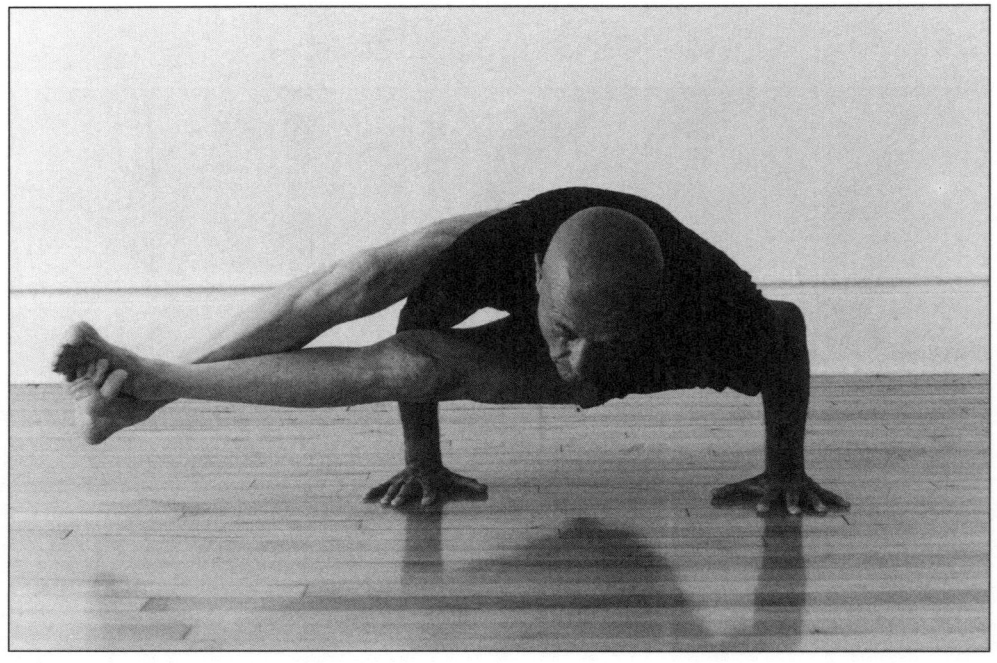

Frank White, 76, zeigt eine schwierige Gleichgewichtsstellung.
1993 wurde er als Yoga-Lehrer des Jahres geehrt.

Ich bin heute besser in Form als damals mit 40. Ich kann mich besser bewegen. Ich bin gelenkiger. Ich bin stärker und besitze mehr Vitalität. Yoga schiebt den Alterungsprozeß nicht nur hinaus, sondern bringt ihn wirklich zum Stillstand.

In meinem 66. Altersjahr wurde es für mich ständig schwieriger, am Morgen aus dem Bett zu kommen. Die Steifheit und der Schmerz in meiner Wirbelsäule, in den Beinen und in den Gelenken hinderten mich daran, all die wundervollen Dinge zu unternehmen, die mein Körper noch fertigbrachte, als ich jünger war. Irgend etwas entzog mir Stück für Stück meine Bewegungsfreiheit.

Die Ärzte bezeichneten es als eine «schlimme Form von degenerativer Osteoarthritis» – ein sehr phantasievoller Name für eine lähmende Krankheit. Ich selber nannte es «nichts als Elend». Ich war bedrückt und voller Angst; der Lebensfunke, die Lebenslust, die ich früher hatte, nahmen sehr schnell ab.

Während fünfzehn Jahren stand ich unter der Kontrolle eines Herzspezialisten, und zwar wegen krankhaften Bluthochdrucks und Arteriosklerose. Ich nahm täglich meine Medikamente. Und so die Herbst- und Winterjahre meines Lebens verbringen zu müssen gefiel mir gar nicht.

Und irgendwie gelangte ich in eine Yoga-Lektion. In ihr fühlte ich mich nicht nur wie zu Hause; es wurde mir auch bewußt, daß eine wunderbare, ja magische Verwandlung möglich war. Als die Lektion zu Ende war, weinte ich. Im Innern meines Körpers kam etwas zur Befreiung und fand zu einem tiefen Ja.

Seit jenem Tag übe ich bis heute – ich bin nun 76 Jahre alt – täglich Yoga. Ich wurde Vegetarier. Und wie sich mein Leben veränderte, so veränderte sich auch meine Gesundheit. Ich verlor 25 Kilo. Der Blutdruck normalisierte sich, ohne daß ich weiter Medikamente nahm. Mein Cholesterinspiegel sank von 400 auf 150.

Ich wurde Yoga-Lehrer. Mein Leben widme ich nun der Weitergabe dieser alten Heilkunst. Ich unterrichte zur Zeit zwölf bis fünfzehn Gruppen pro Woche, und zwar Leute aus allen Altersgruppen: junge Leute und Senioren, Menschen mit Arthritis, Osteoporose, Rückenproblemen usw.

Die Wirkungen des Yoga auf den Körper sind wirklich bemerkenswert. Junge Menschen bleiben länger jung, ältere Menschen werden jünger. Dies mit meinen eigenen Augen sehen zu können ist mir eine Freude.

Was die früheren Krankheiten betrifft, so brauche ich keine Medikamente mehr. Die Arthritis besitzt in mir keine Entzündungsherde mehr, und die Arteriosklerose bedroht mich nicht mehr. Meine Gelenkigkeit ist für einen Menschen in meinem Alter, so glaube ich, bemerkenswert. Auch durch eine sehr fordernde Yoga-Lektion kann ich «hindurchgleiten». Mein ganzes Leben hat sich verändert. Ich lebe mehr und mehr wie damals, als ich noch viel jünger war.

1

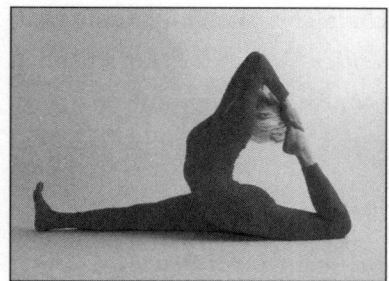

Unsere Sicht des Alterns verändert sich, oder: Was wir erwarten bestimmt das Ergebnis

«Wir brauchen andere Vorstellungen vom Alter. Wenn ich weiß, daß ich biologisch 130 Jahre alt werden kann, dann bin ich erst mit 65 in der Mitte meines Lebens... Einer der zentralen Grundsätze meiner Geist-Körper-Medizin lautet, daß die Erwartungen das Ergebnis bestimmen. Wenn du erwartest, noch im hohen Alter bei Kräften zu sein, wirst du es sein.»

Deepak Chopra, Arzt, *Länger leben und jung bleiben*

Ein weit vorgeschrittenes Alter ist nicht eine statische, unumkehrbare biologische Bedingung, die unweigerlich zum Verfall führt. Es ist vielmehr ein dynamischer Zustand, der sich für viele Menschen zum Besseren wenden kann, und zwar unabhängig davon, wie lange sie schon gelebt und ihren Körper in der Vergangenheit vernachlässigt haben. – Ja, du hast eine zweite Chance, du kannst die Fehler, die du gegen deinen Körper begangen hast, wiedergutmachen. Dein Körper kann verjüngt werden. Du kannst Energie, Vitalität und Muskelkraft wiedergewinnen, ja sogar die Ausdauer im Fitneßtraining, die du bereits für immer abgeschrieben hast... Dies ist möglich, ob du dich nun in der Lebensmitte befindest oder gegen 80 gehst. Die sogenannten Kennzeichen des biologischen Alters können nicht nur verändert werden, in bestimmten körperlichen Prozessen können sie sogar gestoppt werden.
William Evans,
Biomarkers. The 10 Keys to Prolonging Vitality

Im Hinblick auf die Gesellschaft, aber auch im Hinblick auf den einzelnen Menschen werden sich in den kommenden Jahren unsere Vorstellungen vom Altern weiterhin verändern, und zwar auf dramatische Art und Weise. Führende Forscher auf dem Gebiet der Geist-Körper-Medizin – u. a. Deepak Chopra, ein Endokrinologe, Bestsellerautor und internationale Autorität für die Zusammenhänge von Bewußtsein und Gesundheit – belegen uns immer wieder die Macht, die unsere Vorstellungen vom Altern über uns haben. Die neuste Untersuchung zeigt, daß unsere Art und Weise, alt zu werden, mehr mit unseren Vorstellungen und Einstellungen zum Alter zu tun hat als mit irgendeinem anderen Faktor.

In den letzten Jahrzehnten haben die Gerontologen bewiesen, daß nur wer sein Leben lang aktiv bleibt, den Schwund an Muskel- oder Knochengewebe zum Stehen bringt. Und diese Nachricht breitet sich unter den älteren Leuten immer mehr aus: All die Aktivitäten, die sie in den früheren Jahren mochten, sollten sie weiterpflegen: Gehen, Wandern, Radfahren, Gartenarbeit, Golf, Tennis, Karate, Schwimmen, Tanz und – Yoga, selbstverständlich. Vor kurzem wagte der verwegene 100jährige Draufgänger S. L. Potter seinen ersten Bungee-Sprung von einem 64-Meter-Turm, indem er sich über das Alter, den gesunden Menschenverstand und die Ängste seines Arztes und seiner Kinder hinwegsetzte. Ein weiterer Hinweis dafür, daß wir unsere Vorstellungen vom Alter revidieren müssen, bildeten die Fotos, die von zwei der ältesten Geschwisterpaare der USA, von Sarah und Elizabeth Delany, durch die Presse gingen; sie waren

102 beziehungsweise 104 Jahre alt: die eine im Schulterstand, die andere in einer Dehnstellung, den einen Fuß hinter ihrem Kopf.

Was geschieht, wenn wir unsere Erwartungen gegenüber dem Älterwerden verändern? Gerontologen der Tufts University fanden es heraus, als sie eine Gruppe von sehr gebrechlichen Patienten eines Pflegeheims, alle zwischen 87 und 96 Jahre alt, einem Krafttraining unterzogen. Normalerweise gingen die Ärzte davon aus, daß so alte Leute ins Bett gehörten oder in den Schaukelstuhl oder im Rollstuhl auf die Terrasse oder vor den Fernseher geschoben. Übungen würden diese gebrechlichen Menschen um den Rest ihres Lebens bringen. Im Gegenteil: Diese Menschen entwickelten sich. In acht Wochen verbesserte sich der Muskeltonus um 300 Prozent, ebenso verbesserten sich die Koordination und das Gleichgewicht. Und das wichtigste: Diese alten Leute fanden wieder den Mut, aktiv zu sein. Einige, die vorher nicht mehr allein gehen konnten, standen nun wieder selbständig auf und gingen allein ins Bad – daß Würde und Unabhängigkeit wiedererlangt werden, ist ein Schritt, den man nicht hoch genug einschätzen kann.

Vom Alter her gibt es keine Begrenzung. Du kannst mit Yoga beginnen, auch wenn du 70 oder 80 Jahre alt bist; es wird nichts schiefgehen, wenn die Bewegung von der Wirbelsäule ausgeht. Es stimmt die Menschen glücklich und gibt ihnen Trost und Mut, wenn sie merken, daß sie ihren Körper kontrollieren und bestimmen können. Wer behauptet, das Alter sei ein Hindernis, sucht nur nach einer Entschuldigung für seine Faulheit.

Vanda Scaravelli, geboren 1908, Autorin des Buches *Awakening the Spine*

Dank Yoga bleibt der Körper offen und beweglich

Die gängige Vorstellung des Alterns rechnet mit Steifheit, Unbeweglichkeit und Abbau. Ohne gezielte Übungen zieht sich der Körper zusammen, und wir verlieren an Höhe, Kraft und Gelenkigkeit. Und das Ergebnis: Unser natürlicher Bewegungsraum wird enger, nur mit Mühe können wir den täglichen Aktivitäten nachgehen, in gewissen Fällen wird es sogar unmöglich. Die Yoga-Übungen bringen den Alterungsprozeß zum Stehen, da sie jedem Gelenk des Körpers seine ganze Be-

Hätten wir eine Kultur, die von Kindheit an unser Verständnis für das Wissen unseres Blutes und unserer Knochen fördern würde, würden wir all die medizinischen Anstrengungen gar nicht brauchen; wir können uns gar nicht vorstellen, wie weit wir kommen würden. Viele Menschen haben im Alter noch große Veränderungen zustande gebracht, indem sie wieder lernten, die Weisheit ihres Körpers in Ehren zu halten.

Gloria Steinem. Sie begann erst nach 50 mit Krafttraining und Yoga. Autorin des Buches *Revolution from Within: A Book of Self-Esteem*

wegungsfülle zumuten. Sie dehnen, stärken und gleichen jeden Teil aus. Populäre Formen von Kraftübungen gingen meistens davon aus, den Körper zu stärken, indem sie die Muskeln kontraktierten und das ganze System der Skelettmuskeln strafften. Dadurch vergrößerten sie die Steifheit, die sich normalerweise im Lauf der Zeit im Körper ansiedelt. In unserer Kultur, die auf Jugend ausgerichtet und vom Schlankheitsfimmel besessen ist, straffen wir die Muskeln, damit der Körper kompakter wirkt. Dabei wäre es für uns besser, speziell wenn wir älter werden, einen Weg zu finden, wie wir den Körper öffnen und entspannen können, denn dadurch wird der Alterungsprozeß abgeschwächt. Versicherungsgesellschaften, Gerontologinnen, Kardiologinnen, Physiologen, die sich auf Übungen für Seniorinnen spezialisiert haben, und andere, die in der Alters- und Gesundheitsfürsorge tätig und daran interessiert sind, wie chronische Erkrankungen und die Gebrechen der alten Menschen rechtzeitig aufgefangen werden können, beschäftigen sich immer stärker damit, was der Yoga älteren Menschen zu bieten hat.

Das Alter nach Jahren und das biologische Alter

Nach Ken Dychtwald und Joe Flowers, zwei Autoren, die sich mit der Altersthematik beschäftigt haben, sind heute hundert Millionen Amerikaner dabei, ihre Vorstellung vom Altern zu verändern. Heute gibt es mehr alte Menschen als je zuvor, und die Zahl derer, die über 85 Jahre alt sind, nimmt ständig zu. Je älter die Bevölkerung wird, desto leichter ist auch ersichtlich, daß die Angabe des Alters in Jahreszahlen nur eine der Möglichkeiten ist, das Alter zu «messen», und erst noch eine sehr ungenaue. Die Angabe von Jahren entspricht nach der Erfahrung der Physiologen unserem «biologischen Alter» nur, solange wir noch sehr jung sind. Im Verlauf der Jahre verlangsamt sich die biologische Zeit: Je älter wir werden, desto langsamer altern wir. Nach der Lebensmitte sagen Jahresangaben nur noch wenig aus, bedeutungsvoller werden dann Qualitätsangaben wie Lebensschwung, Energie, Enthusiasmus, Vertrauen und Zufriedenheit. Ich unterrichte nun seit mehr als zwanzig Jahren Yoga, und zwar Menschen von ganz unterschiedlicher Gestalt, unterschiedlichem Alter, Format und Temperament. Dabei konnte ich erleben, wie verschiedenartig Menschen sich verändern.

In den siebziger Jahren schloß das American Medical Association's Committee on Aging eine zehnjährige Studie mit der Erklärung ab, es ließe sich keine körperliche oder psychische Erkrankung nachweisen, die direkt dem Ablauf der Jahre zugeschrieben werden könne. Erkrankungen, die mit Streß und Lebensstil zusammenhängen wie der hohe Blutdruck, Herzerkrankungen, Arthritis, Osteoporose, Erschlaffung der Muskeln, Verringerung der Beweglichkeit (d. h. Gleichgewicht, Gelenkigkeit, Behendigkeit, Kraft und Reaktionszeit), Verringerung der Atemkapazität, Verstopfung und Erkrankungen, die mit der Ausscheidung zu tun haben, Diabetes, Schlafstörungen und Depressionen können im selben Maß bei jüngeren und älteren Menschen gefunden werden.

Wir wissen heute, daß viele der klassischen Signale für das Älterwerden ihren Grund in der fehlenden Aktivität oder in der falschen Aktivität (d. h. in mechanisch ausgeführten, unausgeglichenen Übungen, die den Körper überstrapazieren), in der unpassenden Ernährung und in einem Übermaß an Streß und Spannung haben. Sogar so allgemein bekannte Signale wie die schlechte Haltung, die runden Schultern, der Buckel, der verengte Brustkorb, die Steifheit und die verringerte Beweglichkeit haben ihren Ursprung in jüngeren Jahren und zeigen sich immer deutlicher im Lauf der Jahre.

Was heißt für dich normal? Es gibt Menschen, die biologisch gesehen 40, nach Jahren gezählt aber 80 sind. Und es gibt andere Menschen, die 20 Jahre alt sind, deren biologische Verfassung aber einem 50- oder 60jährigen entspricht... Was wir als normales Altern bezeichnen, hat mit dem krankhaften Verhalten des Durchschnitts zu tun. Wir dürfen aber den Durchschnitt nicht mit dem Normalen verwechseln, denn es gibt so viele Ausnahmen.
Dr. Deepak Chopra, Arzt, *Ageless Body, Timeless Mind*

Gesundheit und Altern

Statt daß wir diese kranke Gesellschaft endlich heilen, lullen wir sie mit unseren Dienstleistungen in den Schlaf. Wir müssen wieder wahrnehmen, was die Dienstleistungen für die Alten in Wirklichkeit sind: ein Betäubungsmittel. Denn sie führen zu keinerlei Veränderung. Sie betäuben lediglich den Schmerz über den Verlust, den Mangel, die Entfremdung, den Frust und die Hoffnungslosigkeit. Vieles von dem, was wir als Senilität und Verwirrung bezeichnen, ist nicht auf einen organischen Hirnschaden zurückzuführen, sondern viel mehr auf Frust, Verzweiflung, auf den Verlust von Lebenssinn und Lebensaufgabe.

Maggie Kuhn, während der siebziger Jahre Aktivistin in Altersfragen

Die älteren Personen unserer Bevölkerung müssen sich vermehrt mit der Verfügbarkeit und Erschwinglichkeit einer angemessenen Gesundheitsfürsorge befassen. Und immer mehr Leute merken, daß unser sogenanntes «Gesundheitswesen», das sich in erster Linie aus Ärzten, Chirurgen, Medikamenten und Kliniken zusammensetzt, eigentlich eher als «Krankheitswesen» bezeichnet werden sollte.

Die medizinischen Möglichkeiten sind im Bereich der Diagnose – was läuft schief bei den älteren Menschen? – sehr effizient. Die neuen Untersuchungsmethoden und der Einsatz der Antibiotika erlauben den Ärztinnen die Kontrolle über die Infektionen. Die Kliniken, insbesondere die chirurgischen Eingriffe bei Krankheiten und Unfällen, sind heute so weit entwickelt, daß viele Menschen, die früher im Alter von 50, 60 oder 70 Jahren gestorben wären, nun länger leben.

Aus der Tatsache, daß ältere Menschen heute länger leben, ziehen viele den Schluß, sie würden auch gesund leben. Dies stimmt aber nur für einen kleinen Prozentsatz. Denn viele ältere Menschen leiden an ernsthaften gesundheitlichen Problemen, an Problemen, die ihnen das Leben verunmöglichen. Wer ältere Menschen, die durch die moderne Medizin gerettet wurden, etwas genauer betrachtet, sieht, daß ein großer Prozentsatz von ihnen an Degenerationserscheinungen leidet. Arthritis, Osteoporose, Herzerkrankungen, chronische Müdigkeit, grauer Star, Netzhautprobleme, Diabetes und Krebs sind weit verbreitet. Die traditionelle Medizin verfügt zwar über Medikamente, chirurgische Eingriffe und andere Methoden, mit denen Degenerationserscheinungen behandelt werden können, aber sie verfügt über keine Hilfsmittel, sie zu verhindern.

Die Menschen sind nicht mehr damit einverstanden, vom einen Arzt zum anderen geschoben zu werden, zu hören, daß ihre Krankheit, ihr Schmerz oder ihr Abbau für ihr Alter normal seien, nach Hause zu gehen, Medikamente zu schlucken und die Zeit totzuschlagen. Unser gegenwärtiges Gesundheitswesen, das zwar vieles liefert, aber bis vor kurzem die Prävention und die Gesundheit im eigentlichen Sinn vernachlässigt hat, stürzt uns in Riesenschulden. Aus diesem Grund bekommen nun «alternative» Modelle der Gesundheitsfürsorge Oberhand. Chiropraktik, Homöopathie, Kräuter, Akupunktur, Massage, Ernährung, ayurvedische Medizin, Yoga und andere Methoden gewinnen immer mehr Anerkennung, da die Leute ihre positiven Erfahrungen mit diesen Heilweisen weitererzählen. Diese ganzheitlichen Heilverfahren bergen keine Gefahren und bieten für Menschen, die an akuten oder chronischen Erkrankungen leiden, kostengünstige Hilfsmittel. Sie sind darauf ausgerichtet, einen natürlichen Zustand wiederherzustellen, und helfen, die wertvollen Energievorräte des Körpers wieder aufzuladen und in Fluß zu

Ayurveda bedeutet im Sanskrit «die Wissenschaft vom Leben» oder «das Wissen vom Leben» und ist eine psychosomatische Medizin, die 5000 Jahre alt ist.

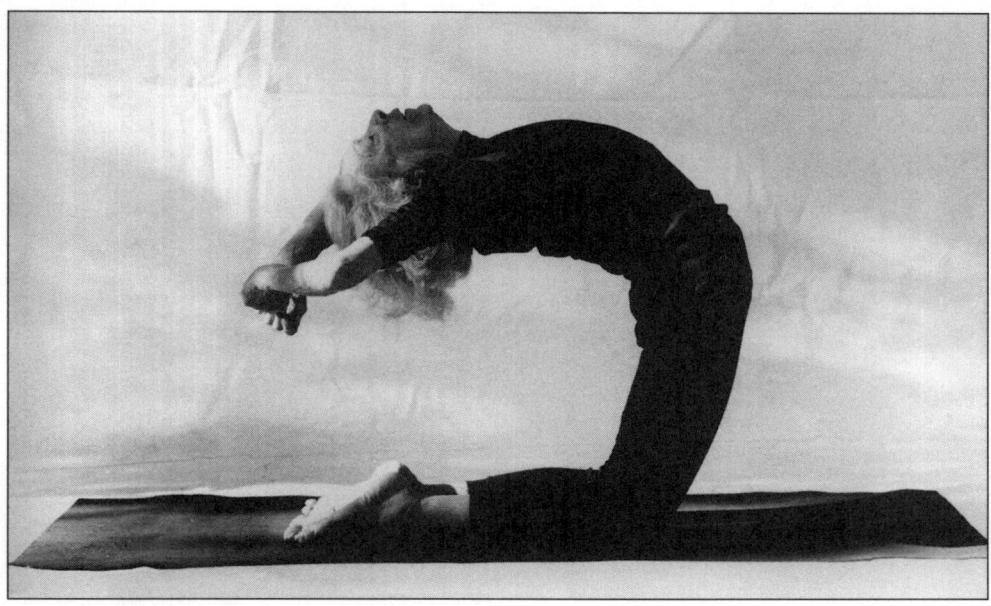

Vanda Scaravelli, 80jährig, belegt die positiven Wirkungen des Yoga.

bringen. Auf diese Art wirken sie prophylaktisch und schützen vor Krankheit, Leiden und Abbau.

Yoga bietet einen einmaligen ganzheitlichen Zugang zur Gesundheit. Dieses sehr alte Wissen, das in der ayurvedischen Medizin wurzelt, ist das vollständigste System überhaupt, selber für die eigene Gesundheit zu sorgen. Das Beste am Yoga besteht eben darin, daß Sie selbst aktiv sind, und zwar für Sie selbst. Yoga ist vor allem ein aktiver – und weniger ein passiver – Zugang: Sie halten sich selbst gesund und fit.

Jetzt, da ich älter werde, erlebe ich es als befreiend und belebend, daß ich mich in den Bewegungen freier, im Körper offener, in den Gelenken und Muskeln dehnfähiger fühle als früher in meinen jungen Jahren. Als Lehrerin erfahre ich es immer wieder als eine Offenbarung, wenn ich mitbekomme, wie die Körper der unterschiedlich alten Menschen auf den Yoga und die speziellen Yoga-Übungen reagieren.

Betty Eiler:
Nach 50 sollten Sie in Ihr Leben
Yoga integrieren!

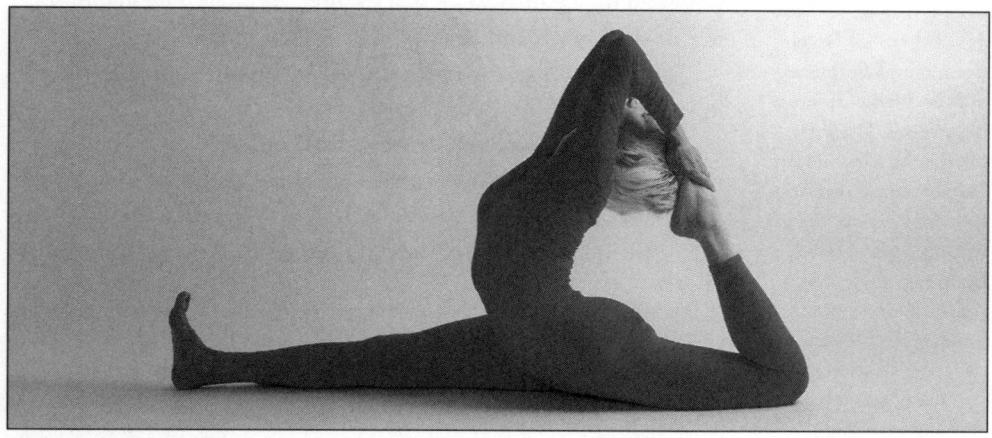

Betty Eiler ist Yoga-Lehrerin;
sie begann mit Yoga kurz vor ihrem 50. Lebensjahr.

Meine allgemeine Gesundheit, mein Wohlbefinden und meine Lebensfreude sind unermeßbar größer geworden. Das Wichtigste, das
Seniorinnen meiner Ansicht nach tun können, wenn sie ihrem Leben mehr Qualität geben möchten, ist, ihren Lebensstil zu verändern
und die Yoga-Praxis unter der Anleitung einer erfahrenen und ausgebildeten Lehrerin in ihren Alltag zu integrieren. Damit der Yoga
für jeden von uns seine Wirkung bekommt, müssen wir ihn regelmäßig praktizieren.

In meinen Kursen mit Yoga-Schülern über 50 durfte ich rund
um die Heilwirkungen des Yoga anregende Erfahrungen sammeln:
Verringerung von rheumatischer Arthritis, Heilung von chronischen
Kopfschmerzen, von Taubheit in den Händen, von Rückenschmerzen und Remission von Multipler Sklerose.

Jene, die während sechs oder mehr Monaten durchhalten, bezeugen, daß sie sich in vermehrtem Maß wohl fühlen und Lebenslust verspüren.

Die unglaubliche Entwicklung, die einzelne Menschen in diesem Alter machen, hat mich dazu gebracht, von jenen Personen, die

Menschen über 50, die sich überlegen, ob sie sich auf den Yoga einlassen sollen oder nicht, sage ich: Versuch's, du wirst ihn mögen. «Lebe dein Leben mit Begeisterung und Enthusiasmus und leiste dir etwas Besonderes. Du wirst überrascht sein, wie der Körper darauf reagiert.» In jeder Lektion, die ich besuche, entdecke ich einen neuen Grad von Bewußtheit – ein Stück mehr Offenheit als in der Lektion zuvor. Ich vollzog eine Stellung im Stehen, streckte mich nach der Decke und spürte, daß ich in der Stellung ankam. Ich erlebte mich zentrierter und im Besitz einer größeren Vitalität und körperlichen Kraft. Auch dies verdanke ich der Führung des inneren Geistes.

Marleen Burrow,
Yoga-Schülerin von
Betty Eiler

sich meiner Vermutung nach stark auf den Yoga einlassen werden, ein «Vorher»-Foto zu schießen. Nach ungefähr sechs Monaten können wir ihren Fortschritt mit «Nachher»-Fotos festhalten. Die Veränderungen können sehr auffällig oder auch nur sehr fein sein. Oft vergessen die Leute, wie sie sich in ihrer Vor-Yoga-Zeit gefühlt oder wie sie dreingeschaut haben.

Ich selber begann vor ungefähr elf Jahren mit Yoga. An Veränderungen habe ich zum Beispiel erfahren:

– meine leichte Skoliose ist verschwunden,
– meine Schuhgröße entwickelte sich allmählich von einem 6-N zu einem 8-N oder B, und die Plattfüße, die mich seit meiner Kindheit begleiteten, wurden zu gut gewölbten Füßen,

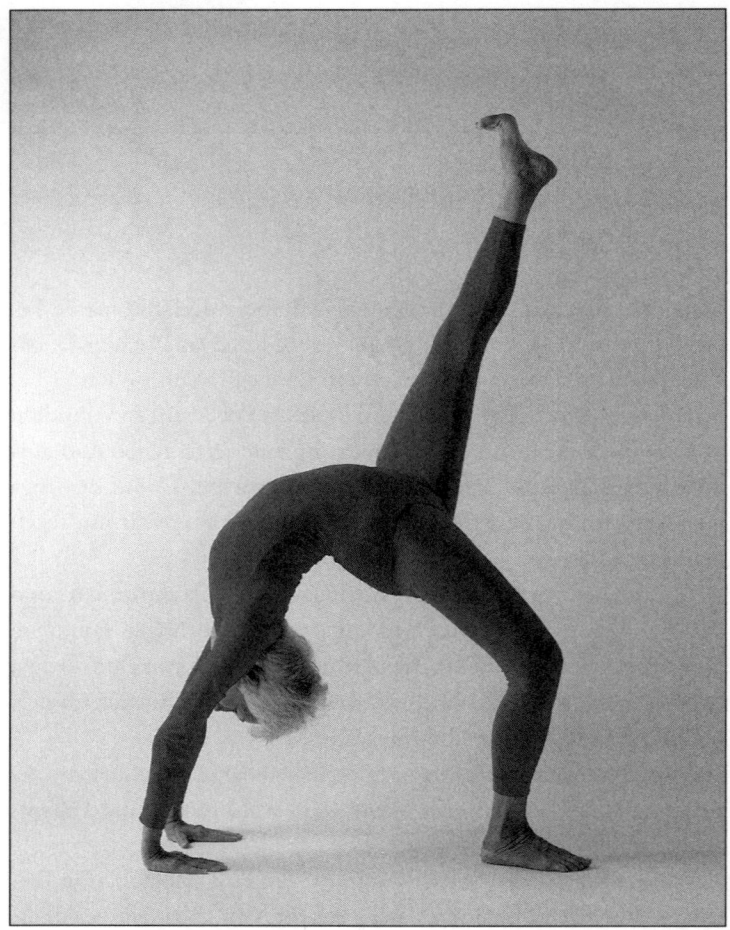

- *Baddha Konasana* (eine Sitz-Stellung, bei der die Fußsohlen aneinander gelegt werden) vollzog ich mit rundem Rücken und den Knien hoch in der Luft. Heute berühren meine Knie den Boden, und zwar ohne die Hilfe der Wand (an Tagen, an denen das Dehnen gelingt),
- im Kopfstand nehme ich problemlos den Lotussitz ein *(Pandasana),*
- im Alter von 52 Jahren vollzog ich zum erstenmal *Hanumasana,* eine Spagat-Stellung, mit 55 Jahren nahm ich mitten im Raum die Stellung des Baums mit dem Kopf nach unten *(Adho Mukha Vrksasana)* ein, eine Variante des Handstands, und ließ mich nach hinten in *Urdhva Dhanurasana* fallen, in die Stellung des nach oben gerichteten Bogens.

2

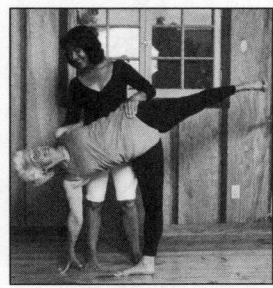

Wie Yoga den Alterungsprozeß verlangsamt und aufhebt

«Yoga beschäftigt sich mit den tiefsten Geheimnissen, mit der Natur des menschlichen Wesens und seinem Bezug zum Kosmos. Die Bedeutung von ‹Yoga› ist Verbindung oder Anjochung, der Ausdruck kommt von der Sanskritwurzel ‹yug›, vereinen. Im Kontext der Yoga-Philosophie meint das Wort die Verbindung zwischen der Seele des Individuums und der Seele des Kosmos. Der einzelne Mensch hat in seinem Inneren nach dem Göttlichen zu suchen, und der Yoga stellt dafür die systematischen Schritte zur Verfügung.»

Silva Mehta, *Yogagymnastik für Entspannung,*
Energie und Wohlbefinden

Yoga – das ideale Gesundheitssystem für Menschen über 50

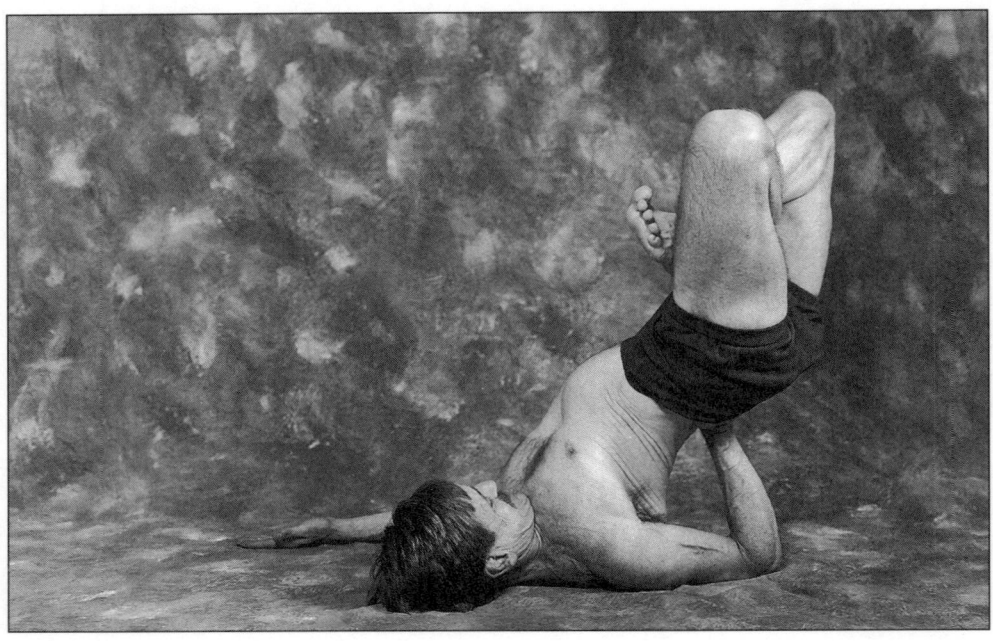

Jim Jacobs, 50jährig, im Schulterstand samt Lotushaltung und Drehung.

Während Jahrhunderten beeinflußte die Yoga-Philosophie große Denker, und sie tut dies auch heute, da wir ins 21. Jahrhundert aufbrechen. Es ist unübersehbar, daß der Yoga immer mehr zu unserer Lebensweise gehört. Millionen von Amerikanern, und zwar aus allen Schichten der Bevölkerung, praktizieren Yoga, und die Popularität dieses allen Altersstufen entsprechenden und zeitlosen ganzheitlichen Gesundheitssystems wird noch mehr zunehmen, als dies die Wiederentdeckungen und Dokumente der modernen Medizin im Moment belegen.

Dean Ornish, in seinem Buch *Revolution in der Herztherapie,* und andere bekannte Fachärztinnen empfehlen Yoga als Hauptelement eines Programms zur Vermeidung und zur

Therapie von Herzerkrankungen. Die meisten der aktuellen Anti-Streß-Programme basieren auf dem Yoga. Überall in den USA setzen Kliniken Yoga und Meditation ein, um Patientinnen zu helfen, die an chronischen Schmerzen und Erkrankungen leiden, welche auf Streß zurückzuführen sind. Die Ärzte des Cedars-Sinai Medical Center in Los Angeles sind von den positiven Wirkungen des Yoga so überzeugt, daß er in ihrem Programm für Herzinfarkt-Patienten eine Schlüsselstellung einnimmt. C. Neol Bairey Merz, eine Herzspezialistin dieses Zentrums, hält mit Begeisterung fest: «Es gilt ganz grundsätzlich: Yoga ist ein Übungsweg, der für das Herz gut ist.»

Wenn der Yoga für Sie noch etwas Neues ist, möchte ich Ihnen zusichern, daß der Vollzug der Dehn- und Stärkungsübungen des Yoga, der Atem- und Entspannungstechniken Ihnen helfen wird, die Qualität Ihres Lebens und Ihrer Gesundheit zu verbessern, und dies unabhängig von Ihrem Alter, Ihren körperlichen Voraussetzungen, Ihrer religiösen Überzeugung und Ihrem kulturellen Herkommen.

Das Wort «heilen» kommt von einem Wortstamm mit dem Sinn: ganz machen. Und das Wort «Yoga» ist ein Sanskritausdruck, der die Bedeutung besitzt: anjochen, schulen, verbinden, zusammenbringen. Da die wahre Gesundheit den Körper, die Seele und den Geist einschließt, umfaßt der Yoga körperliche, psychische und spirituelle Prozesse. Es gibt verschiedene Yoga-Systeme, und jedes dieser Systeme kennt verschiedene Wege zur Vereinigung der körperlichen, intellektuellen, emotionalen und spirituellen Aspekte eines Menschen.

Der Yoga ist keine Religion und kein Sektierertum, sondern eine Methode, die einen gesunden und harmonischen Lebensstil fördert. Jede Person aus jeder Glaubensrichtung kann Yoga üben: Sie wird dabei ihre Religion in einer vertieften Form wiederfinden.

Es fasziniert mich, daß Yoga nun unglaublich populär wird. Immer mehr Leute greifen es auf. Ich denke, daß die Zeit für den Yoga reif ist. Denn wir leben tatsächlich in einer sehr komplizierten Zeit – in einer Zeit von großen Umbrüchen und Veränderungen. Die mehr irrational eingestellten Menschen ängstigen sich vor dem Ende des Jahrtausends, als ob ein Datum als solches etwas bedeuten würde. Der Yoga ist für all diese Dinge ein gutes Gegengift. Denn der Yoga befreit uns von diesem historischen Irrsinn. Wir stecken in einer gewaltigen Bewegung. Sting (Interview mit Ganga White, *Yoga Journal*, November/Dezember 1995)

Was ist Hatha-Yoga?

Wenn ich ein Fitneß-studio aufsuche, sehe ich, wie Männer mit runden Schultern an einer Maschine Gewichte heben, fünfzigmal in einer Art und Weise, die ihre Schultern noch runder macht, und dreimal in einer Art und Weise, die ihren Brustkorb öffnet. Die zweite Art, die den Brustkorb öffnet, ist bedeutend strenger und psychisch nicht so reizvoll. Deshalb vollziehen sie diese Übung nur wenige Male. Und sie wissen nicht, daß die erste Art, die sie reizvoll finden, alle negativen Muster ihres Körpers verstärkt: Sie macht die Schultern noch runder, preßt die Lunge zusammen, nimmt dem Atem den Raum. Sie brauchen jemanden, der ihnen zeigt, wie sie ihren Körper für den Sauerstoff öffnen und ihn ausbalancieren können, wie sie gesund üben.

Sue Luby, Fitneß-Expertin und Yoga-Lehrerin, Autorin des Buches *Bodysense. The Hazard-Free Fitness Program for Men an Woman*

Dieses Buch beschäftigt sich mit dem Hatha-Yoga, einem auf den Körper ausgerichteten Übungsweg, der auf der innersten Verbindung von Körper, Seele und Geist basiert. Das Sanskritwort *Ha* bedeutet «Sonne», das Sanskritwort *Tha* «Mond»: Das Ziel des Hatha-Yoga ist es, die positiven und die negativen Energieströme im Körper zu verbinden. Der Hatha-Yoga stützt sich auf den Atemstrom und diese inneren Energieströme und wird dadurch zur Hilfe, die eigenen Kräfte zur Gesundung und Selbstheilung einzusetzen.

Der Hatha-Yoga umfaßt verschiedene Bewegungen und Stellungen, gemeint sind: Vorwärts- und Rückwärtsbeugungen, Drehungen, Umkehrstellungen, Stellungen im Stehen, Gleichgewichtsübungen, aber auch Entspannung und Atemübungen. Diese Bewegungen und Stellungen, kombiniert mit einem bewußten Einsatz des Atems, bewirken einen Abbau von Steifheit und Spannung im Körper, eine Vergrößerung von Vitalität, Stärke und Lebenskraft und eine Verbesserung des Gleichgewichts und der Koordination. Diese Übungen fördern auch die Verdauung und die Aufnahme der Nahrung, aber auch die Ausscheidung.

Ein bewußter, verstandesmäßig nachvollziehbarer, umfassender und nichtautomatisierter Zugang zu Körperübungen ist gerade für ältere Menschen sehr wichtig, und zwar zu Übungen, die die ganze Person betreffen, die Ebenen des Körpers, der Seele und des Geistes. Auf der körperlichen Ebene stärkt der Yoga alle Funktionssysteme und gleicht sie aus; der Yoga befreit zudem von den verschiedenen Unpäßlichkeiten, die fälschlicherweise dem Alter zugeschrieben werden. Auf der seelischen oder psychischen Ebene verbessert der Yoga die Konzentration, beruhigt und festigt das Gefühlsleben und schenkt dem Übenden eine offenere Perspektive des eigenen Lebens. Auf der spirituellen Ebene vertieft der Yoga die Bewußtheit; er vermittelt dem Geist und dem Körper Ruhe und Frieden. Der Yoga hat für unser Ringen um Gesundheit tatsächlich einen einmaligen Stellenwert, denn er bietet einen Übungweg, auf dem die Einheit und die Harmonie der verschiedenen Aspekte unseres Wesens erfahren werden können.

Die Yoga-Tradition weiß, daß die Jahre nach 50 die ideale Periode darstellen, um seelisch und spirituell zu wachsen. Denn die Yoga-Praxis stellt nicht nur die Gesundheit und die Vitalität des Körpers wieder her, sondern die Yoga-Philosophie zielt zugleich darauf hin, daß der Mensch auf allen seinen Ebenen geöffnet und ausgeweitet wird. Auf diese Art wird das Alter zu einer Zeit des inneren Wachstums und der Erleuchtung und nicht zu einer Zeit des Zerfalls.

Yoga verhindert und korrigiert das deutlichste Symptom des Älterwerdens: die Verkrümmung der Wirbelsäule

Das augenfälligste und offensichtlichste Symptom des Alterns, nämlich daß die Wirbelsäule sich verkürzt und einen Buckel bildet, ein Symptom, das keine Kosmetik verstecken oder umgestalten kann, kann der Yoga verhindern, ja sogar rückgängig machen. In unserer Zivilisation verbringen die Menschen Jahre vornübergebeugt über einen Schreibtisch, hinter dem Lenkrad und eingespannt in Tätigkeiten, die den Oberkörper nach vorne ziehen; bei vielen Menschen über 50 sind deshalb ein leichter Buckel, ein nach vorn gestreckter Kopf und ein zusammengepreßter Brustkorb so häufig anzutreffen, daß wir meinen, dies müßte zum Altern gehören.

Im Lauf einer «normalen» Lebenszeit verliert die Wirbelsäule an Kraft, und der Körper wird kürzer. Wenn sich der Rücken dabei rundet, wird der Brustkorb zusammengepreßt, was zu einer Verflachung der Atmung führt. Dadurch erhal-

Besonders Frauen sollten begreifen, daß so etwas Einfaches wie die Körperhaltung das Selbstvertrauen schwächen oder stärken kann. Unsere Art zu stehen ist nicht nur eine Mitteilung über uns, sondern auch an uns... Der Austausch zwischen Körper und Geist geht in beide Richtungen: Eine Veränderung unserer inneren Haltung kann mit der Veränderung des Körpers beginnen. So, wie negative Vorstellungen vom Körper zu einem schwachen Selbstwertgefühl gehören, können positive Vorstellungen vom Körper das Selbstwertgefühl anheben.
Gloria Steinem,
Revolution From Within:
A Book of Self-Esteem

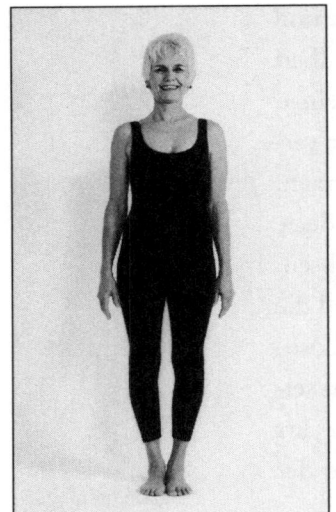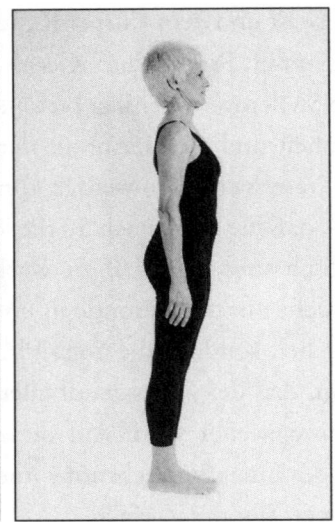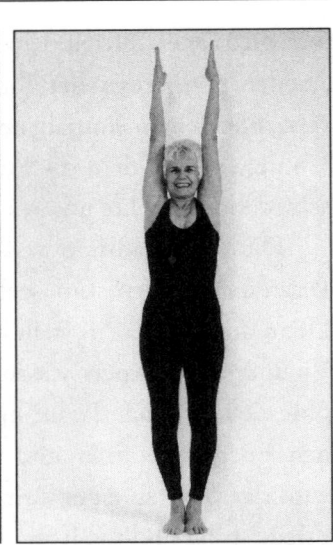

Die Haltung wirkt sich auf den ganzen Körper aus, nicht nur auf das Nervensystem und die Muskeln (Gelenke, Bänder, Knochen, Muskeln und Nerven, die das Ganze bewegen), sondern auch auf die Drüsen (Lymphsystem, Schilddrüse, Nebennieren usw.), das Herz und die Gefäße, den Blutkreislauf und den Atem. Alle Probleme dieser Systeme können in einen direkten Zusammenhang gebracht werden mit Problemen der Haltung.
Nikolaas Tinbergen, 1973 Nobelpreisträger für Physiologie/Medizin

ten die Zellen weniger Sauerstoff. D. h.: Diese «für das Alter typische» Haltung ist mit ein Grund für Erkrankungen der Herzkranzgefäße und andere gesundheitliche Probleme. Der Yoga kann helfen, indem er diese Art von Altersprozessen auffängt.

Eine schlechte Haltung und eine Erkrankung der Wirbelsäule beeinträchtigen das ganze Gesundheitssystem des Körpers. Der runde Rücken und der zusammengepreßte Brustkorb schränken nicht nur die Atmung ein, sie wirken sich auch auf die Durchblutung und die neurologischen Impulse der inneren Organe aus. In diesem Sinn beeinflußt eine schlechte Haltung auch die Verdauung und die Ausscheidung. Wie die Gesundheit und die volle Funktionstüchtigkeit der Wirbelsäule erhalten werden können, ist das Hauptthema des Yoga. Wer regelmäßig Yoga übt, kann die Stärke und Beweglichkeit der Wirbelsäule wiederherstellen, da der sogenannte normale Abbau der Wirbelsäule verlangsamt, ja sogar aufgehalten wird. Die praktischen Anleitungen in diesem Buch machen Sie mit Übungen vertraut, die einer Verkrümmung der oberen Rückenpartie entgegenwirken und sie redu-

zieren, indem sie die Wirbelsäule aufrichten und den Brustkorb erweitern und öffnen.

Yoga: die bessere Form, den Körper zu belasten – eine Osteoporose-Prophylaxe

In den vergangenen zwanzig Jahren haben die Wissenschaft-
ler entdeckt, wie wichtig Übungen sind, die der Stärkung
des Skeletts dienen. Bei Übungen, in denen der Körper dem
ganzen Gewicht ausgesetzt ist, senden die Muskeln den Knochen mechanische und bioelektrische Signale und bewirken
so eine Verdichtung der Knochensubstanz. Forschungen haben ergeben, daß ein täglicher Vollzug von solchen Übungen
entscheidend dazu beiträgt, daß es nicht zu Osteoporose, zu
brüchigen Knochen, kommt. Wenn eine Person an schwerer
Osteoporose leidet, können ein Sturz, ein Schlag, ein Sprung
– Dinge, die im Normalfall ungefährlich sind – bereits zu
einem oder mehreren Knochenbrüchen führen.

Medizinische Fachbücher und Artikel über die entsprechenden Übungen behaupten öfters, im Yoga würde es keine
Übungen geben, die den Körper der Belastung des Gewichts
aussetzten; sie betrachten deshalb den Yoga nicht als eine
wirksame Hilfe zur Stärkung der Knochen und zur Osteo-
porose-Prophylaxe. Die Dehnübungen des Yoga werden von
ihnen fälschlicherweise zu bloßen Aufwärmübungen vor anderen körperlichen Aktivitäten oder zu bloßen Abkühlungs-
übungen degradiert.

In Wirklichkeit ist der Yoga die bessere Form, den Körper
dem Gewicht auszusetzen, denn der Yoga wirkt im ganzen
Körper auf das Knochensystem. In den gleitenden und harmonischen Bewegungen des Yoga wird das Gewicht systema-
tisch auf die Knochen verteilt: in den Händen, Armen, im
Oberkörper, Nacken, ja sogar im Kopf, aber auch in den

Die Gesundheit und unser Lebensstil hängen zusammen. Wenn wir unseren Körper ver-
nachlässigen, können wir Mitte Dreißig steifer sein als notwendig. Die Bewegung schmiert die Muskeln, die Bänder und Gelenke. Wenn wir ständig nur sitzen, verlieren die Muskeln ihre Spannkraft, und jene Muskeln, die uns auf-
recht halten, passen sich an. Die Gelenke fühlen sich an wie verstaucht und verlieren an Bewegungsraum. Wir be-
ginnen an den Abnut-
zungserscheinungen zu leiden. Von nun an haben wir immer weniger Lust, uns zu be-
wegen, denn dies ist unangenehm. Das ist mit vorzeitigem Altern gemeint. Wenn wir uns täglich dehnen, können wir diese Steifheit abbauen und uns den Weg öffnen, um bis ins hohe Alter zu tanzen, Tennis zu spielen und an unserem Körper Freude zu haben.
Maxine Tobias,
Complete Stretching

Füßen und Beinen. Umkehrstellungen wie der Handstand und der Kopfstand, in denen die Knochen in den Armen, Handgelenken und Händen gestärkt werden, weil sie das Gewicht des ganzen Körpers zu tragen haben, verhindern Osteoporose und andere Probleme, die auf einen schwachen Skelettaufbau zurückzuführen sind. Der Yoga ist eines der wenigen Übungssysteme, bei denen das Gewicht durch den

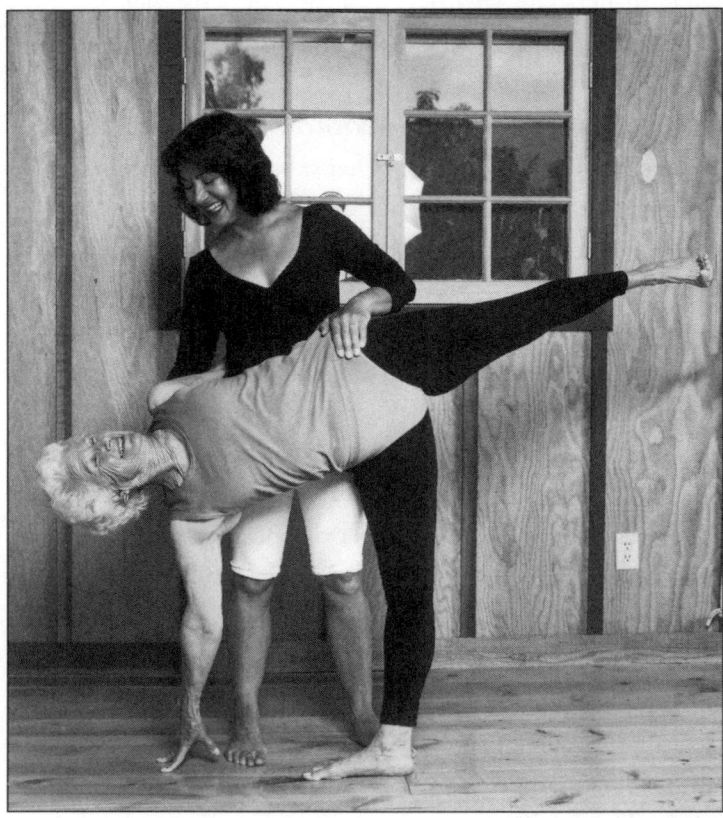

Die Autorin und Sandy Yost, 72jährig, zeigen die Stellung des Halbmonds. Diese Stellung im Stehen verhindert in den Bein- und Armknochen, aber auch in der Wirbelsäule den Abbau von Kalzium. Anfänger können die Stellung besser einnehmen, wenn sie ihre Hand auf einen Holzblock oder einen Stuhl stützen und mit ihrem Rücken Kontakt zur Wand halten oder – wie auf dem Bild – wenn sie sich von einer Lehrerin oder einem Freund helfen lassen.

ganzen Körper getragen wird. Hinzu kommt, daß die Yoga-Stellungen stufenweise eingeübt werden, d. h. die Belastung, die den Knochen zugemutet wird, nimmt in ungefährlichen Dosen zu und wächst, je stärker die Übenden werden und je länger sie die Stellungen durchhalten können – was für Menschen über 50 besonders wichtig ist. (Vgl. Kapitel 7, Yoga-Stellungen als Prophylaxe gegen die Osteoporose)

Halten Sie Ihre Gelenke jung!

Obwohl es bekannt ist, daß der Yoga unsere natürliche, jugendliche Beweglichkeit wiederherstellen kann, ist den meisten Leuten nicht bewußt, welche therapeutischen Effekte der Yoga auf die Gelenke hat. Wenn ein Gelenk verletzt worden ist, gehört zu den ersten therapeutischen Maßnahmen die sogenannte passive Wiedergewinnung der Beweglichkeit: Die Therapeutin bewegt das Gelenk, so weit es ohne Schmerzen möglich ist. Durch die ständige Wiederholung der Bewegung wächst der Spielraum. Mit der Zeit übernimmt die Patientin aktiv die Bewegung und vollzieht die gleiche Übung ohne die Hilfe der Therapeutin.

Die westliche Medizin anerkennt seit langem den Wert dieser Art Therapie für verletzte Gelenke. Seit kurzem ist den Ärzten auch bekannt, daß dasselbe Prinzip, das vielen Yoga-Übungen zugrunde liegt, auch zur Gesunderhaltung der Gelenke dient.

Die Umkehrstellungen – ein Jungbrunnen

Yoga-Neulinge sind normalerweise fasziniert – und gelegentlich verunsichert –, wenn sie sehen, wie die schon geübten Yoga-Schülerinnen wie Fledermäuse der Wand entlang an

Seilen hängen oder den Handstand, den Kopfstand oder eine andere Umkehrstellung einnehmen. Und sie möchten mehr über die positiven Wirkungen dieser Stellungen wissen.

Die Mediziner haben seit langem anerkannt, welch positive Wirkung es auf den Kreislauf, die Lunge und das Gehirn haben kann, wenn der Körper in umgekehrter Haltung der Schwerkraft ausgesetzt wird. Öfters raten sie ihren Patienten, ihre Füße in die Höhe zu halten und so der Venenschwäche der Waden, ein Leiden vieler älterer Menschen, entgegenzuwirken. Die Umkehrung der Schwerkraft setzen die Ärzte auch bei der Behandlung von Erkrankungen der Atemwege ein. So geht zum Beispiel bei der Behandlung von Lungeninfektionen die Methode der sogenannten «Stellungsdrainage» der Verabreichung von Antibiotika voraus. Bei dieser Methode nimmt der Patient unterschiedliche Stellungen ein, um die verschiedenen Lungenbereiche (sie sind angeordnet wie die Äste eines Baums) «auf den Kopf» zu stellen. Die wirksamste Form von «Stellungsdrainage» wird von der westlichen Medizin allerdings noch zu wenig beschrieben: nämlich die Möglichkeit, den Körper umzukehren, wie dies in den Umkehrstellungen des Yoga bereits geschieht.

Die Schwerkraft zählt zu den stärksten Kräften, die den menschlichen Körper beeinflussen. Wie die Pflanzen und Bäume durch das Sonnenlicht und den Wind geformt werden, werden unsere Körper durch die Anziehungskraft der Erde geformt. Im Laufe der Zeit neigt der Körper dazu, am oberen Ende abzubauen und am unteren Ende zuzunehmen. Wenn wir diesen Zug der Schwerkraft nach unten umkehren, so helfen wir dem Körper, Gleichgewicht und Symmetrie zu wahren.

Die Schwerkraft ist mit ein Grund, daß die Zellen und Blutgefäße des Gehirns zusammengedrückt und flacher werden, die Spitzen der Lungenlappen zusammenfallen und die Ligamente, Blutgefäße und Organe in der Bauchhöhle Druck und Belastung ausgesetzt sind. Der Dickdarm ist in besonderer Weise empfänglich für die Aufhebung der gewohnten Schwerkraft; deshalb wirken Umkehrstellungen bei Verstopfung sehr heilsam.

Die weiteren positiven Wirkungen der Umkehrstellungen sind leicht einsehbar, wenn wir an das Faktum denken, daß Wasser immer nach unten fließt. Die Flüssigkeiten, die 75 Prozent bis 80 Prozent unseres Körpers ausmachen, stehen ganz unter dem Einfluß der Schwerkraft, und der Kreislauf muß ständig gegen die Wirkungen der Schwerkraft ankämpfen. Eine der wichtigen Aufgaben des Kreislaufs ist es, dem Gehirn frisches Blut zuzuführen. Wenn wir liegen, so befindet sich unser Herz auf derselben Höhe wie das Gehirn, und die Schwerkraft hat kaum Einwirkungen auf den Blutstrom zwischen Herz und Gehirn. Wenn wir aber stehen oder sitzen, so liegt unser Gehirn weit über dem Herzen, und das Herz und die Blutgefäße müssen entsprechend mehr arbeiten, um das Blut ins Gehirn zu pumpen. In einer teilweisen oder totalen Umkehrstellung nun liegt das Gehirn tiefer als das Herz, und die Schwerkraft läßt das Blut in das Gehirn fließen. Das Gehirn erhält seine Blutzufuhr bei einer minimalen Anstrengung des Herzens.

Wenn sich der Körper in einer totalen Umkehrstellung befindet, fließt das venöse Blut aus den Beinen und dem Bauchbereich ohne Anstrengung zum Herzen. Nach den Erfahrungen von Yoga-Fachleuten und den Yoga-Studien von Wissenschaftlerinnen können die Beugungen nach vorne und die Umkehrstellungen den arteriellen Blutdruck verringern, wenn diese Übungen regelmäßig und über einen längeren Zeitraum ausgeführt werden. Es scheint, daß sie jene Reflexe, die den Blutdruck regulieren, wieder zum Funktionieren bringen. Der Handstand verstärkt den Rückfluß des venösen Bluts Richtung Herzen: Das sauerstoffarme Blut fließt zum Herzen zurück und verringert den Druck in den Venen, der sich durch den Zusammenfluß des Bluts in den Beinen aufbaut, wenn wir lange stehen.

Während eines normalen Tages verbringen die meisten Menschen sechzehn Stunden oder mehr in einer Position, in der der Kopf (das Gehirn) höher und die Beine beziehungsweise der Beckenbereich tiefer als das Herz liegen. Yoga-Schülern, die noch nicht in der Lage sind, die etwas schwierigeren Umkehrstellungen einzunehmen, schlage ich jeweils vor, wenigstens für fünf Minuten ihre Beine an einer Wand hochzuhalten. Die Umkehrstellungen können, vor allem wenn man auch auf die entsprechende Ernährung achtet, bei Krampfadern Erleichterung verschaffen; wenn man rechtzeitig mit den Übungen beginnt, können sie sogar verhindert werden.

Wer die Richtung der Schwerkraft umkehrt, kehrt den Alterungsprozeß um

Unter denjenigen, die Yoga praktizieren, gehört es zu den selbstverständlichen Erfahrungen, daß die Umkehrstellungen die allgemein bekannten physischen Veränderungen, die sich im Laufe der Lebenszeit einstellen, verlangsamen oder sogar rückgängig machen.

Auch wer den Körper nur zur Hälfte umkehrt – wer sich im Stehen nach vorne beugt –, erfährt den verstärkten Kreislauf im ganzen oberen Bereich des Körpers, das Gehirn miteingeschlossen. Die anregende und gleichzeitig entspannende Wirkung einer Vorwärtsbeugung im Stehen und einer totalen Umkehrstellung ist, zum Teil, auf diese Veränderung zurückzuführen. In einer Umkehrstellung fließt das Blut ohne Anstrengung im Bereich des Nackens, im Brustraum und im Kopf. Der verstärkte Kreislauf regt die Schilddrüse und die Nebenschilddrüse an, unterstützt die Funktion der Lunge, des Rachens, und die Nebenhöhlen gewinnen an Widerstandskraft gegen Infektionen. Auch auf das Gehirn haben die Umkehrstellungen durchaus eine positive Wirkung: Wenn wir aus solchen Stellungen zurückkommen, fühlen wir uns kraftvoll und besitzen einen klaren Kopf.

Mein erstes Interesse für Yoga verdanke ich einer 60-jährigen Lehrerin, die mir erzählte, daß sie Yoga in jenem Moment entdeckt habe, als sie ihre Mutter und ihre Schwiegermutter in ein Pflegeheim brachte. Sie sagte: «Diese Angst, sie würden

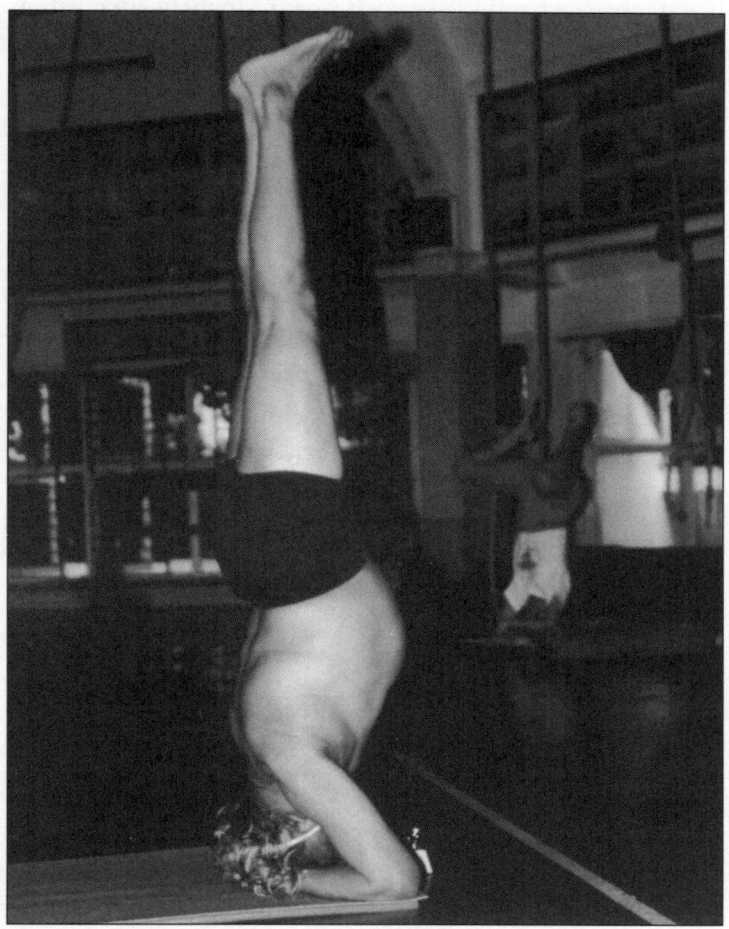

B. K. S. Iyengar im Alter von 75 Jahren. Die Umkehrstellungen beleben den ganzen Körper.

in ein Heim gebracht, wenn sie senil geworden wären, beeindruckte mich tief. Und ich begann zu überlegen, ob ich selber die Senilität nicht hinausschieben oder sogar verhindern könnte, indem ich durch die Umkehrstellungen die Blutzufuhr in mein Gehirn vergrößerte.»

Die verheerenden Auswirkungen der Senilität können in jedem Altersheim wahrgenommen werden. Die westliche Medizin ist zwar damit einverstanden, daß dieser Zerfall mit der ungenügenden Durchblutung des Gehirns zusammenhängt, aber sie hat bis jetzt noch wenig Möglichkeiten gefunden, die diesen Mangel verhindern oder ausgleichen. Die Blutzirkulation im Gehirn wird im Lauf der Jahre tatsächlich geringer. Krishna Raman bestätigt in seinen Schriften über Yoga und die Blutzirkulation, daß das Gehirn einer etwa 65jährigen Person nur noch ein Drittel jener Blutzufuhr erhält, die es im Alter von 25 Jahren erhalten hat. Der Yoga lehrt, daß der wirksamste Weg, die Durchblutung des Gehirns zu fördern, darin besteht, der Schwerkraft zu vertrauen, d. h., das Gehirn auf eine Ebene zu bringen, die tiefer liegt als das Herz, so daß die Blutzirkulation im oberen Bereich des Körpers verstärkt wird, ohne daß das Herz deshalb mehr gefordert wird.

Nach 50 wird es immer wichtiger, den Körper, der durch die Schwerkraft nach unten gezogen wird, umzukehren.

Vorsichtsregeln für die Einnahme von Umkehrstellungen

Die Umkehrstellungen – sei es, daß sie mit Hilfe von bestimmten Einrichtungen wie der Beckenschaukel eingenommen werden, sei es, daß sie durch die eigene Körperkraft gehalten werden – sind nur in dem Maß sicher, als sie jemandem sicher beigebracht worden sind. Umkehrstellungen wie

etwa der Kopfstand sollten unter der Anleitung einer erfahrenen Lehrerin eingeübt werden, und Menschen, die an einer
der folgenden Erkrankungen leiden, sollten sie auf keinen Fall
praktizieren: hoher Blutdruck; grüner Star; Ablösung der
Netzhaut; Herzprobleme oder Herzinfarkt; Epilepsie, Anfälle
oder andere Gehirnerkrankungen; akute Entzündung im
Bereich des Ohrs, des Rachens und der Nebenhöhlen; Osteoporose; Fettleibigkeit; Erkrankungen, die mit Aspirin therapiert werden; chronische Nackenprobleme oder Peitschenschlagsyndrom. Diese Erkrankungen klingen ab dank
vorsichtig geübter und unterstützter Vorwärtsbeugungen und
dank der durch Hilfsmittel unterstützten Umkehrstellungen.

In Kapitel 11 werden die einfache Stellung «Beine an der
Wand» und andere Umkehrstellungen beschrieben, die die
meisten Neulinge ohne Probleme praktizieren können.

Joyce Rudduck:
Für den Yoga ist niemand zu alt oder zu steif

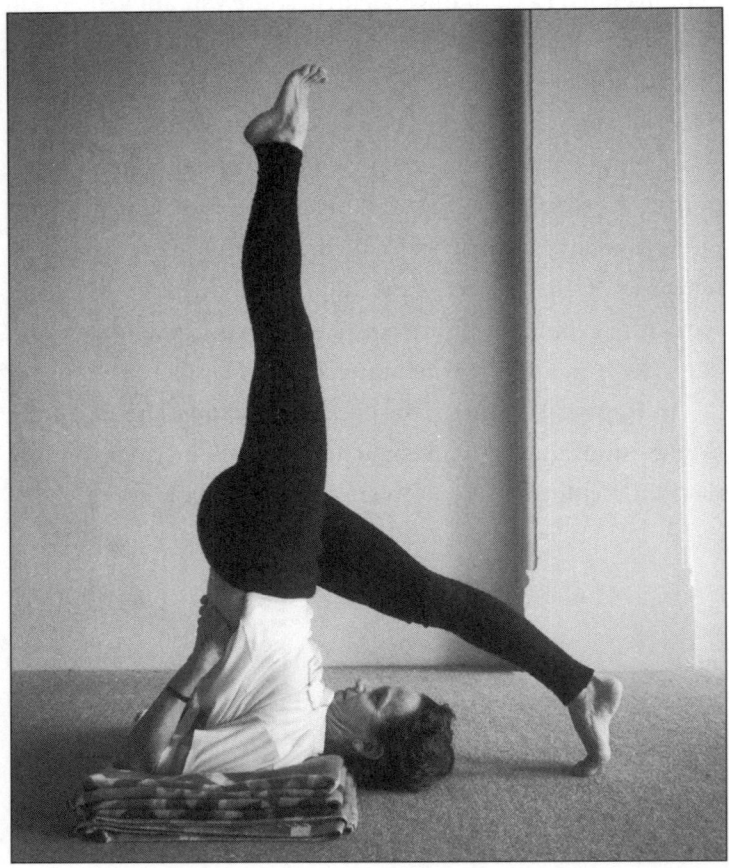

Joyce Rudduck im Schulterstand, der den Körper verjüngt.

Joyce Rudduck ist mit ihren 60 Jahren Kodirektorin und Lehrerin der Yoga-Schule Australiens. Sie begann mit 54 Yoga zu üben. Sie betrachtete Yoga als das letzte Mittel, endlich den Schmerz zu lindern, an dem sie als Folge von zwei Unfällen seit Jahren ständig litt. Bei einem Unfall fiel ihr ein Stemmeisen auf den Kopf und verletzte ihren Nacken. Ein Jahr später wurde sie von einem Lastwagen, der wendete, umgeworfen, er quetschte ihr den unteren Teil des Rückens.

Der Arzt sagte zu mir: «Sie werden lernen müssen, damit zu leben.» Doch mein Inneres sagte mir: «Nein, das will ich nicht!» Ich war stets eine sehr aktive Person, aber der wachsende Schmerz in meinem ganzen Körper lähmte mich immer mehr. In jeder Haltung hatte ich das Bedürfnis, mich zu bewegen, um dem Schmerz zu entkommen. Wegen dieser Unfälle litt ich ständig unter Schmerzen.

Schließlich hatte ich das Glück, eine ausgezeichnete Körpertherapeutin zu treffen. Sie fragte mich: «Joyce, hast du dich je mit Yoga beschäftigt?» Und ich erklärte ihr, daß ich vor ein paar Jahren einige Lektionen besucht, mich dabei wohl gefühlt hatte, daß mich Yoga aber nicht begeistert hätte. Doch sie bestand auf Yoga und betonte, es würde sich um eine andere Art Yoga handeln. Sie beschrieb ihn als einen «therapeutischen Yoga», sie bat mich, darüber nachzudenken.

Mehr als eine Woche grübelte ich über den Vorschlag und beschloß, der Sache eine Chance zu geben. Ich sagte mir, daß ich ja nichts zu verlieren hatte. Ich war damals verzweifelt und bereit, alles auszuprobieren.

So kam ich zur Yoga-Schule Australiens. Ich erinnere mich gut an die ersten Übungen im Unterricht. Wir lagen auf dem Rücken, die Füße an der Wand hochgestellt, die Beine gestreckt, und zwar mit Riemen. Unser Lehrer war der inzwischen verstorbene Martyn Jackson, einer der fortgeschrittenen Senioren-Lehrer von B. K. S. Iyengar. Seine heitere Stimme dröhnte über unseren Köpfen. Jeder Augenblick war Schmerz! Wir lagen auf dem Bauch, und unsere Hände waren auf Stühlen abgestützt: So wurden unsere Schultern geöffnet. Seine Anweisungen lauteten: «Fünf Minuten lang vor dem Frühstück, fünf Minuten lang vor dem Abendessen, und zwar jeden Tag!»

Was ich gehorsam ausführte, und Monate später konnte ich den Lohn dafür einstecken. Dies war im November 1985.

Nach den ersten sechs Monaten begann ich den Yoga-Unterricht zweimal die Woche aufzusuchen, nach einem Jahr sogar viermal die Woche. So wuchs ich in den Yoga hinein.

Dann entwickelte sich bei mir ein glühender Wunsch: die Schmerzen anderer zu lindern. Nach meiner Ansicht war niemand zu alt, zu steif oder zu ich weiß nicht was, um Yoga zu üben. Denn ich selber hatte es fertiggebracht und übte weiter und verbesserte mich in all dieser Zeit.

1986 startete Martyn eine Intensivgruppe, die jeden Morgen um sechs Uhr vor der Arbeit zusammenkam. Es war hart, aber lohnte sich. Meine Besorgnis löste sich auf, mein Wesen veränderte sich körperlich und geistig. Allmählich begann ich mich als einen neuen Menschen wahrzunehmen. Der ständige Schmerz verschwand.

Seit 1988 besuche ich einen Ausbildungskurs für Lehrer. Für jemanden wie mich, der steif und über 50 ist, ist dies kein einfacher Weg. Aber wenn ich entschlossen durchhalte und jeden Tag in Ruhe etwas dafür tue, auch wenn es nur wenig ist, werde ich wachsen, mich entfalten und lernen, was es heißt: «Dein Körper ist dein Lehrer.» Und die Lehrerinnen werden zu leuchtenden Wegzeichen, die mir zur Seite stehen.

3

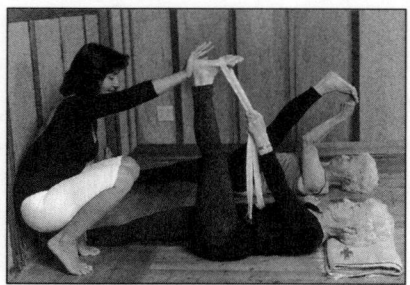

Ein Lob auf die Hilfsmittel

Wie gewöhnliche Gegenstände Ihres Haushalts Ihnen helfen können, Ihre Yoga-Stellungen zu verbessern, Ihr Gleichgewicht zu unterstützen, Ihren Körper zu dehnen, zu stärken und zu entspannen

*«Hilfsmittel sind Lehrer ohne Worte. Auf direkte Art und Weise
wenden sie sich an die Intelligenz des Körpers. Und dank dieser
direkten Vermittlung kann die Harmonie von Seele, Körper und
Geist erfahren werden.»*   Mary Dunn, Yoga-Lehrerin

*«Die meisten von uns denken, wir hätten nicht genügend Zeit
zum Üben. Eine verkehrte Ansicht, denn das Gegenteil ist wahr:
Wir haben keine Zeit, nicht zu üben! Wir sprechen von drei bis
sechs Stunden pro Woche oder von einem Minimum von dreißig
Minuten an jedem zweiten Tag. Und dies ist doch nicht eine Zeit-
menge, die überfordert, in Anbetracht der unglaublichen Vorteile,
die wir für die restlichen 162 bis 165 Stunden der Woche gewinnen.»*   Stephen R. Covey, *Die sieben Wege zur Effektivität*

Als in den sechziger Jahren die Menschen im Westen sich für Yoga zu interessieren begannen, war der Einsatz von Hilfsmitteln mehr oder weniger unbekannt. Zukünftige Yogis besuchten die Lektionen, ausgerüstet mit einer Matte, einer Decke und einem Badetuch. Die einzelnen versuchten, die vom Lehrer vorgezeigte Yoga-Stellung nachzuvollziehen, so gut sie konnten. Es war nicht vorgesehen, daß man schwitzen oder die Stellung richtig einnehmen würde. Begeistert war man, erinnere ich mich, vor allem von der Entspannung in der Stellung des Toten. Die Lektionen fanden bei Kerzenlicht, Räucherstäbchen und indischer Sitar-Musik statt, sie schufen eine mystische Atmosphäre.

Heute, an der Wende zum 21. Jahrhundert, sieht es anders aus: Wenn Sie einen Yoga-Raum betreten, sehen Sie, in einer Ecke gestapelt, Klappstühle und Sitzbänkchen sowie Regale voller Decken, rutschsicherer Matten, verschieden großer und unterschiedlich geformter Kissen und Polster, Holzblöcke, Tücher und Fünf-Kilo-Sandsäcke. Zudem können Seile, Lederschlaufen, Beckenschaukeln und andere Vorrichtungen, die der Überwindung der Schwerkraft dienen, an den Wänden oder von der Decke hängen. Vielleicht sehen Sie sogar ein walförmiges Möbel, ‹der Backbench›, ein einmaliges Instrument aus Holz, das als «Hilfe zur Brücke» bekannt ist.

Wenn Sie frühzeitig vor dem Beginn der Lektion eintreffen, finden Sie folgendes Bild: Einige der Yoga-Schülerinnen sitzen und liegen in Entspannung auf dem Boden, andere wiederum benützen all diese Hilfsmittel, um sich aufzuwärmen oder sich vor dem Start zu entspannen. Männer und Frauen

Dies allein ist die wirklich lohnende Investition, die wir in unserem Leben tätigen können: die Investition in uns selber. Denn wir selber sind unser einziger Zugang, um am Leben teilzuhaben.

Stephen R. Covey,
Die sieben Wege zur Effektivität

unterschiedlichen Alters hängen in den Seilen, teilweise oder ganz in Umkehrstellungen; andere, die sich nicht speziell der Schwerkraft aussetzen, liegen auf dem Boden und dehnen, mit Hilfe einer Lederschlaufe um den Fuß, ihre Beine. Andere wiederum haben sich über Polster, Bänkchen und Stühle gelegt. Eine weitere Gruppe sitzt auf Holzblöcken oder Sitzpolstern, sie haben die Fußsohlen zusammengelegt und lassen ihre Oberschenkel durch das Gewicht der Sandsäcke nach unten ziehen.

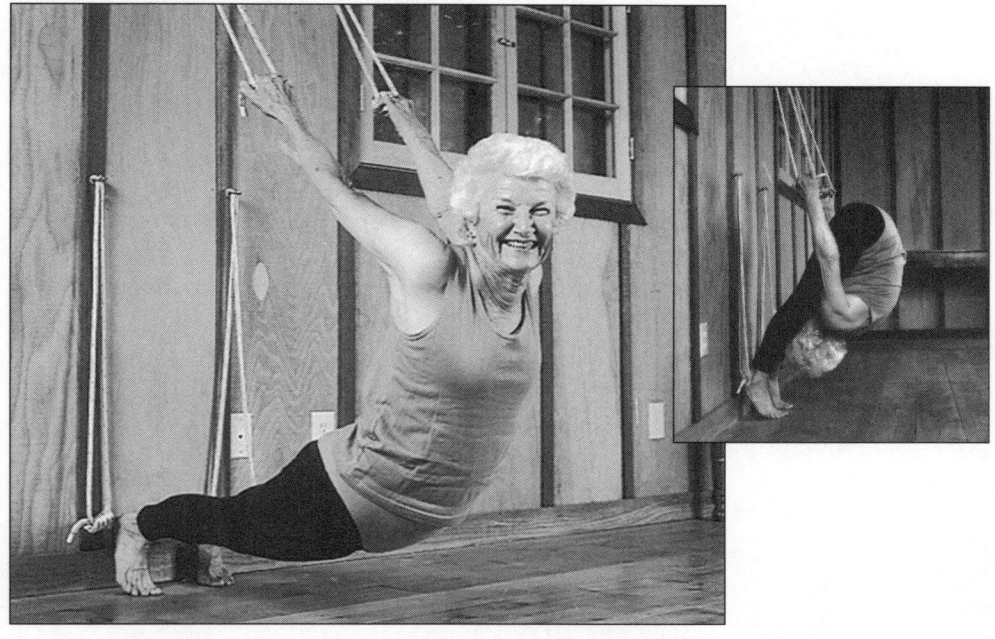

Sandy Yost zeigt, wie Wandseile kräftigend wirken können.

Ruth Steiger und Kay Eskenazi, die Begründer der Firma *Yoga Props* halten fest: «Ein Hilfsmittel ist irgendein Gegenstand, der Ihnen persönlich beim Dehnen, Stärken, Entspannen oder beim Ausrichten des Körpers hilft. Dadurch, daß diese Gegenstände Ihnen eine andere Höhe, ein anderes Gewicht

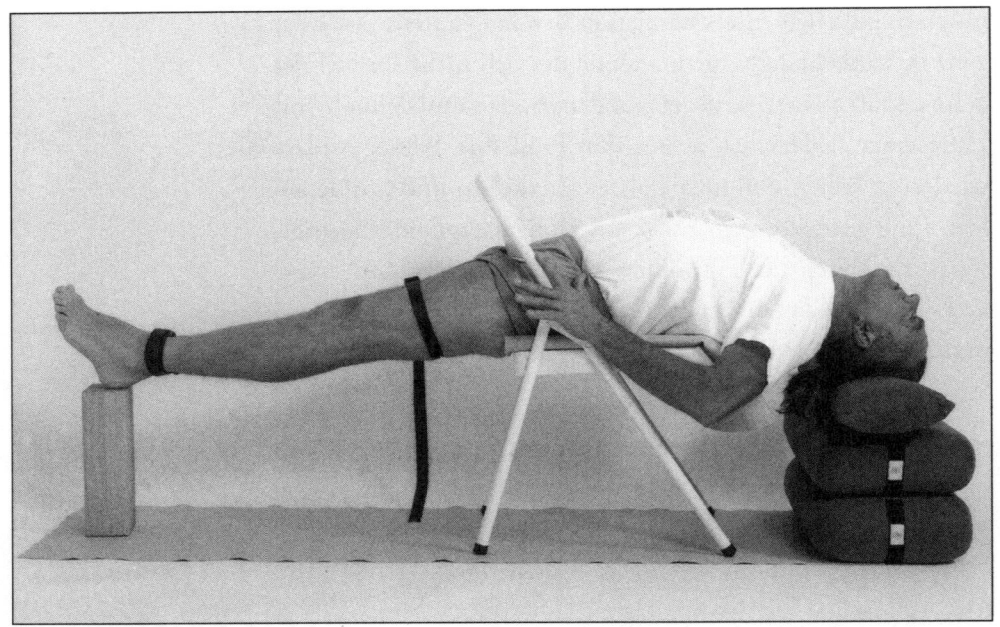

Die Hilfsmittel können der Körpergröße und der Beweglichkeit eines Yoga-Schülers angepaßt werden.

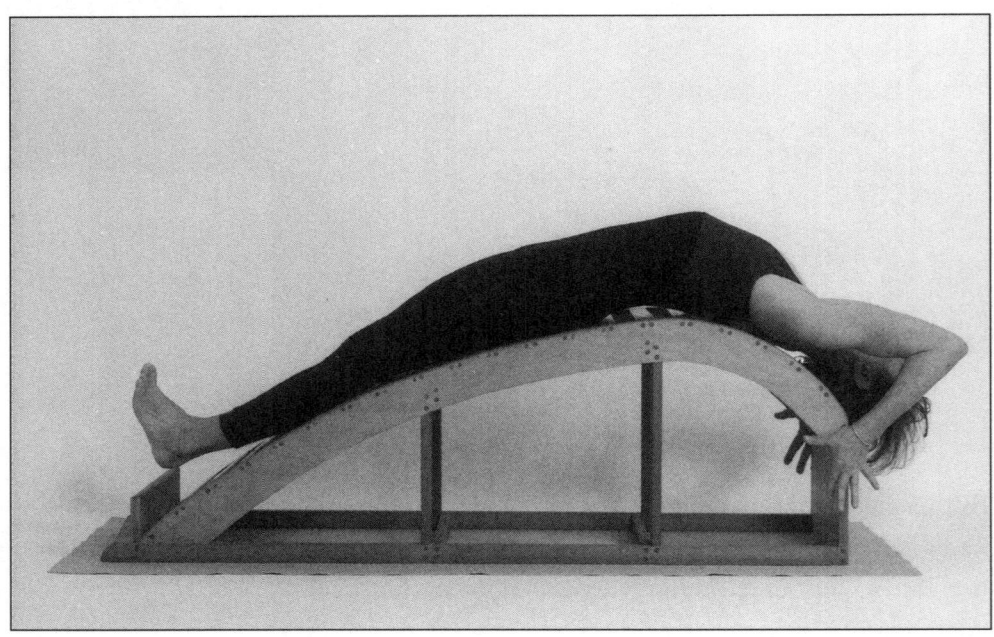

Der Backbench für die Rückwärtsbeugungen hilft Ihnen, sich ohne Anstrengung zu dehnen.

oder Unterstützung vermitteln, helfen sie Ihnen, über die gewohnte Grenze hinauszugehen, und lassen Sie erfahren, daß Ihr Körper zu weit mehr fähig ist, als Sie normalerweise annehmen.»

Wenn wir Hilfsmittel einsetzen, können die Yoga-Stellungen leichter eingenommen und mit größerer Sicherheit vollzogen werden. Da viele Menschen zum Zeitpunkt, da sie mit Yoga beginnen, noch recht steif sind, schaffen die Hilfsmittel einen Zugang zu Yoga-Stellungen, die sonst noch nicht eingenommen werden könnten.

Menschen über 50, die mit Yoga beginnen, haben oft Probleme mit dem Rücken, dem Nacken, den Knien, Probleme, die von früheren Verletzungen herrühren. Je mehr Probleme jemand mitbringt, desto sinnvoller sind die Hilfsmittel. Sie erlauben es, die Stellungen länger zu halten, d.h., sie können die heilende Wirkung der Stellung besser erfahren. Wenn der Körper in einer Yoga-Stellung unterstützt wird, werden die Muskeln passiv und ohne Anstrengung gedehnt. Der Einsatz der Hilfsmittel verbessert auch die Blutzirkulation und die Atmung.

Ein Beispiel: Wenn es Ihnen noch nicht möglich ist, sich so weit nach vorne zu beugen, daß Sie Ihre Hände auf den Boden legen können, ohne dabei Ihre Knie zu überdehnen beziehungsweise ohne die Knie zu beugen, nehmen Sie die Stellung ein, indem Sie Ihre Hände auf ein Pult, einen Tisch oder einen Stuhl legen. In dem Maß, wie Sie beweglicher werden, werden Sie Ihre Hände auf ein tiefer liegendes Hilfsmittel legen, zum Beispiel auf eine Bank, einen Bücherstapel oder einen Holzblock. Die meisten Leute bringen es durch Üben so weit, daß Ihre Hände wieder den Boden berühren und Hilfsmittel nicht mehr notwendig sind.

Der kreative Einsatz von Hilfsmitteln unterstützt die Hilfe, die die Lehrerin selber leisten kann, besonders wenn in einer Yoga-Gruppe unterschiedlich geübte Schüler miteinander praktizieren. So können zum Beispiel in einer Gruppe jene Schüler, die nicht stark genug sind, eine Umkehrstellung aus eigener Kraft einzunehmen, von den Wirkungen der Umkehrstellungen profitieren, indem sie sich durch die Seile an den Wänden oder an der Decke tragen lassen. Die Seile übernehmen das Gewicht teilweise oder ganz, und die Umkehrstellung kann ohne Anstrengung durchgeführt werden: Die Schülerin kann die positiven Wirkungen der Stellung erfahren.

Die Hilfsmittel werden auch eingesetzt, damit die Yoga-Schüler erleben, wie eine richtig vollzogene Stellung sich anfühlt. Bei der Stellung des Hundes mit dem Kopf nach unten, *Adho Mukha Svanasana,* wird zum Beispiel ein Seil, das an einem Wandhaken oder an einem Türgriff festgemacht ist, um die oberste Stelle der Beine geschlungen. Dies erlaubt dem Yoga-Schüler, den Rumpf und die Arme so stark wie möglich zu dehnen. Denn das Seil verlagert das Körpergewicht Richtung Beine, dies führt zur Erfahrung, wie sich in dieser Stellung der Unterleib und die tiefer liegende Muskulatur des Rumpfes ausdehnen. Den Kopf kann er zudem auf ein Polster oder Kissen abstützen. Auf diese Art und Weise erlebt er eine wundervolle, passive Dehnung. Er erhält eine Kostprobe davon, was es heißt, sich in einer Stellung «gehenzulassen», zu entspannen, die Stellung zu genießen. Der Einsatz der Hilfsmittel bereitet auf den korrekten Vollzug der Stellung vor, so daß er sie dann auch einnehmen kann, wenn es keine Hilfsmittel mehr gibt.

Yoga-Schüler, die sich kräftemäßig nicht verausgaben sollten, profitieren von den Hilfsmitteln, weil sie dank ihnen auch strenge Stellungen einnehmen können, ohne daß sie sich überfordern. Auch Leute mit chronischen Krankheiten können Hilfsmittel einsetzen: Die Yoga-Praxis geschieht dann ohne übertriebene Anstrengung oder Ermüdung.

Die Hilfsmittel lassen sich auf die Beschaffenheit und Beweglichkeit des einzelnen Körpers einstellen. Sie sind vor allem dann hilfreich, wenn jemand zwar eine Stellung versuchen möchte, aber Rücksicht nehmen muß, sei es auf Ängste vor dieser Stellung, sei es auf Probleme etwa mit dem Gleichgewicht (aufgrund einer verminderten Hör- oder Sehfähigkeit), Schmerz oder einer anderen Behinderung. Auch in therapeutischen Situationen sind die Hilfsmittel von unschätzbarem Wert. Menschen mit Skoliosis (Verkrümmung der Wirbelsäule), Buckel oder anderen Haltungsschäden können ihre Haltung sichtbar verbessern, indem sie die Dehnungen mit den Hilfsmitteln durchführen.

Die Arbeit mit Hilfsmitteln ermutigt, stärkt das Vertrauen, baut den Schmerz ab, unterstützt den Körper und bringt die Yoga-Schülerinnen zum korrekten Vollzug der Stellungen. Zusätzlich zu den Gegenständen des Haushalts, die als Hilfsmittel eingesetzt werden können, sind spezielle, von Fachleuten entworfene Hilfsmittel erhältlich; ihre Anschaffung lohnt sich.

Die bequeme Sitzhaltung auf dem Boden

Wegen der Steifheit in den Hüften und Knien – sie ist darauf zurückzuführen, daß wir Zeit unseres Lebens auf Stühlen sitzen – sind die meisten Menschen nicht darauf vorbereitet, auf dem Boden zu sitzen: Ihr Becken kippt nach hinten, und ihr Brustraum fällt zusammen. Ältere Menschen können aber recht schnell lernen, wie sich das anfühlt, gut aufgerichtet und mit offenem Brustraum auf dem Boden zu sitzen, indem sie sich etwa auf zwei fest gefaltete Decken, ein Sitzkissen, ein dickes Buch oder etwas anderes setzen.

Je steifer Sie in den Hüften noch sind, desto höher sollten Sie sitzen. Wenn es für Ihre Knie mühsam wird, legen Sie zur Unterstützung auch unter Ihre Knie eine gefaltete Decke oder eine andere Hilfe.

Wie Stühle die Yoga-Praxis unterstützen

Das Hilfsmittel, das ich in den Yoga-Lektionen für Anfänger über 50 am meisten einsetze, ist ein metallener Klappstuhl. Günstig ist ein Klappstuhl, der stabil und robust ist, über eine horizontale Sitzfläche verfügt, die nicht zusammenbricht, wenn sie belastet wird, und bei dem zwischen Sitzfläche und Rückenstütze genügend freier Raum ist. Eine zusätzliche Hilfe ist es, wenn die hinteren Beine des Stuhls über eine Sprosse verfügen; leider ist diese Art Stuhl nur schwer aufzutreiben. Versuchen Sie wenigstens einen Stuhl zu finden, der der Beschreibung möglichst weit entspricht.

Selbstverständlich können Sie für den Yoga auch andere Stühle ohne Armlehnen benützen, aber der metallene Klappstuhl kann am vielseitigsten eingesetzt werden: zur Unterstützung von stärkenden Stellungen und Rückwärtsbeugungen. Wenn Ihnen im Moment kein Klappstuhl zur Verfügung steht, benützen Sie den einfachsten und stabilsten Stuhl ohne Armlehne, den es in Ihrem Haus gibt. Achten Sie darauf, daß er nicht gepolstert ist, denn eine gepolsterte Fläche bietet nicht eine genügend feste und ebene Unterlage. Ein billiger Klappstuhl kann zur Dehnung und Stärkung des Körpers ganz verschieden eingesetzt werden und ist oft nützlicher als eine ausgeklügelte Gymnastikausrüstung. Unterstützt durch dieses so einfache Möbelstück, können Sie sich nach vorne, nach hinten und zur Seite beugen, den Liegestütz ausführen, Rücken- und Schulterschmerzen beheben und sicher in die Umkehrstellung gehen.

Stühle können mehrfach dienlich sein. Sie ermöglichen den Anfängern, unabhängig vom Alter, Stellungen, die für sie sonst zu anstrengend wären. Für Yoga-Schülerinnen über 50 sind die Stühle aber besonders wertvoll. Viele meiner älteren Yoga-Schülerinnen vollziehen Stellungen im Stehen zuerst mit Hilfe eines Stuhls oder einer Wand. Das Gefühl der Sicherheit ist, gerade bei Anfängern über 60 oder 70, ein ganz wichtiger Grund, mit einem Stuhl oder mit der Wand zu arbeiten. Denn diese Hilfsmittel verringern für ältere Leute mit Gleichgewichtsproblemen die Gefahr, auszugleiten oder zu fallen. In diesem Sinn verstärken die Hilfsmittel das Vertrauen und die «Standfestigkeit». Die Energie, die wir sonst brauchen, um gegen den Verlust des Gleichgewichts zu kämpfen, können wir für den richtigen Vollzug und ein längeres Durchhalten der Stellung einsetzen. Sobald die Stellungen etwas vertrauter sind, entwickeln die meisten Yoga-Schüler wieder soviel Gleichgewicht, daß sie die Stellungen ohne die Hilfe der Wand oder eines Stuhls einnehmen können.

Yoga auf dem Stuhl

Wenn es jemandem tatsächlich nicht möglich ist, auf dem Boden zu sitzen oder zu liegen, kann der Einbezug von einem oder zwei Stühlen hilfreich sein. Eine gefaltete, rutschsichere Matte auf der Sitzfläche kann das Sitzen unterstützen und verhindert, falls jemand ganz schwache Muskeln besitzt, das Wegrutschen. Für eine Person, deren Bauch- und Rückenmuskulatur zu wenig gestärkt ist, um den Körper aufrecht zu halten, wird somit die Sitzfläche des Stuhls zum Boden, und der ganze «Zirkus» mit dem Auf und Ab fällt weg. Ein Tuch, das auf die rutschsichere Matte gelegt wird, hilft zudem, das Becken auf die Sitzbeinhöcker zu stellen und die Wirbelsäule aufzurichten.

Drehung auf dem Stuhl

1. Setzen Sie sich seitwärts auf die Sitzfläche des Stuhls. Die rechte Hüfte berührt die Rückenlehne des Stuhls.

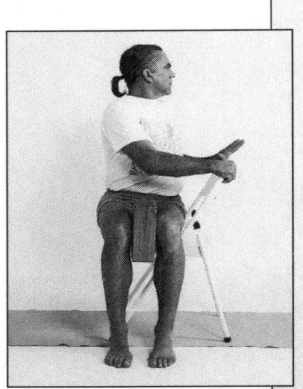

Variante mit einem Holzblock zwischen den Knien.

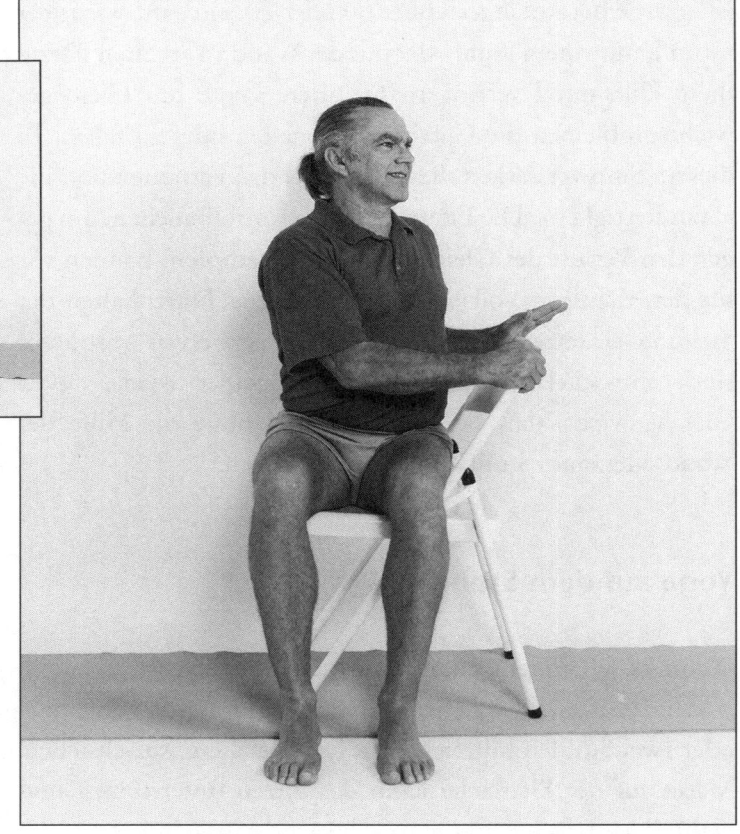

Jay Myers, ein 50jähriger Anfänger, erlebt die Wohltat einer einfachen Drehung auf dem Stuhl.

2. Pressen Sie Ihre Füße Richtung Boden, heben Sie zugleich den Brustkorb, ziehen Sie Ihre Schultern nach hinten und leicht nach unten. Verleihen Sie dadurch Ihrer Wirbelsäule mehr Länge. Achten Sie darauf, daß Ihre Füße und Knie zusammenbleiben.

3. Pressen Sie weiterhin Ihre Füße Richtung Boden, drehen Sie sich, und ergreifen Sie die Rückenlehne. Ziehen Sie mit Ihrer linken Hand Ihre linke Körperseite Richtung Rücken- lehne, und drehen Sie Ihre rechte Körperseite von der Rückenlehne weg. Strecken Sie den oberen Teil Ihres Kör-

pers Richtung Decke, und drehen Sie sich, so weit es geht. Auch Ihr Kopf dreht langsam mit: Sie schauen über Ihre rechte Schulter.

4. Bleiben Sie während mehrerer Atemzüge in der Drehung. Kehren Sie dann während eines Ausatmens in die Ausgangsstellung zurück. Entspannen Sie für einen Augenblick, bleiben Sie dabei aufgerichtet sitzen. Setzen Sie sich dann auf die andere Seite des Stuhls, und vollziehen Sie die Stellung auf die linke Seite.

Wichtig: Falls Sie beim Sitzen mit Ihren Füßen den Boden nicht erreichen, legen Sie einen Holzblock, eine Holzplatte oder irgend

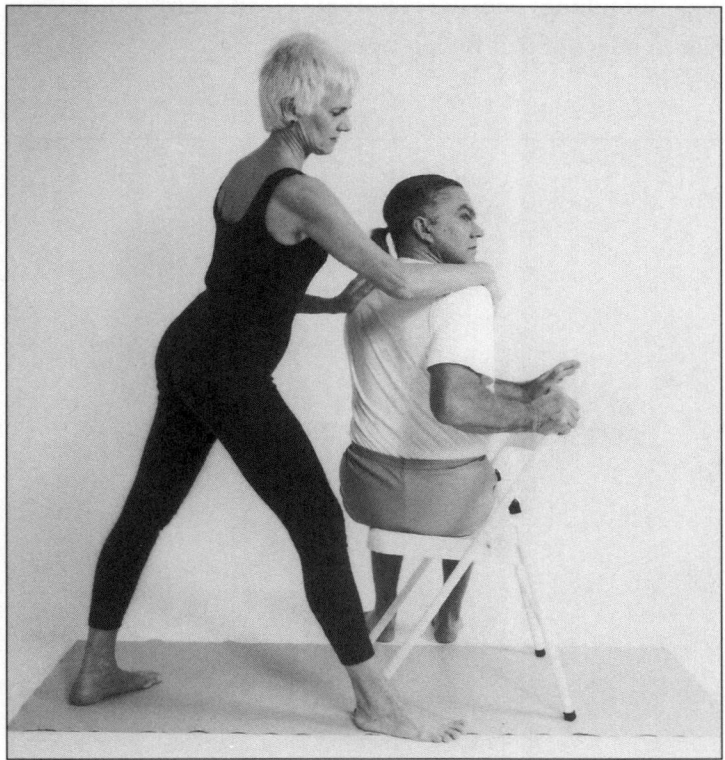

Die Yoga-Lehrerin Betty Eiler unterstützt den Yoga-Schüler, damit die Drehung noch intensiver gelingt.

etwas anderes unter Ihre Füße. Und falls sich Ihre Knie oder Füße während der Drehung öffnen, nehmen Sie eine Holzplatte oder ein Buch zwischen Ihre Knie (vgl. Abbildung S. 66).

Vorwärtsbeugung auf dem Stuhl

Nach der Drehung auf dem Stuhl ist eine Beugung sehr erholsam. Setzen Sie sich an den vorderen Rand des Stuhls, stellen Sie Ihre Beine weit auseinander, pressen Sie Ihre Füße Richtung Boden, und richten Sie sich gut auf. Beugen Sie sich dann langsam nach vorne, entspannen Sie dabei Ihren Rücken und Ihren Kopf. Sie können Ihre Arme verschränken (vgl. Abbildung) oder die Hände auf einen Holzblock, auf ein Kissen oder auf den Boden legen.

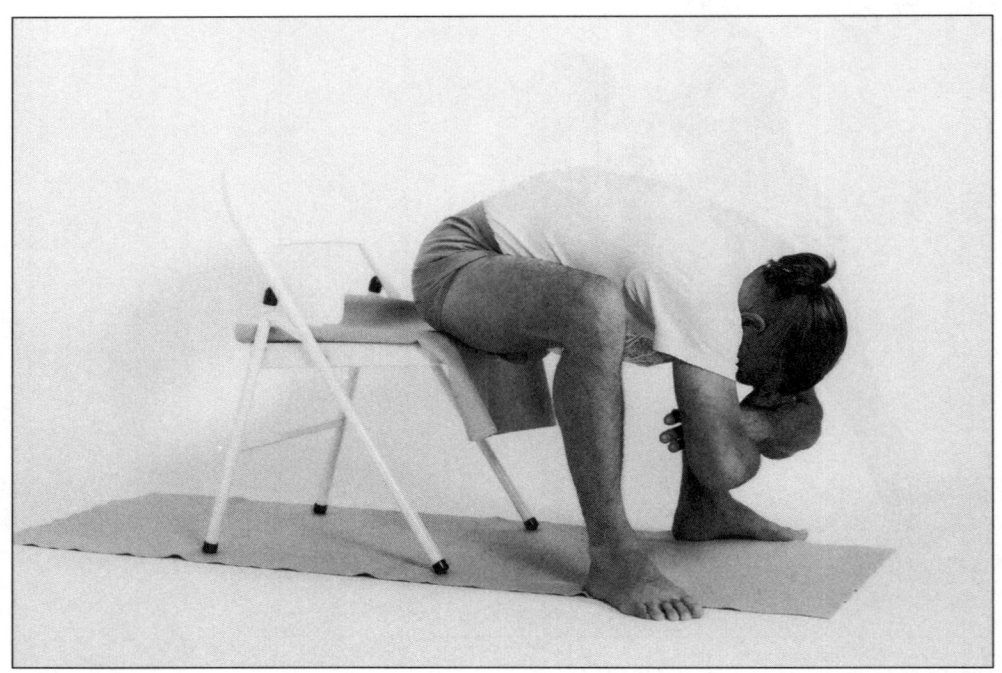

Die Vorwärtsbeugung auf dem Stuhl ist eine Übung, die ganz stark erfrischt.

Die Wand: Ihre beste Privatlehrerin

Das beste, leider zu oft noch unterschätzte Hilfsmittel für Dehnübungen ist die Wand. «Die Wand ist dein bester Guru – er lügt nicht!» sagten mir meine Lehrer, als ich mit Yoga begann. Beginnen Sie Ihr Üben zu Hause, indem Sie sich an einer Wand einen Freiraum von etwa zwei Metern sichern. Benützen Sie diese freie Wand, um wahrzunehmen, was eine gute und richtige Haltung bedeutet, indem Sie Ihre Stellungen im Stehen so ausführen, daß Ihr Rücken mit der Wand in Kontakt steht. Wenn Sie Ihre Haltung verbessern möchten, stellen Sie sich jeden Tag ein paar Minuten an die Wand: Ihr Rücken ganz in Verbindung mit der Wand. Wenn Sie merken, daß Sie sich gern nach vorne neigen, ziehen Sie Ihre Schultern zurück an die Wand und der Wand entlang leicht nach unten, und zwar mehrfach am Tag. Sie können für die Übungen, d. h. für die Entwicklung einer gesunden, offenen Haltung, auch einen Ladentisch, ein Geländer oder einen stabilen Tisch verwenden (vgl. die Abbildungen auf den folgenden Seiten).

Schülerinnen, die mit Gleichgewichtsproblemen in die Yoga-Lektionen kommen, können ihre Kraft und ihr Vertrauen wiedergewinnen, wenn sie zu Beginn die Stellung des Dreiecks oder andere wichtige Stellungen, bei denen das Körpergewicht eine Rolle spielt, so vollziehen, daß ihr Rücken durch eine Wand gestützt wird. Wenn es für jemanden schwierig geworden ist, überhaupt eine Stellung im Stehen durchzuführen, so vermittelt die Einbeziehung der Wand und von Wandriemen (erhältlich in vielen Yoga-Zentren und in Bezugsstellen für Yoga-Hilfsmittel) eine unschätzbare Hilfe für den Wiedergewinn von Kraft und Standfestigkeit. Wie die Abbildungen es dokumentieren, können Stellungen im Stehen auch so vollzogen werden, daß der hintere Fuß an der Wand und mit Hilfe von Gurten festgemacht wird. Wenn meine älteren Anfänger Mühe haben, mitten im Raum das Gleichgewicht zu halten, ermutige ich sie, zu Hause bei den Stellungen im Stehen Hilfen miteinzubeziehen.

Die Stellung des Dreiecks *(Trikonasana)* an der Wand

1. Stehen Sie gut aufgerichtet an einer Wand, die Schultern hängen entspannt. Stellen Sie Ihre Füße etwa einen Meter auseinander (je nach Länge Ihrer Beine), die Füße bleiben, nach vorne gerichtet, auf einer Linie, die Fersen in Kontakt mit der Wand.

2. Lassen Sie den Atem fließen. Verankern, ja verwurzeln Sie Ihre Füße in der Erde, indem Sie die Fußsohlen gegen den Boden pressen. Geben Sie Kraft in Ihre Beine, indem Sie die Oberschenkelmuskeln nach oben ziehen. Lassen Sie Ihren Körper größer werden, richten Sie Ihre Wirbelsäule auf. Nehmen Sie dann Ihre Arme auf Schulterhöhe, die Handflächen schauen nach unten, die Finger werden gedehnt. Spüren Sie nach, wie Sie in der Mitte Ihres Körpers gedehnt und geöffnet werden.

3. Sobald Sie sich in dieser Stellung sicher und gemittet fühlen, drehen Sie den linken Fuß um etwa 15 Grad nach innen und den rechten Fuß um 90 Grad nach außen. Achten Sie darauf, daß sich die rechte Ferse in einer direkten Linie zur Mitte des linken Rists befindet.

4. Atmen Sie ein, und dann, beim Ausatmen, beugen Sie sich auf Hüfthöhe nach rechts, so daß sich der ganze Rumpf zum rechten Bein hin bewegt. Zu Beginn kann es nötig sein, daß Sie Ihre Hand auf dem Bein, einem Stuhl oder einem Holzblock abstützen. Strecken Sie Ihren linken Arm nach oben, er bildet mit dem rechten Arm eine Linie, die linke Handfläche schaut nach vorn. Falls dies für Sie

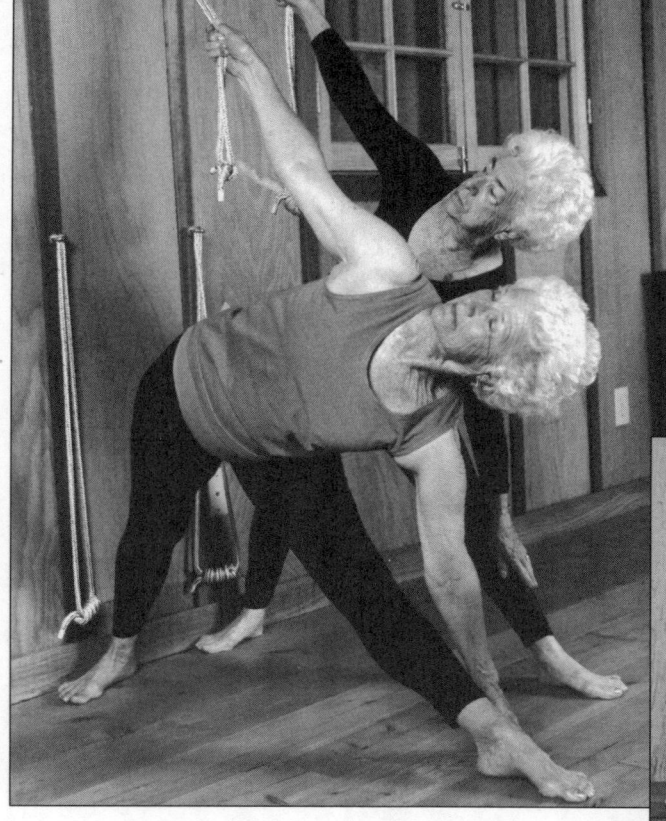

Sandy Yost und eine Yoga-Schülerin vollziehen die Stellung des Dreiecks, unterstützt von Wandseilen. Der Einbezug der Wand und der Wandseile bewirkt, daß ein Yoga-Schüler mit mehr Kraft und mehr Vertrauen übt.

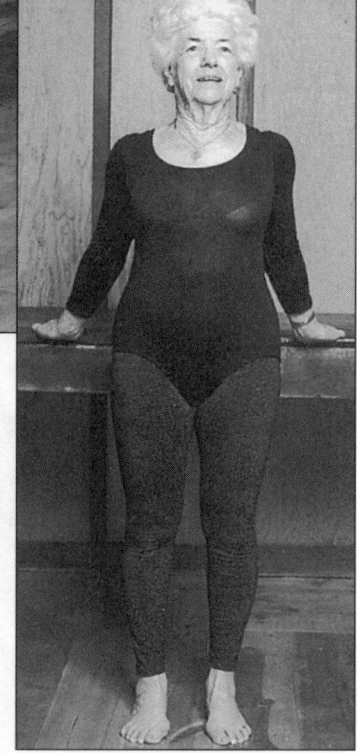

Schon das aufrechte Stehen vermittelt der Körperhaltung mehr Jugendlichkeit.

mit einer ungewohnten Spannung in der Schulter verbunden ist, legen Sie Ihre linke Hand auf Ihre Hüfte.

5. Bleiben Sie mehrere Atemzüge in der Stellung, die Beine angespannt, die Schultern und der Nacken aber entspannt. Kommen Sie während eines Einatmens aus der Stellung zurück. Achten Sie darauf, daß Ihr Körper mit der Wand in Kontakt bleibt. Drehen Sie Ihre Füße wieder nach vorne. Entspannen Sie im Kontakt mit der Wand, ruhen Sie sich aus, und spüren Sie den Wirkungen der Stellung nach. Wiederholen Sie dann die Stellung auf die andere Seite.

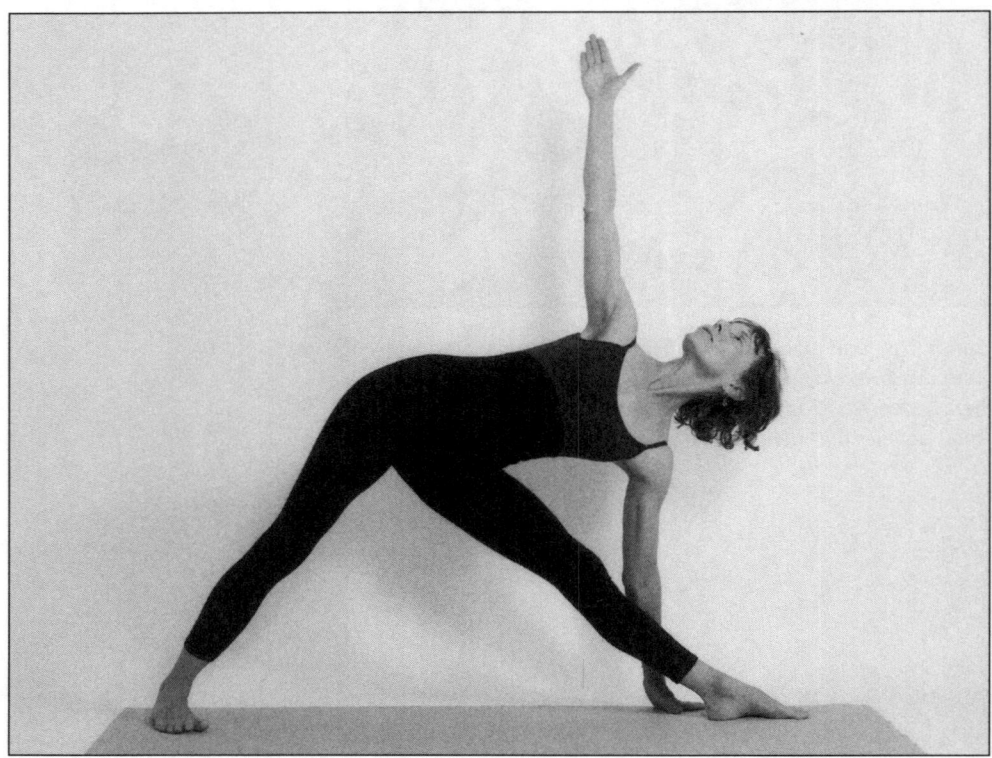

Barbara Wiechmann, 50jährig, ist dankbar, Yoga kennengelernt zu haben. Der Kontakt mit der Wand erlaubt ihr, sich offener und entspannter in die Stellung des Dreiecks zu begeben.

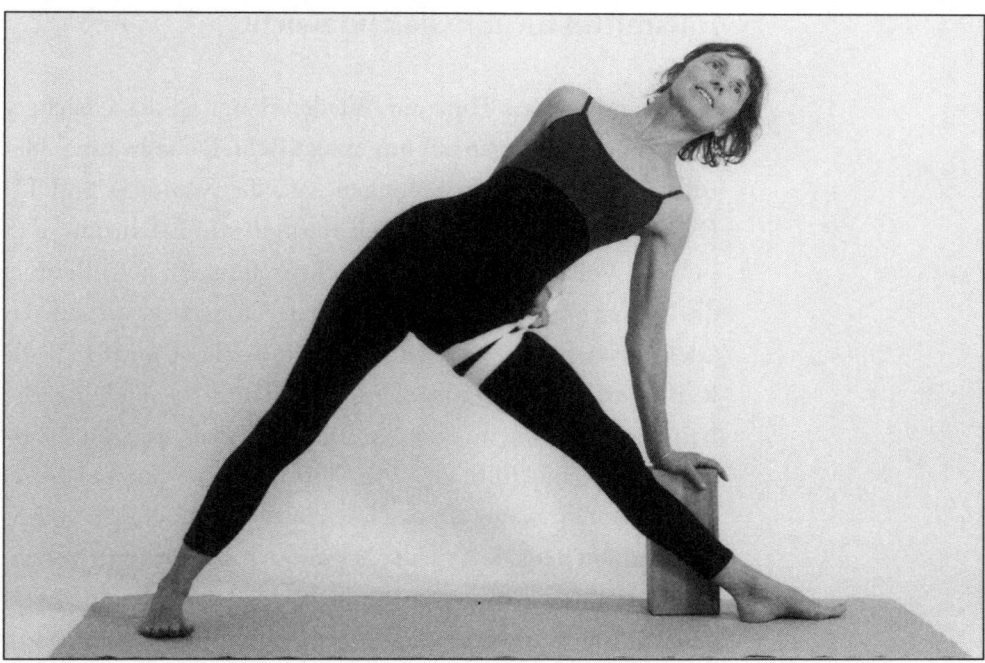

Die Stellung des Dreiecks. Der Einbezug eines Holzblocks und eines Riemens öffnet den Schulter-bereich und die Hüfte.

Der Einsatz eines Holzblocks und eines Riemens (vgl. Abbildung) ist eine große Hilfe, wenn jemand lernen will, wie er sich von den Hüften aus, mit offenem Brustkorb und gestreckter Wirbelsäule, zur Seite beugen kann.

Stellungen im Stehen wirken auf jeden Fall erfrischend und belebend, unabhängig vom Alter und vom Grad der Beweglichkeit. Sie lassen «Altersschmerzen» verschwinden. Sie verbessern den Kreislauf und die Atmung, regen die Verdauung an, regulieren die Tätigkeit der Nieren und wirken gegen die Verstopfung. Rücken, Hüfte, Knie, Nacken und Schultern werden bei regelmäßiger Übung kräftiger und beweglicher.

Hilfsmittel für Ihr Gleichgewicht

Die Wand ist eine Hilfe zur Wiedererlangung des Gleichgewichts: bei Stellungen auf nur einem Bein, bei teilweisen oder vollständigen Umkehrstellungen, vgl. die Kapitel 4 und 11. Die älteren Yoga-Schülerinnen machen die Erfahrung, daß sich der Vollzug von Gleichgewichtsstellungen, zum Beispiel die Stellung des Baums, während der Yoga-Lektion auf das Gleichgewicht im täglichen Leben auswirkt. Damit sich die Kraft und das Vertrauen einstellen, kann die Stellung des Baums am Anfang im Kontakt mit der Wand ausgeführt werden. Die Wand hilft den Schülerinnen, eine gute Haltung einzunehmen, wenn sie das Gleichgewicht üben, denn Anfängerinnen neigen dazu, die Schultern nach vorne zu ziehen, wenn sie ihren Fuß gegen die Innenseite des Oberschenkels stützen. Der Einsatz eines Gürtels um den Fußknöchel kann eine zusätzliche Hilfe sein: Der Fuß rutscht nicht ab, und es fällt leichter, eine gesunde, offene Haltung zu bewahren. Die Stellung des Baums verstärkt nicht nur das Gleichgewichtsempfinden, sie verleiht zudem den Füßen und Beinen Kraft.

Die Stellung des Baums

1. Die Fähigkeit, auf einem Fuß das Gleichgewicht zu halten, beginnt, indem man wieder lernt, auf beiden Füßen fest und in der Erde verwurzelt zu stehen. Stehen Sie aufrecht, Ihre Füße und Knie nach vorn gerichtet. Lassen Sie sich bewußt werden: Beim Stehen bilden Ihre Füße das Fundament. Entwickeln Sie Standfestigkeit, indem Sie wirklich mit beiden Füßen auf dem Boden stehen. Erleben Sie den Kontakt Ihrer Fußsohlen mit dem Boden. Je mehr Ihr Körperbewußtsein zunimmt, desto größer wird die Sensibilität und die Reaktionsfähigkeit Ihrer Fußsoh-

len: Es ist, als ob Sie mit den Handflächen den Boden berühren würden.

2. Stehen Sie nun fest auf dem linken Bein, und beugen Sie seitwärts das rechte Bein. Fassen Sie den Fußknöchel (oder schlingen Sie einen Riemen um Ihren Fußknöchel), und stellen Sie den rechten Fuß gegen den linken Oberschenkel, und zwar so weit oben wie nur möglich. Ziehen Sie dabei das rechte Knie nach hinten, seine Lage sollte mit der Lage der Hüfte übereinstimmen.

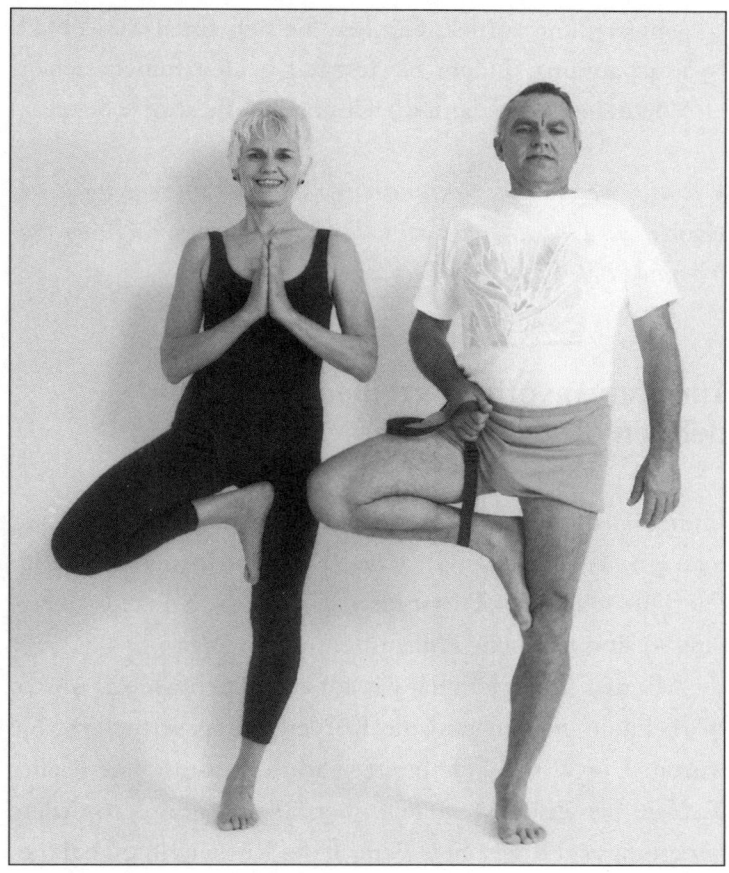

Eine Gleichgewichtsstellung. Der Riemen hindert den Fuß daran, wegzurutschen.

3. Die Stellung des Baums kennt für die Arme und Hände verschiedene Positionen. Sie können Ihre Hände wie zum Gebet falten (vgl. die Abbildung S. 75) oder Ihre Arme über den Kopf nach oben strecken; achten Sie auf jeden Fall darauf, daß Ihr Brustkorb sich hebt und öffnet und sich Ihre Wirbelsäule nach oben dehnt. Bleiben Sie unbeweglich stehen, indem Sie Ihr Standbein stärken und fest im Boden verankern. Nehmen Sie Ihren Blick zurück, sammeln Sie ihn. Überlassen Sie sich Ihrem Gleichgewicht. Wenn Sie aus der Stellung zurückkommen wollen, kehren Sie mit Ihren Armen und dem Bein in die Ausgangsstellung zurück. Gönnen Sie sich einen Augenblick Entspannung, indem Sie fest auf beiden Füßen stehen. Wiederholen Sie dann die Übung auf die andere Seite.

Wichtig: Wenn es Sie überanstrengt, die Fußsohle gegen die Innenseite des Oberschenkels zu stellen, so versuchen Sie Ihren Fuß irgendwo tiefer gegen das Bein zu stellen.

Türrahmen verbessern die Haltung und dehnen die Schultern

Immer wieder zeige ich meinen Yoga-Schülern, wie vielseitig man eine Türöffnung oder einen Türrahmen einsetzen kann. Die Türe selber, der Türrahmen, ja sogar die Klinke (vgl. Kapitel 4) sind nützliche Hilfsmittel für den Yoga.

Mit den Türen können wir auf ausgezeichnete Art unsere Wirbelsäule dehnen und die Körperhaltung verbessern. Sie wissen: Die Wirbelsäule besitzt natürlicherweise vier leichte Kurven; bei vielen Menschen über 50 sind nun der mittlere beziehungsweise der obere Bereich des Rückens krankhaft gerundet und das Hohlkreuz zu stark entwickelt. Sie können Ihre Haltung erleben und verbessern, wenn Sie sich vor eine

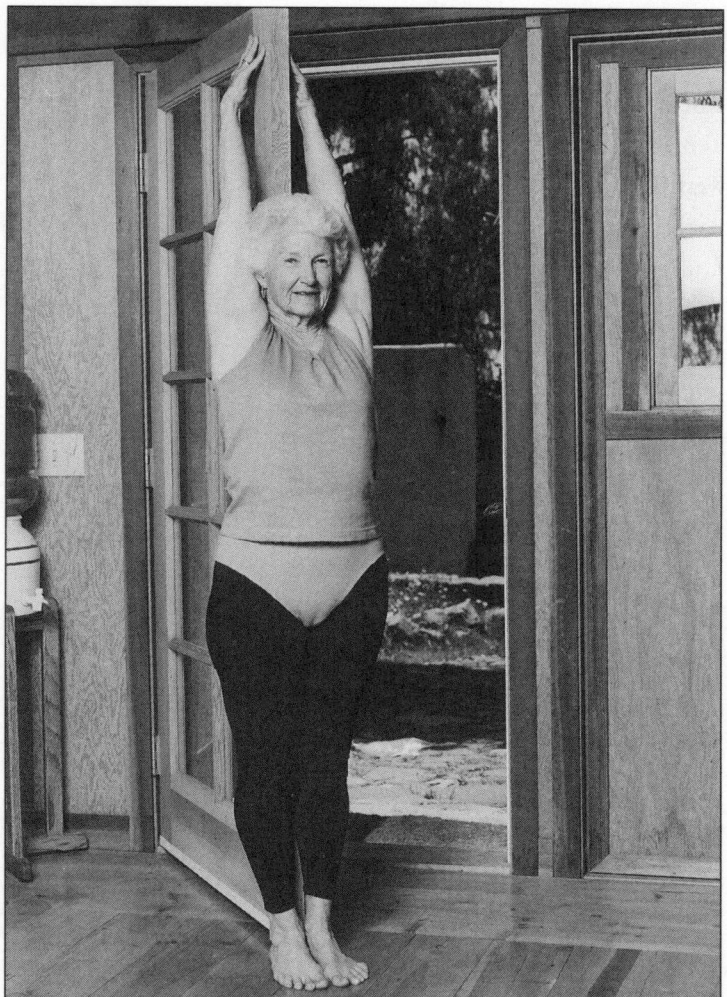

Mit Hilfe einer Tür können Sie Ihre wirkliche Größe entdecken.

Tür stellen und Ihre Fersen an die beiden Seiten der Tür legen. Bringen Sie Ihren Rücken in eine Stellung, in der Sie Ihre
Wirbelsäule vorsichtig gegen die Türkante pressen können,
und greifen Sie dann mit Ihren Händen an der Tür so weit
nach oben, wie es Ihnen möglich ist. Der leichte Druck Ihres
Rückens an die Türkante läßt Sie erleben, wie Ihr Rücken

normalerweise aussieht und was passiert, wenn Sie sich nach oben strecken: Vermutlich wird sich der mittlere Bereich des Rückens leicht von der Tür wegbewegen, und der unterste Teil des Rückens wird gegen die Tür gedrückt. Ziehen Sie, wenn Sie sich nach oben strecken, vorsichtig Ihren Nabel nach hinten Richtung Wirbelsäule, und lassen Sie sich größer und größer werden.

Diese Dehnübung mit Hilfe der Tür ist auch eine ausgezeichnete Übung gegen steife Schultergelenke. Bei vielen älteren Menschen sind die Schultern so steif, daß sich die Ellbogen beugen, wenn sie ihre Arme über den Kopf bringen oder wenn sie sich an einer Tür nach oben strecken. Dank regelmäßiger Übung lassen sich die Schultern wieder dehnen, und die Arme bleiben gerade.

Je nach Art der Tür beziehungsweise des Türrahmens kann diese Übung auch mit Hilfe des Türrahmens vollzogen werden (größere Personen können sich in der Türöffnung besser strecken!). Richten Sie Ihre Wirbelsäule mit Hilfe des Türrahmens auf, und befolgen Sie die oben angeführten Anweisungen zur Aufrichtung der Wirbelsäule. Sobald Ihre Schultern ihre natürliche Beweglichkeit wieder gefunden haben, können Sie mit Ihren Händen noch weiter nach hinten gehen; ziehen Sie aber Ihren Nabel vorsichtig Richtung Wirbelsäule, damit nicht ein zu starkes Hohlkreuz entsteht.

Dehnung von steifen Schultern mit Hilfe von Gürteln oder Bändern

Vermeiden Sie es, Ihre Muskeln zu stark zu spannen und zu überdehnen und ihre Gelenke zu überanstrengen. Zwingen oder drängen Sie Ihren Körper nie in eine Yoga-Stellung. Benützen Sie vielmehr Gürtel und Bänder, sie helfen Ihnen, zu einer gesunden, ausgeglichenen Dehnung zu kommen.

Die folgende Dehnübung für die Schultern, die Stellung des Kuhkopfs, im Sanskrit *Gomukhasana,* wirkt auf jene Muskeln, die das Schultergelenk kontrollieren. Wer sie regelmäßig praktiziert, gewinnt wieder mehr Beweglichkeit, runde Schultern können sogar ihre gesunde Haltung wiedergewinnen. Falls es Ihnen nicht möglich ist, Ihre Hände zusammenzubringen (vgl. Abbildung), benützen Sie einen Gürtel oder einen Riemen als Verbindungsstück zwischen Ihren Händen. Diese Übung für die Schultermuskeln ist eine der wichtigsten

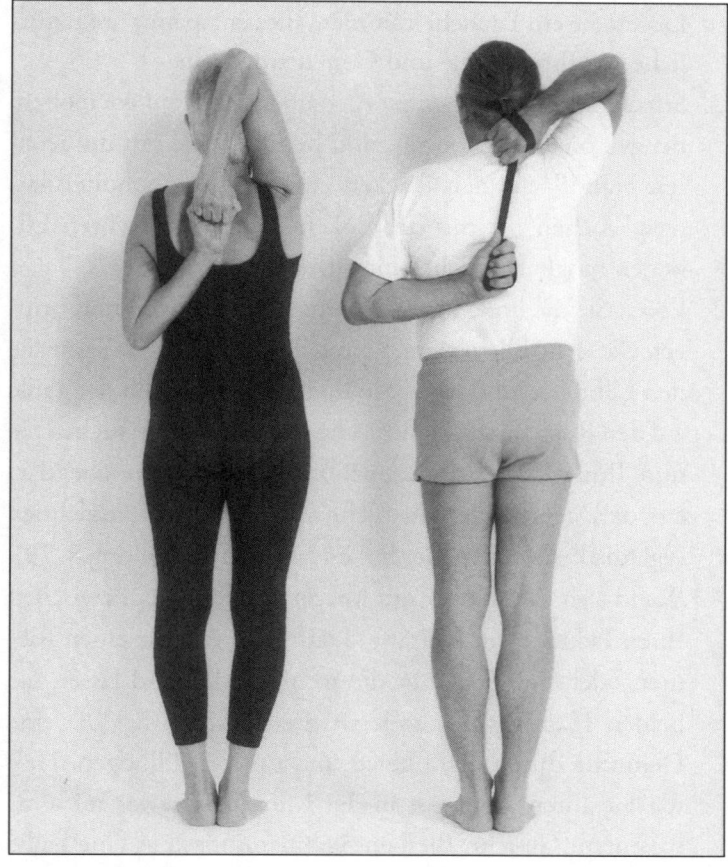

Wenn bei dieser Dehnung der Schultern Ihre Hände sich nicht berühren können, setzen Sie als Verbindungsstück einen Riemen ein.

Übungen zur Verbesserung der Haltung und zur Verminderung der Steifheit in den Schultergelenken (Schlüsselbein, Oberarmknochen und Schulterblatt). Sie besitzt einen speziellen Stellenwert für jene, die Tennis spielen oder eine verwandte Sportart betreiben.

Übung zur Dehnung der Schultern

1. Stehen (oder sitzen) Sie in einer guten, aufgerichteten Haltung. Verweilen Sie kurz und beobachten Sie Ihren Atem. Lassen Sie ein Lächeln kommen, dies entspannt auf natürliche Art Ihre Kiefer- und Gesichtsmuskeln.

2. Strecken Sie Ihren rechten Arm über den Kopf nach oben, beugen Sie den Ellbogen, und berühren Sie mit der rechten Handfläche den Rücken zwischen den Schulterblättern. Ziehen Sie mit der linken Hand den rechten Ellbogen möglichst dicht hinter Ihren Kopf.

3. Lösen Sie die linke Hand vom rechten Ellbogen und bringen Sie den linken Arm hinter Ihren Körper. Beugen Sie den Ellbogen, und legen Sie Ihre Hand oberhalb der Taille auf den Rücken, die Handfläche nach außen. Versuchen Sie nun, Ihre Hände zusammenzubringen, achten Sie aber darauf, daß Sie Ihre Haltung nicht verrenken oder überdehnen (vgl. die Lehrerin auf der linken Seite der Abbildung S. 79).

4. Wenn sich Ihre Finger nur knapp berühren oder zwischen Ihren Händen ein Freiraum klafft, nehmen Sie einen Riemen oder eine Socke in die rechte Hand und lassen die beiden Hände aufeinanderzuarbeiten. Schaffen Sie eine Dehnung durch den oberen und unteren Ellbogen. Halten Sie Ihren Kopf gut in der Mitte, und zwar mit entspanntem Gesicht. Bleiben Sie für mindestens eine halbe Minute in der Stellung, und wiederholen Sie sie dann auf der linken Seite. Lassen Sie sich von der schon beweg-

licheren Seite inspirieren, und bleiben Sie auf der verspannteren Seite länger in der Stellung.

Dehnung von steifen Beinmuskeln mit Hilfe von Riemen und Gürteln

Bei Übungen im Liegen kann ein Riemen, ein Tuch oder auch ein weicher Gürtel um Ihre Füße bewirken, daß Ihre Wirbelsäule ihre Länge bewahrt und stabil bleibt. Der Einsatz eines Riemens ermöglicht es Ihnen, steife Beinmuskeln allmählich zu dehnen und zu verlängern, ohne daß Ihr Rücken belastet wird.

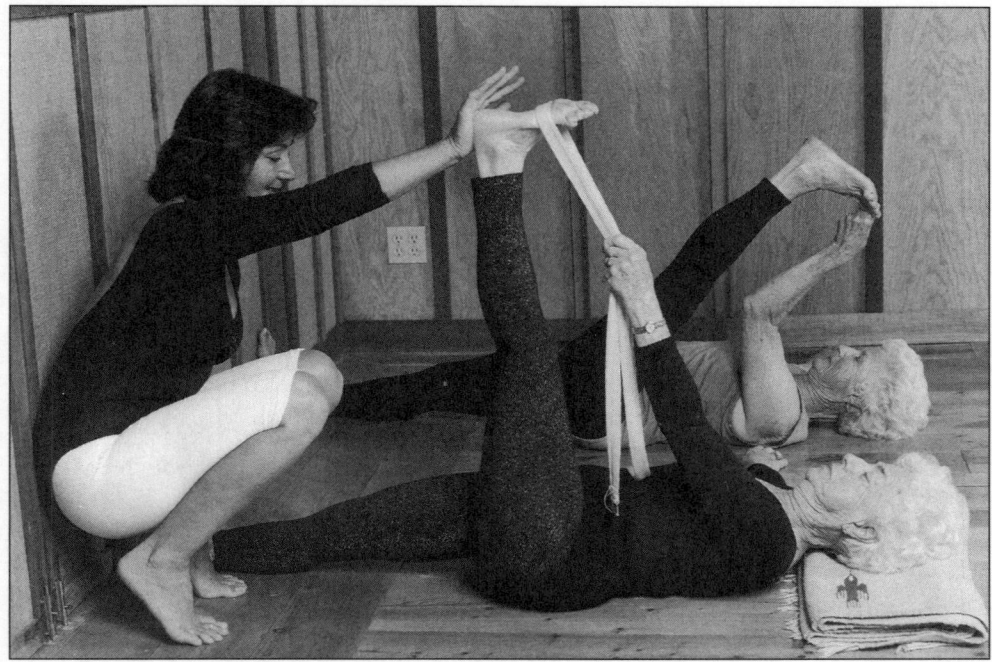

Die Yoga-Schülerin (im Vordergrund des Bildes) setzt zur Dehnung ihrer Beine einen Riemen ein. Die schon erfahrenere Yoga-Schülerin (im Hintergrund des Bildes) vollzieht jene Stellung, bei der die Hand die große Zehe berührt.

Dehnung der Beine im Liegen
mit Hilfe eines Riemens

1. Sie liegen auf dem Rücken, die Füße aufgestellt. Wenn Ihr Kopf nach hinten fällt, so daß Ihr Kinn höher liegt als die Stirn, legen Sie eine gefaltete Decke unter Ihren Kopf und Nacken. Achten Sie darauf, daß Ihr Rumpf und Ihre Beine gleich ausgerichtet sind. Entspannen Sie, überlassen Sie Ihren Rücken dem Boden.

2. Ziehen Sie das rechte Knie in Richtung Brustkorb, und legen Sie einen Riemen, ein Tuch, einen weichen Gürtel oder ein Halstuch um den Fußballen. Halten Sie diesen Riemen mit der rechten Hand, während Sie Ihren linken Arm, der Breite der Schulter entsprechend, nach hinten strecken und auf den Boden legen, die Handfläche schaut nach oben.

3. Versuchen Sie nun langsam, Ihr rechtes Bein durchzustrecken, ziehen Sie dabei die Zehen Richtung Kopf. Versuchen Sie gleichzeitig, mit Ihrer Hand den Riemen noch weiter oben zu fassen, näher beim Fuß, bis Ihr Arm schließlich gestreckt ist. Ihre Schultern, ihr ganzer Rücken bleiben dabei entspannt auf dem Boden.

4. Wenn Ihre rechte Hand noch weit vom Fuß entfernt bleibt, lassen Sie Ihren linken Fuß aufgestellt. Wenn es Ihnen aber leichtfällt, die große Zehe zu berühren, oder Ihre rechte Hand den Riemen in Fußnähe fassen kann, können Sie die Dehnung noch vertiefen, indem Sie auch das linke Bein strecken; strecken Sie bei beiden Beinen die Ferse (vgl. die Abbildung S. 81), ziehen Sie die Zehen Richtung Kopf; dadurch werden die Waden und die Achillessehnen in die Länge gezogen.

5. Mit einem Lächeln entspannen Sie die Muskeln Ihres Gesichts. Lassen Sie Ihren Atem frei fließen, vertiefen Sie die Dehnung, wenn Sie ausatmen. Halten Sie den Riemen

fest, ohne dabei Ihre Hand zu verspannen. Spüren Sie der Empfindung nach, die sich bei der Dehnung der Rückseite Ihres Beins einstellt. Bleiben Sie ungefähr eine halbe Minute in der Stellung, später dann, wenn es Ihnen gelingt, zu entspannen und mit der Stellung zusammenzuwirken, auch länger. Wiederholen Sie die Übung mit dem anderen Bein. Wenn Sie bei der Übung beide Beine strecken, kann es hilfreich sein, die Ferse des unteren Beins zu einer Wand hin zu dehnen.

Verbesserung der Haltung und des Atems mit Hilfe von Polstern und Decken

Kissen, gefaltete Decken und Polster werden bei verschiedenen Stellungen im Liegen benützt, um den Rücken zu stützen. Sie werden entlang der Wirbelsäule oder beim Hinterkopf eingesetzt und helfen, eine falsche Haltung oder falsche Atemmuster, die sich in den Jahren nach 50 vermehrt einstellen, zu verbessern. Die Gestalt der Decken und Kissen unterstützt und fördert die natürlichen Kurve der Wirbelsäule. Dank dieser Hilfsmittel öffnen und erweitern die Stellungen im Liegen den Brustkorb, sie verbessern die Haltung und die Atembewegung.

Wenn sie auf die gefalteten Decken und festen Kissen gelegt werden, reagieren die meisten Leute mit einem herzhaften Seufzer der Erleichterung. Ich bin überzeugt, daß der Einsatz dieser Hilfsmittel in einem Yoga-Programm für Menschen über 50 ganz zentral ist.

Da der Körper bei zu weichem Material einsinkt und seine Spannkraft verliert, eignen sich thermische oder flaumige Decken, Steppdecken, Schlafsäcke oder weiche Kissen nicht als Hilfsmittel für den Yoga. Schwere Decken aus Leinen oder Wolle, die zusammengelegt eine feste Unterlage bilden, und Polster eignen sich für den Vollzug der Yoga-Stellungen am besten.

Das *Pranayama-* oder flache Atempolster ist fest und schmal. Im Liegen unterstützt es die Wirbelsäule vom unteren Teil des Rückens bis zum Hinterkopf. Da es die Wirbelsäule stützt und gleichzeitig den Brustkorb öffnet und weitet, lassen die Muskeln im Bereich des Bauchs, des Brustkorbs und des Rückens ihre Spannung los, sie gewinnen an Länge und tiefer Entspannung. Dieses Polster ist eigens so entworfen worden, daß sich die Seiten des Brustkorbs öffnen und sich über das Polster hinaus Richtung Boden ausdehnen. Wenn sich Ihr Brustkorb auf diese Art zur Seite hin ausdehnt, gewinnt Ihr Atem ganz natürlich an Umfang und Tiefe. Das Polster vermittelt dem Körper den eindringlichen Impuls, wie es sich anfühlt, wenn der Brustkorb sich offen und frei bewegt. Wenn Sie dieses Polster benützen, verbessern Sie Ihr Bewußtsein für den Atem überhaupt und Ihre Fähigkeit, Ein- und Ausatmen zu regulieren, denn es ermutigt Sie, den Brustbereich tief zu entspannen und zu dehnen.

Sie können denselben Effekt erreichen, wenn Sie zwei oder drei der Länge nach gefaltete Decken benützen.

Der Einsatz von Polstern oder gefalteten Decken zur Entspannung

1. Setzen Sie sich auf den Boden, die Polster oder die gefalteten Decken liegen hinter Ihnen; das eine Ende des Polsters berührt den unteren Teil Ihrer Wirbelsäule – Ihr Hintern aber sitzt nicht mehr auf dem Polster! –, an das andere Ende des Polsters legen Sie eine oder zwei gefaltete Decken als Stütze für Ihren Kopf. Achten Sie darauf, daß Sie sich mit den Polstern oder Decken in einer Linie befinden.

2. Legen Sie sich vorsichtig zurück, helfen Sie sich dabei mit Ihren Ellbogen. Der unterste Teil Ihres Rückens sollte auf dem Polster aufliegen!

3. Bevor Sie sich endgültig hinlegen, kontrollieren Sie die Körpervorderseite: Ihr Kinn sollte mit dem Brustbein, mit dem Nabel und dem Schambein eine gerade Linie bilden. Falls es notwendig ist, korrigieren Sie die Lage des Körpers, so daß die gerade Linie, die gebildet wird durch Ihre Nase, das Kinn, das Brustbein, den Nabel und das Schambein, direkt weiterläuft zu jener Mitte zwischen den beiden Fersen.

4. Legen Sie dann Ihre Wirbelsäule ganz auf die Polster oder Decken, ohne den Körper nach links oder rechts zu verschieben. Bevor Sie den Kopf auf das Polster oder die Decken legen, ziehen Sie noch eine zusätzliche Decke unter den Hinterkopf, damit die Stirn leicht höher liegt als Ihr Kinn. Ihre Stirn sollte nicht nach hinten fallen.

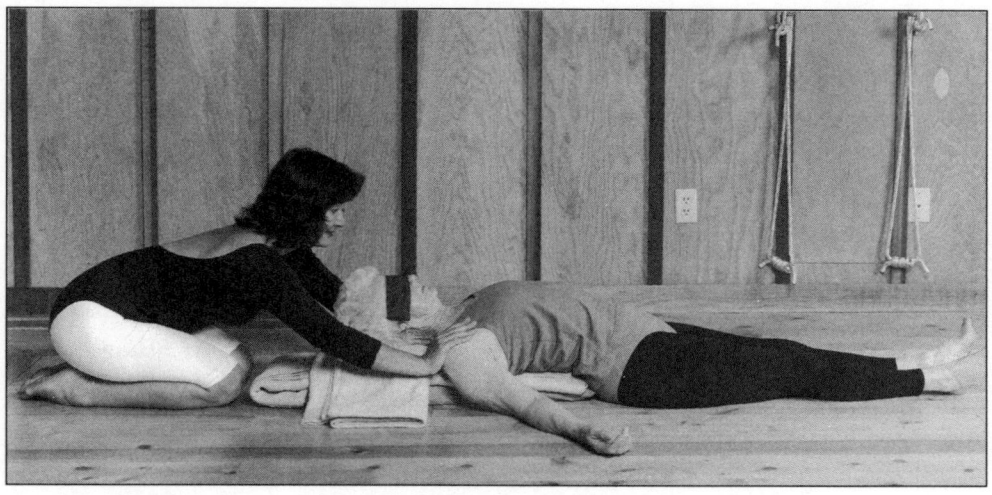

Wenn Sie auf Decken oder Polstern liegen, wird Ihr Brustraum geöffnet, dies erlaubt einen freien Atemfluß.

Diese Entspannungshaltung kann mit auf dem Boden ausgestreckten Beinen durchgeführt werden (vgl. die Abbildung
S. 85), man kann aber zusätzlich auch noch eine zusammen-
gerollte Decke unter die Knie legen. Ihr Körper sollte sich, getragen von den Polstern, Decken und dem Boden, ganz und
gar wohl fühlen (vgl. die weiteren Informationen zur Kunst
der bewußten Entspannung im Kapitel 12).

Die Augen zu bedecken fördert die Entspannung

Wenn Sie ein Augenkissen auf Ihre Augen legen, kann das
Ihrer Entspannung helfen. Die Augen zu bedecken beruhigt
den Geist, da ein Dunkel geschaffen wird und die Anreize
zum Sehen wegfallen, da die Muskeln rund um die Augen
entspannt und die unwillkürlichen Bewegungen der Augen
vermindert werden. Sobald Sie sich daran gewöhnt haben,
sich auf den Polstern oder gefalteten Decken einzurichten,
benützen Sie zusätzlich ein Augenkissen. Solche Kissen sind
normalerweise mit Getreide- oder Reiskörnern gefüllt; verteilen Sie den Inhalt gleichmäßig. Legen Sie das Augenkissen
mit beiden Händen auf die geschlossenen Augenlider. Der
leichte Druck des Augenkissens sollte als etwas Wohl-
tuendes wahrgenommen werden. Wenn Sie das Augenkissen
aufgelegt haben, entspannen Sie Ihre Arme auf dem Boden,
die Hände liegen etwa dreißig Zentimeter neben den Hüften.
Die Handflächen schauen nach oben; dehnen Sie leicht die
Finger, und drehen Sie die Daumen etwas Richtung Boden.
Mit den Handflächen nach oben, lassen Sie Hände weich und
entspannt werden (vgl. die Abbildung S. 85).

Fall Sie kein Augenkissen auftreiben können, benützen
Sie einen gefalteten feuchten Waschlappen oder etwas Ähn-
liches, legen Sie ihn wie ein Band über Ihre Augen. Sie kön-

nen ein Augenkissen auch selber herstellen: Nähen Sie ein Stück wollenen oder leinenen Stoff zu einem Beutel von 20 oder 25 Zentimetern Länge und 8 Zentimetern Breite (er sollte Ihre Augen bedecken, aber nicht Ihre Nase), füllen Sie ihn mit etwa 200 Gramm Reis- oder Flachskörnern. Sie können auch eine weiche wollene Socke mit Reis- oder Flachskörnern füllen und die Öffnung zunähen.

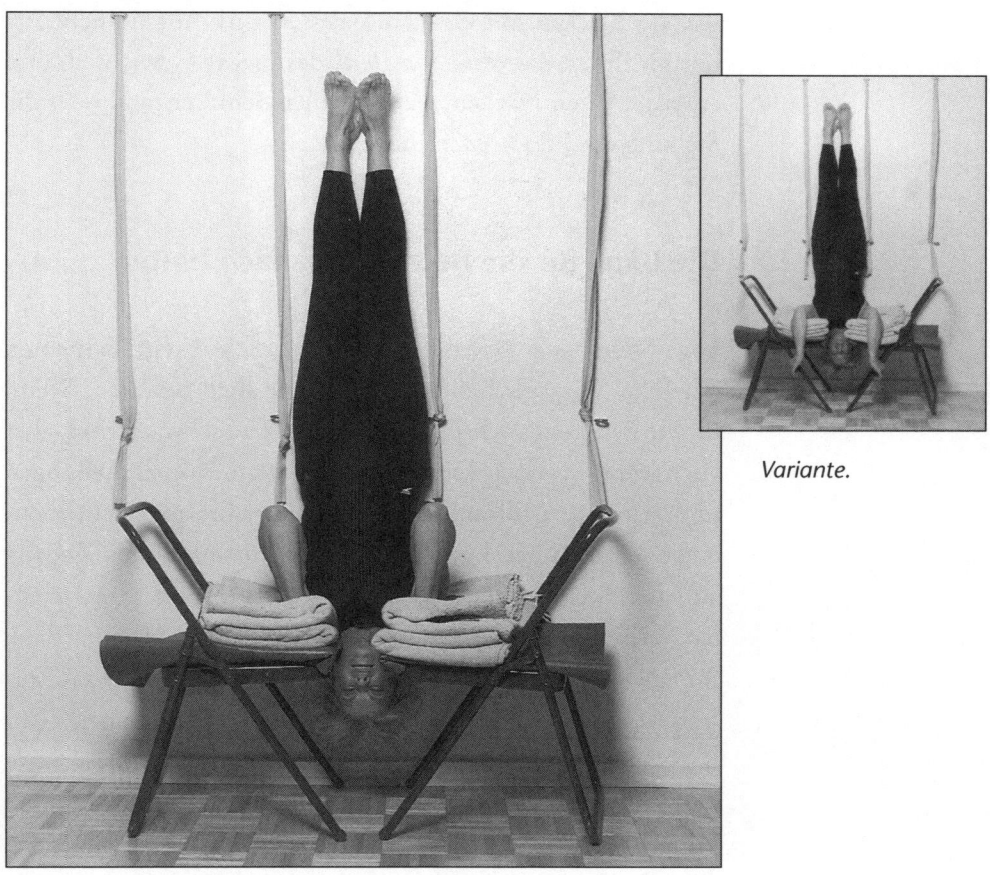

Variante.

Der Schulterstand wird hier mit Hilfe von zwei Stühlen und Decken vollzogen. Diese Variante verhindert Spannungen im Nacken. Sie ist auch für Anfängerinnen und für Leute mit Nackenproblemen zugänglich.

Hilfsmittel verringern den Druck auf den Kopf und auf den Nacken

Bestimmte Yoga-Stellungen wie der Kopfstand oder der Handstand belasten den Kopf, den Nacken und die Schultern auf ungewohnte Weise. Es gibt aber Hilfsmittel, die den Druck dieser Belastung vermindern, da sie beim Vollzug der Stellung fast das ganze Körpergewicht auffangen. Der sogenannte «Kopfständer» zum Beispiel fängt fast 90 Prozent Ihres Gewichtes auf; er ermöglicht Ihnen den Kopfstand, ohne daß Ihr Nacken mit Gewicht belastet wird. Auf ähnliche Art nimmt Ihnen die *Halasana-Bank* das meiste Gewicht ab und entlastet Ihren Nacken, wenn Sie den Schulterstand oder die Stellung des Pflugs vollziehen.

Die Bank für die Beugungen nach hinten

Yoga-Stellungen lassen uns Kraft, Leichtigkeit, Schwung, Vitalität, Ausgeglichenheit und Gesundheit erfahren. Wenn unsere Muskeln noch zu verspannt oder zu schwach sind, aber auch wenn wir noch Angst haben, unserem Körper Stellungen und Formen zuzumuten, die er schon jahrelang nicht mehr eingenommen hat, können die Yoga-Hilfsmittel den Zugang zu jenen Stellungen erleichtern, die Ihnen vorerst unerreichbar scheinen. Der «Rückenbeuger» (Backbench), eine Bank für Rückwärtsbeugungen, die Sie in verschiedenen Yoga-Zentren erhalten, unterstützt Sie bei diesen Beugungen. Der Backbench stützt Ihre Wirbelsäule und gibt ihr ihre Länge, dehnt Ihre Arme und Schultern, öffnet Ihre Rippen und den Lungenbereich, vertieft Ihren Atem, dehnt die Bauchdecke, die Leisten und die Vorderseite der Oberschenkel.

Wenn Sie auf dem Backbench liegen, erhalten die Wirbel im oberen Bereich des Rückens einen Druck Richtung Kör-

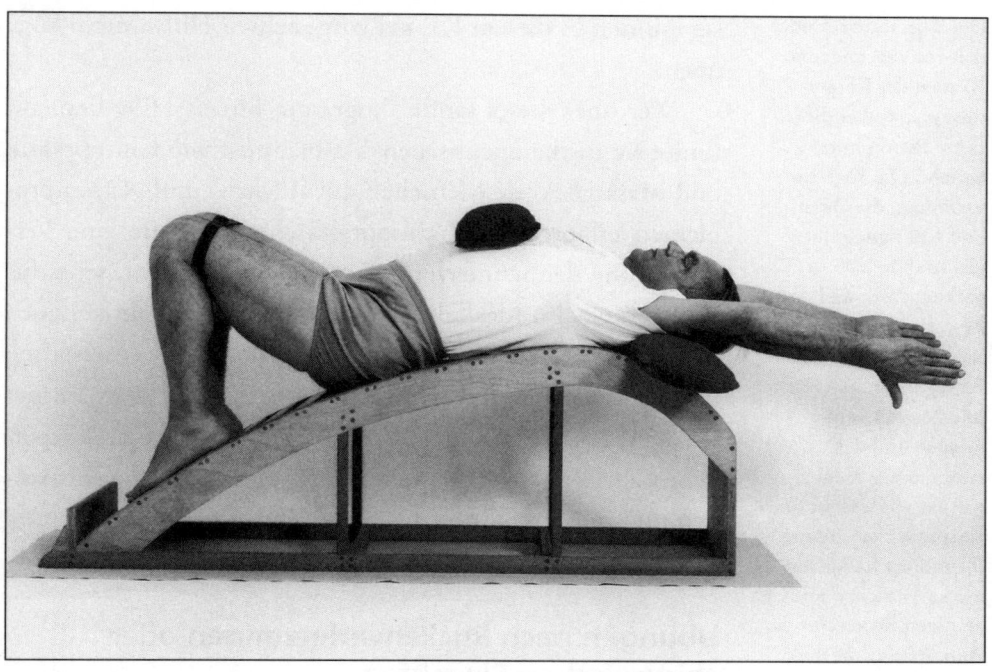

Dank des Trägers für Rückwärtsbeugungen und anderer Hilfsmittel können sich auch ältere Yoga-Schüler ohne Probleme auf die Rückwärtsbeugungen und ihre verjüngenden Wirkungen einlassen.

permitte. Dieser Druck öffnet Ihren Brustkorb und wirkt der Rundung im oberen Bereich des Rückens entgegen.

Meine älteren Yoga-Schülerinnen liegen mit Spaß und Gewinn auf dieser Bank. Falls Sie unter Nacken- oder Rückenproblemen leiden, lassen Sie sich am besten von einem ausgebildeten Lehrer zeigen, wie man mit dem Backbench arbeitet, denn vielleicht brauchen Sie noch weitere Hilfsmittel für den Kopf, den Nacken oder den Rücken.

Schmerzen im Rücken und Nacken

Menschen, die unter Nacken- oder Rückenschmerzen leiden, kommen normalerweise von diesen Schmerzen weg, wenn

Der Yoga unterscheidet sich von den anderen Formen der Körpertherapie, weil er die ganze Person miteinbezieht. Die Yoga-Entspannung, die Dehn- und Kräftigungsübungen sind deshalb so wirkungsvoll, weil das Bewußtsein in einer meditativen Art auf die Bewegungen, die Haut- und Muskelempfindungen und den entspannten Atem gelenkt wird. Geist und Körper wirken zusammen und schaffen auf der körperlichen und geistigen Ebene eine Atmosphäre, die die beste Voraussetzung für eine Heilung bildet.
Mary Pullig Schatz, Ärztin, *Yoga für den Rücken*

sie mit den in diesem Kapitel vorgestellten Hilfsmitteln Yoga üben.

Wer über dieses sanfte Programm hinaus Hilfe braucht, findet sie in therapeutischen Maßnahmen wie Chiropraktik und Massage. Viele Menschen mit Rücken- und Nackenproblemen erfahren dank chiropraktischer Eingriffe eine Verminderung der Schmerzen, sei es für den Moment, sei es für längere Zeit. Im Idealfall kennt sich der Chiropraktiker auch mit Yoga aus. Der Yoga selbst ermöglicht eine Verbesserung über den Bereich der Symptome hinaus, da er dem Körper wieder die Kraft und die richtige Struktur vermittelt, körperliche Gewohnheiten verändert und Sie lehrt, wie Sie entspannen und mit Streß konstruktiv umgehen können.

Übungen nach Rückenverletzungen oder chirurgischen Eingriffen

Wenn der Rücken oder der Nacken schmerzt, suchen viele instinktiv eine Verminderung der Schmerzen dadurch, daß sie sich ruhigstellen und jede weitere Anspannung vermeiden. Denn Leute mit Rückenproblemen fürchten, jede Bewegung oder Übung könnte zu einer weiteren Beeinträchtigung führen. Das Gegenteil ist wahr: Es kommt unvermeidlich zu weiteren Verletzungen, wenn wir nicht mit einem klugen Übungsprogramm die tieferliegenden Ursachen der Rückenschmerzen angehen: ungesunde Haltung, zu verspannte oder zu schwache Muskeln, zu wenig Bewegung im Alltag.

Wenn wir unseren Körper über eine begründete Ruhezeit hinaus nicht mehr bewegen, werden die Muskeln, die den Rücken stützen, noch schwächer und für Verletzungen noch anfälliger. Diesen Teufelskreis von Verschlimmerung, Passivität und Schmerz sollten wir durchbrechen, indem wir uns auf den Yoga einlassen und entdecken, welche Übungen unseren Rücken wieder aufbauen und welche Übungen unserem Rücken schaden.

Mary Pullig Schatz weist darauf hin, daß gewisse Leute sich nach einer Operation oder zwischen den Schmerzattacken so gut fühlen, daß sie sich fälschlicherweise vorstellen, ihre Verletzungen seien geheilt. Sobald der akute Schmerz wegfällt, vergessen viele die bewußte Sorge für ihren Rücken. In Wirklichkeit tragen die nach einer Operation auftretende Organschwäche und die Schwächung der Muskeln, die durch

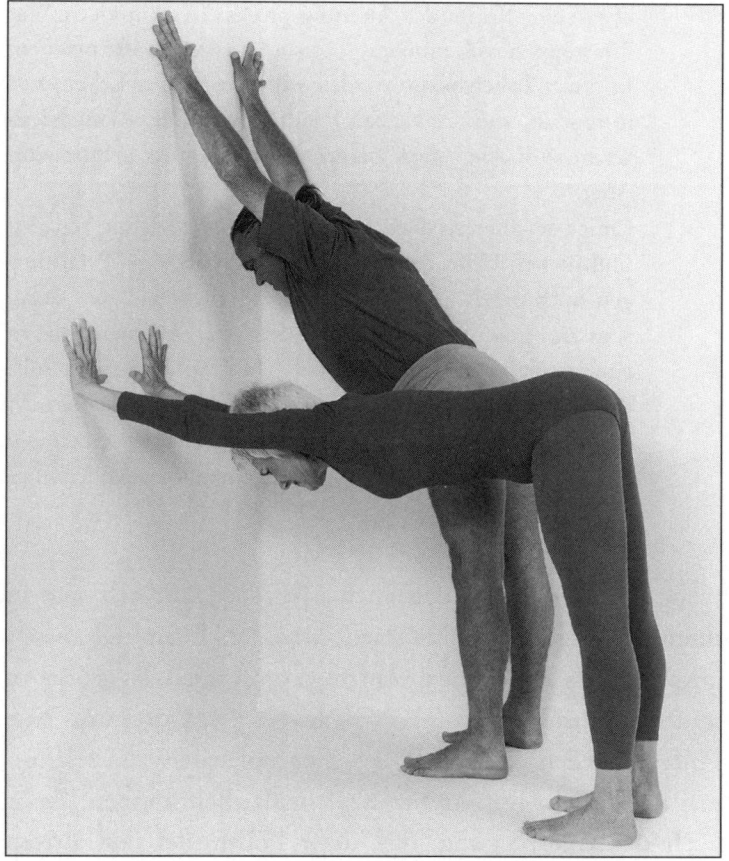

Stellungen im Stehen wie diese Vorwärtsbeugung mit den Händen an der Wand helfen mit, daß Ihr Rücken ein Leben lang gesund bleibt.

das lange Liegen im Bett und andere Probleme noch verstärkt wird, dazu bei, daß die Tendenz zu weiteren Rückenerkrankungen nur größer wird.

B. K. S. Iyengar über den Einsatz von Hilfsmitteln

B. K. S. Iyengar betont, daß nur wenige Menschen die letzte Phase ihres Lebens in einer fruchtbaren Weise gestalten.

> «Es ist eine Kunst, den Alterungsprozess zu verhindern. Wer ihn stoppen will, muß aus seinem Alter eine Waffe machen. In dieser Lebensphase werden wir negativ. Der Lebensmut nimmt ab, und der Verstand wird schwerfällig. Ältere Menschen sind von Angst besetzt. Und Trägheit gehört zum Alter.
>
> Einige der älteren Menschen erkennen, wie wichtig Yoga ist, und suchen Hilfe. Auch wenn sie keinerlei Yoga-Erfahrungen mitbringen, möchten sie etwas lernen und tun, dabei sind sie nicht fähig, eine Yoga-Stellung einzunehmen. In einem solchen Moment sind die Hilfsmittel äußerst hilfreich. Dank des Einsatzes dieser Hilfsmittel können auch unvorbereitete Menschen hoffen, noch etwas unternehmen zu können, das ihr Leben wieder zu einem freudvollen Fluß werden läßt.»

Iyengar ist überzeugt, daß auch Menschen, die erst spät in ihrem Leben zum Yoga kommen, dank der Hilfsmittel sowohl körperlich als auch geistig vom Yoga profitieren. Es gehört zu seinen Erfahrungen, daß Kissen, Bänkchen, Gurte usw. eine Hilfe darstellen, da ältere Menschen normalerweise Stellungen nicht mehr mit eigener Kraft vollziehen können. Er ist auch der Überzeugung, daß diese Hilfsmittel den älteren Yoga-Schülern die Angst vor dem Üben nehmen. «Wer mit Hilfsmitteln übt, gewinnt wieder die Oberhand über den

Körper. Das Gehirn beruhigt sich, und dank der Hilfsmittel stellt sich ganz natürlich auch wieder ein gesunder Schlaf ein, ein Traum für viele alte Leute», sagt Iyengar.

Weitere Möglichkeiten, mit Hilfsmitteln zu arbeiten, werden auch in den folgenden Kapiteln vorgestellt.

Eric Small:
Yoga bei multipler Sklerose und bei anderen Erkrankungen, die das Gleichgewicht und die Bewegungsfähigkeit beeinträchtigen

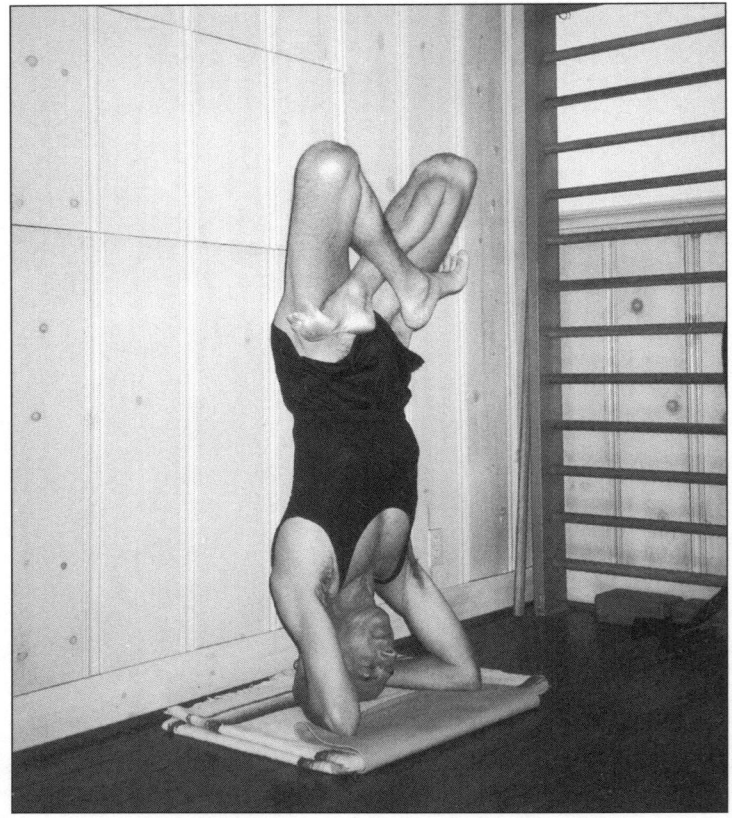

Eric Small, 60jährig, zeigt den Kopfstand, die Beine in der Lotusstellung.

Eric Small, ein 60jähriger Yoga-Lehrer in Los Angeles, hat dank Yoga eine Remission seiner MS-Erkrankung bewirkt.

MS ist eine Erkrankung, die das Funktionieren des «elektrischen Schaltsystems» des Körpers beeinträchtigt. Sie greift die Isolierung (die Myelinhülle) der elektrischen Leitungen des Körpers (der Nerven) an, sie bewirkt, daß die Myelinhülle ausfasert, verdirbt und so

Risse und Narben im Gewebe zurückläßt. Als Folge davon fließen die elektrischen Signale nicht mehr wirkungsvoll genug durch die Nerven, und es kommt zu Kurzschlüssen im Schaltsystem. Zu den Symptomen der MS gehören: Verlust des Gleichgewichts, Verlust der Sehkraft, Sprechstörungen, Organstörungen, Verminderung der Beweglichkeit, Starrheit, Schmerz, Verlust der Lebenskraft. Streß und/oder Ermüdung treiben die Erkrankung vorwärts.

Vor vierzig Jahren merkte ich, daß mein Körper auf die Signale, die das Gehirn aussandte, nicht mehr reagierte. Es war wie ein Telefon, das ständig die falsche Nummer anwählte oder ständig klingelte, und niemand nahm den Hörer ab. Die Diagnose: multiple Sklerose (MS).

Nach dieser Diagnose unterzog ich mich allen damals bekannten Therapien. Dann entdeckte ich Yoga. Zu Beginn war es für mich sehr schwer, durchzuhalten. Als ich wieder mehr Selbstvertrauen besaß und nicht mehr so oft hinfiel, begann ich auch, auf Yoga zu reagieren, und bekam Kraft und Beweglichkeit. Mein Nervensystem erlebte weniger Streß. Ganz langsam lernte ich, mit jenen Bereichen meines Körpers, die nicht mehr reagierten, wieder Kontakt aufzunehmen. Gelegentlich entwickelte ich für bestimmte Funktionen sogar neue Möglichkeiten.

Ich merkte, daß ich mit den Hilfsmitteln die Yoga-Stellungen besser durchhalten konnte. Das für mich wichtigste Hilfsmittel war das Wasser. Da das Wasser mich trug, waren die Schwerkraft und die fehlende Kraft in den Muskeln keine Hindernisse mehr. Zudem trug das Wasser zu meiner Entspannung bei, da es meine Körpertemperatur ausglich (überstarke Erhitzung ist nichts für jemanden mit MS).

Als ich die erste Yoga-Lektion im Iyengar-Stil besuchte, gewann ich ein neues Verständnis. Die Strukturierung des Körpers, die Konzentration und, selbstverständlich, der Einsatz der Hilfsmittel taten ihre Wirkung. Ich benütze die Hilfsmittel auch heute noch, sowohl in meinem eigenen Üben als auch bei meinen Yoga-Lektionen für andere Leute mit MS. Ich bin der Meinung, daß die Iyengar-Schule es den Yoga-Schülern mit MS ermöglicht, die *Asanas* in einer heilsamen Art und Weise zu vollziehen, ohne daß es zu Frust oder Ermüdung kommt.

Ich unterrichte nun schon mehrere Jahre andere Yoga-Schüler mit MS. Meiner Meinung nach startet man am besten mit dem Atem. Man kann sich – inner- und außerhalb der Yoga-Lektionen –

nie genug Zeit nehmen, um einen ruhig fließenden Atem zu entwickeln. Diese Art zu atmen hilft, ruhiger zu werden und sich zu sammeln. Sie besänftigt das ganze Nervensystem. Auf diese Art mit dem Atem zu arbeiten lohnt sich. Denn dies läßt den Yoga-Schüler das Vertrauen finden, daß er sogar mit MS das Abenteuer der Yoga-Stellungen angehen kann.

Jeder MS-Fall ist individuell. Die Symptome, der Grad der Zerstörung der Nerven und der allgemeine Gesundheitszustand variieren von Person zu Person ganz stark. Es ist von entscheidender Bedeutung, die Fähigkeiten eines jeden zu ermitteln und herauszubekommen, welche Stellungen die wichtigsten sind. Das Schlüsselwort für den Vollzug der Yoga-Stellungen ist: Vorsicht. Keinerlei Ehrgeiz! Die einzelne Stellung darf nicht zu lange gehalten werden, denn dies ermüdet und überhitzt den Körper. In den Vollzug der Stellungen sollten alle möglichen Hilfsmittel miteinbezogen werden. Ich selber arbeite mit Wänden, Stühlen, Gürteln, Bänkchen, Kissen, Polster, Pferd, lasse die Leute aber bei bestimmten Stellungen auch direkt auf dem Boden liegen.

Für Yoga-Schüler, die auf den Rollstuhl angewiesen sind, habe ich eine Reihe von *Asanas* zusammengestellt, bei denen ein Klappstuhl und ein Gürtel benötigt werden. Einige meiner Schüler waren dank meiner Hilfe sogar fähig, den durch Hilfsmittel unterstützten Schulterstand einzunehmen. Auch wenn sie nach wie vor auf den Rollstuhl angewiesen sind, erlangen sie mit solchen Übungen eine gewisse Unabhängigkeit. Mit der Zeit verändert sich ihre ganze Haltung sich selber und dem Leben gegenüber ins Positive.

Auch wenn der Yoga MS nicht heilen kann, so kann er doch den Krankheitsverlauf verlangsamen. Ich habe in diesen Jahren so viele positive Ergebnisse gesehen, unter anderem: eine bessere Durchblutung, Unterstützung der Verdauung und Ausscheidung, effizientes Muskeltraining und wachsendes Gleichgewicht. Der Yoga verstärkt zudem den Sinn für andere, alternative Möglichkeiten, den Körper einzusetzen. Selbstachtung und Vertrauen nehmen zu. Die Yoga-Schüler lernen, ihre Kenntnisse und ihr Geschick, die sie in der Yoga-Praxis entwickelt haben, auf ihren Alltag zu übertragen. Dies reduziert Streß und Ermüdung und verbessert die Lebensqualität. Dank meiner Yoga-Technik sind bei mir die MS-Symptome verschwunden.

Eigentlich möchte ich meine Aussage, daß Yoga MS nicht heilen kann, zurücknehmen. Denn sie beruht auf einer rein auf den

Körper bezogenen Sichtweise. Ich bringe Leute – in der zweiten oder dritten, oft schon in der ersten Übungsstunde – aus dem Rollstuhl auf einen normalen Stuhl. Ein Mann kam wie eine Krabbe in den Raum; er war zwar nicht MS-krank, aber gelähmt; alles an ihm wirkte verzogen, er selbst war voller Angst. Heute lächelt er. Seine Füße und Beine waren aufgeschwollen. Heute sind sie normal. Heute sitzt er auf einem normalen Stuhl, kann sich auf den Boden niederlassen und, mit Hilfe, den Schulterstand einnehmen. Ein anderer Mann war 84 Jahre alt, als er das erste Mal zu mir kam. Er hatte nicht MS, aber er war ein alter, sterbender Mann. Sein Bein war blauschwarz, weil es zuwenig durchblutet war. Nach drei Monaten war sein Bein wieder hell und gesund. Dieser Mann ist eben 90 geworden.

Hatha-Yoga besitzt eine Wirkkraft, die keine andere Therapie aufweist, weil wir unser eigener Lehrer werden. Im Yoga arbeiten der Atem, der Geist und der Körper zusammen und bestimmen die körperliche Bewegung.

4

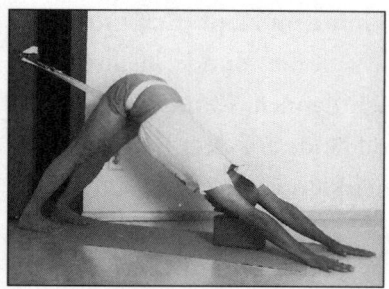

Die wichtigen Yoga-Stellungen zur Aufhebung des Alterungsprozesses

«Jeden Morgen, von Montag bis Freitag, üben wir Yoga. Ich begann die Yoga-Übungen vor vierzig Jahren, gemeinsam mit meiner Mutter. Sie begann kleiner zu werden und fiel in sich zusammen. Deshalb begann ich mit den Übungen, damit sie sich wieder aufrichtete... Als Bessie 80 wurde, fand sie, ich würde besser aussehen als sie, und wollte ebenfalls mit Yoga beginnen...»

Sarah und Elizabeth Delany, 102 und 104 Jahre alt,

Autorinnen von *Unsere ersten hundert Jahre*

Die Stellung des Hundes mit dem Kopf nach unten *(Adho Mukha Svanasana)* und die Stellung des Hundes mit dem Kopf nach oben *(Urdhva Mukha Svanasana)*

D ie Stellung des Hundes mit dem Kopf nach unten hat deshalb diesen Namen, weil die Hunde in ihrem Instinkt den Körper ganz ähnlich dehnen. Wenn wir die Stellung so ausführen, daß unsere Hände auf dem Boden liegen, gleicht unsere Haltung der eines Hundes, wenn er sich dehnt: die Hände und Arme gestreckt wie die Vorderpfoten eines Hundes, die Schultern, die Wirbelsäule und die Brust gedehnt, das Becken und das Steißbein in der Höhe, die Hände

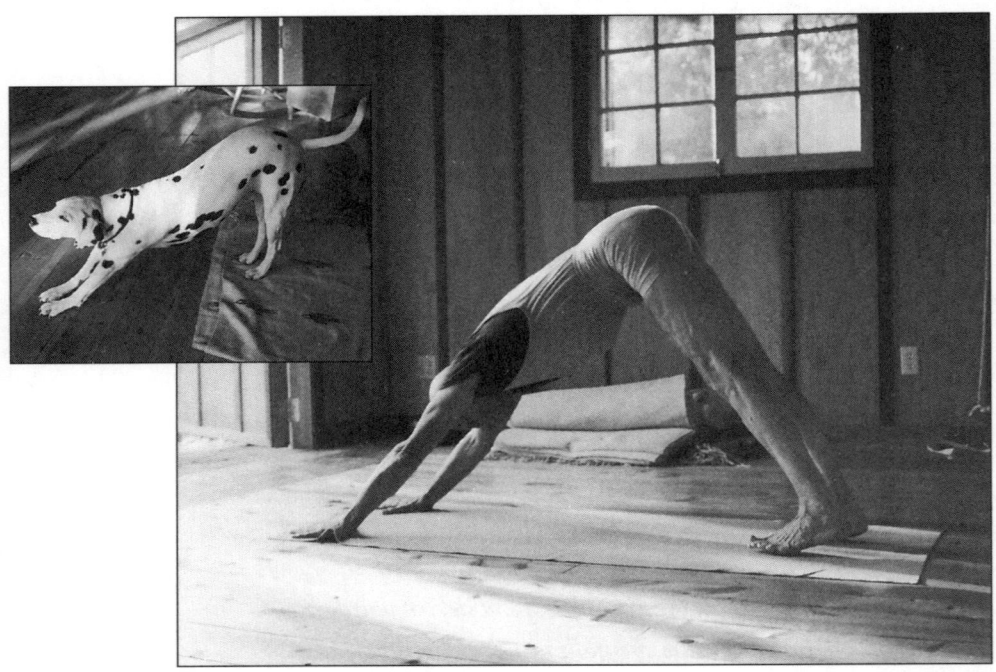

Frank White genießt es, sich in der Stellung des Hundes mit dem Kopf nach unten zu dehnen.

und das Gesäß auseinandergedehnt. Wenn Hunde sich dehnen, tun sie dies mit großer Lust, mit Herz und Inbrunst. Auch wir Menschen sollten uns in dieser Art dehnen.

Diese Stellung, die auf geniale Art und Weise den ganzen Körper dehnt und stärkt, ist ein Allheilmittel für Menschen über 50. Sie verbindet die Wirkungen der Umkehrstellungen mit den Wirkungen einer Vorwärtsbeugung. Sie umfaßt, verdichtet in einer Stellung, eine ganze Yoga-Stunde. Ich habe erlebt, daß sogar 80jährige, die sich seit vielen Jahren nicht mehr gedehnt haben und sich zu Beginn nur mit Mühe auf die Knie und auf den Boden niederlassen beziehungsweise vom Boden wieder hochkommen, schon sehr bald diese Stellung mit Freude einnehmen.

Manche meiner Yoga-Schülerinnen, die mit 70 oder 80 begannen, konnten kaum von der einen in die andere Stellung (Kopf nach unten / Kopf nach oben) wechseln; ihre Arme verloren zu schnell ihre Kraft. Inzwischen vollziehen dieselben erfahrenen Yoga-Schülerinnen den Wechsel zwischen der einen und der anderen Stellung bis zu zehnmal, und zwar sowohl in der Variante mit dem Stuhl (vgl. die Abbildung S. 103) als auch direkt auf dem Boden.

Die Stellung des Hundes mit dem Kopf nach unten ist eine halbe Umkehrstellung, die jedermann problemlos einnehmen kann. Diese Stellung bringt die inneren Organe in die Umkehrposition und erhöht die Durchblutung des Kopfes. Da wir in dieser Stellung durch das Gewicht belastet werden, werden unsere Hände, die Handgelenke, die Arme und die Schultern gestärkt; die Knochen werden angeregt, ihr Kalzium nicht abzubauen, deshalb ist die Stellung eine gute Maßnahme gegen Osteoporose. Die Kombination der beiden Stellungen (Kopf nach unten / Kopf nach oben) bewirkt, daß aus den Schultergelenken, Handgelenken, Händen und Fingern auch eine jahrelange Steifheit vertrieben wird. Die ganze Wirbelsäule findet zu ihrer Länge, die Bauchmuskeln werden

Die Wirbelsäule ist von größter Bedeutung. Wenn deine täglichen Bewegungen von der Wirbelsäule ausgehen, bewegst du dich richtig... Die Wirbelsäule eines kleinen Kindes ist noch ganz weich und leicht und bleibt es auch lange Zeit. Die Wirbelsäule eines Erwachsenen hingegen ist unbeweglich und schwer. Das Ziel des Yoga ist es letztlich, schlechte Gewohnheiten aufzubrechen und die Wirbelsäule wieder so zu gestalten, daß die ursprüngliche Weichheit wieder möglich wird.

Vanda Scaravelli,
Awakening the Spine

Auch Leute, die vor dem Kopfstand Angst haben, können diese Position problemlos vollziehen. In dieser Stellung liegt der Rumpf tiefer und wird voll durchgestreckt, so daß er ganz durchblutet wird, ohne daß das Herz deswegen belastet wird. Die Gehirnzellen werden verjüngt und belebt, die Müdigkeit verschwindet. Auch Leute mit hohem Blutdruck können diese Stellung vollziehen.

B. K. S. Iyengar, *Licht auf Yoga*

gestärkt, und Spannungen im Nacken werden gelöst. Diese Stellung verhindert und vermindert den runden Rücken, der in unserer westlichen Kultur bei so vielen alten Menschen verbreitet ist. Runde Schultern werden wieder korrigiert, da die Brustmuskeln auf der Vorderseite des Brustkorbs gedehnt werden. Diese Stellung löst auf, was einer guten Körperhaltung im Wege steht.

Ältere Yoga-Schülerinnen erzählen mir oft, daß sie dank der Stellung des Hundes mit dem Kopf nach unten und dank anderer Yoga-Stellungen wieder ihre ursprüngliche Körpergröße zurückgewonnen haben. Alle meine Yoga-Schüler, unabhängig vom Alter, vollziehen diese Stellung fast in jeder Lektion, und zwar sowohl auf dem Boden als auch mit dem Stuhl oder unterstützt durch Seile und Bänder.

Wer die Stellungen des Hundes auf dem Boden vollzieht, braucht eine große Portion Dehnfähigkeit auf der Rückseite der Beine, ebenso Kraft und Beweglichkeit in den Handgelenken, Armen und Schultern. Sie können Ihren Körper auf die Stellung vorbereiten, indem Sie vorerst Ihre Hände auf der Sitzfläche eines Stuhls abstützen.

Die Stellung des Hundes mit dem Kopf nach unten mit Hilfe eines Stuhls

1. Stellen Sie einen festen Stuhl mit einer waagrechten Sitzfläche an eine Wand. Legen Sie Ihre Hände, schulterbreit auseinander, auf die vordere Stuhlkante. Ihre Hände bleiben auf dem Stuhl, und Sie machen einen großen Schritt nach hinten, so daß Sie eine gute Armlänge vom Stuhl entfernt stehen, die Fersen, hüftbreit auseinander, etwas hinter dem Gesäß.

2. Stützen Sie Ihre Hände ganz stark auf der Sitzfläche ab, und stellen Sie sich auf die Zehen. Heben Sie dabei Ihren

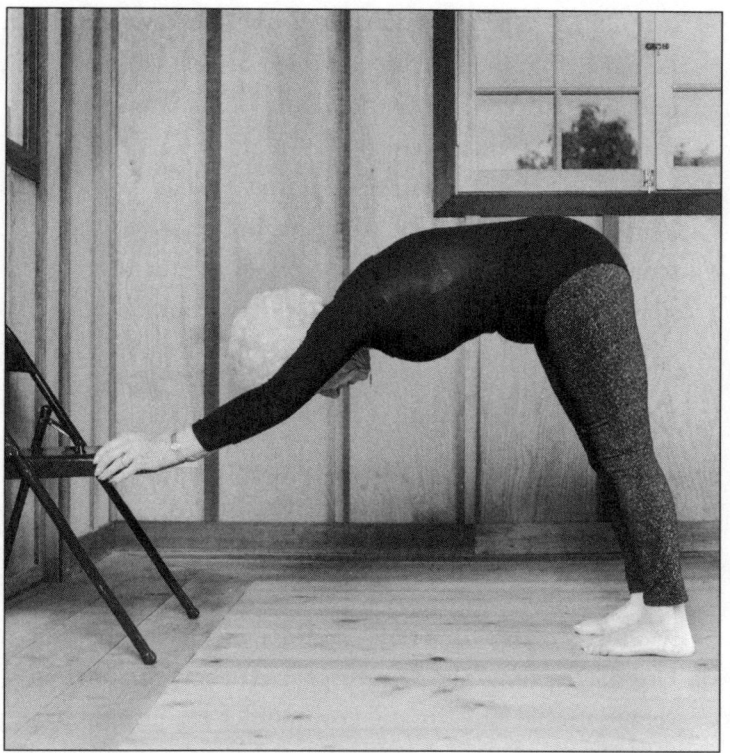

Wenn jemand Probleme mit dem Rücken hat oder der Körper noch steif ist, kann die Stellung des Hundes mit dem Kopf nach unten auch mit Hilfe eines Stuhls eingenommen werden. Die Dehnung bleibt dann in einem gesunden Maß.

Hintern so hoch wie möglich. Bleiben Sie während mehrerer Atemzüge auf den Zehen, und stoßen Sie den Stuhl von sich weg, dies verleiht Ihrer Wirbelsäule Länge. Stoßen Sie den Stuhl Richtung Wand, schaffen Sie eine möglichst große Distanz zwischen Ihren Fingerspitzen und Ihrem Gesäß, damit Ihre Wirbelsäule zu ihrer ganzen Länge zurückfindet. Stoßen Sie weiterhin den Stuhl von sich weg, kommen Sie aber mit den Fersen allmählich auf den Boden zurück. Pressen Sie nun die Fersen Richtung Boden, so daß Sie die Zehen anheben können; spreizen Sie die Zehen so stark auseinander, daß Sie zwischen den Zehen Licht sehen können. Atmen Sie bei all dem ruhig und lächeln Sie, so daß sich Ihre Gesichtsmuskeln entspannen.

3. Schließen Sie die Stellung so ab, daß Sie das Gewicht des Körpers nach *vorne* Richtung Stuhl verlagern, das eine Knie beugen und sich dann ganz aufrichten. Setzen Sie sich für ein paar Augenblicke auf den Stuhl, falls Sie sich schwindelig fühlen oder entspannen möchten.

Die Stellung des Hundes mit dem Kopf nach oben mit Hilfe eines Stuhls

1. Nehmen Sie vorerst wieder die Stellung mit dem Kopf nach unten ein, die Hände auf der Sitzfläche abgestützt. Um die Stellung mit dem Kopf nach oben vorzubereiten, verändern Sie langsam die Position der Hände: Sie halten mit aller Kraft die Ecken der Sitzfläche.

2. Während Ihre Hände die Ecken oder den seitlichen Rand des Stuhles festhalten, bringen Sie Ihre Oberschenkel und Ihr Schambein Richtung Stuhl. Geben Sie weiterhin Ihr ganzes Gewicht an den Stuhl ab, strecken Sie Ihre Arme durch, und ziehen Sie Ihre Schultern nach hinten, indem Sie gleichzeitig Ihr Brustbein nach vorne wölben und den Brustkorb öffnen. Richten Sie Ihren Blick nach oben, lassen Sie den Kopf leicht nach hinten fallen; vermeiden Sie es aber, Ihren Nacken zusammenzupressen.

3. Halten Sie mit Ihren Händen die Sitzflächen fest oder wechseln Sie vorsichtig in die frühere Haltung, wenn Sie in die Stellung mit dem Kopf nach unten zurückkehren. Falls Sie in Ihren Handgelenken einen ungewohnten Druck verspüren, polstern Sie die Sitzfläche mit einer gefalteten, rutschsicheren Matte. Wenn Ihre Stärke zunimmt, wieder-

holen Sie den Wechsel von der einen in die andere Stellung mehrmals. Wenn Sie das Ganze abschließen wollen, verlagern Sie in der Stellung des Hundes mit dem Kopf nach unten das Gewicht Richtung Stuhl, beugen das eine Knie und richten sich langsam auf. Setzen Sie sich für ein paar Augenblicke auf den Stuhl, falls Sie sich schwindelig fühlen oder entspannen möchten.

Wichtig: Achten Sie immer darauf, daß Sie Ihren Atem nicht blockieren. Lassen Sie ihn fließen. Bleiben Sie in beiden Stellungen so lange, daß Sie wahrnehmen können, wie Ihr Körper an Kraft und Länge gewinnt, aber wiederum nicht so lange, daß

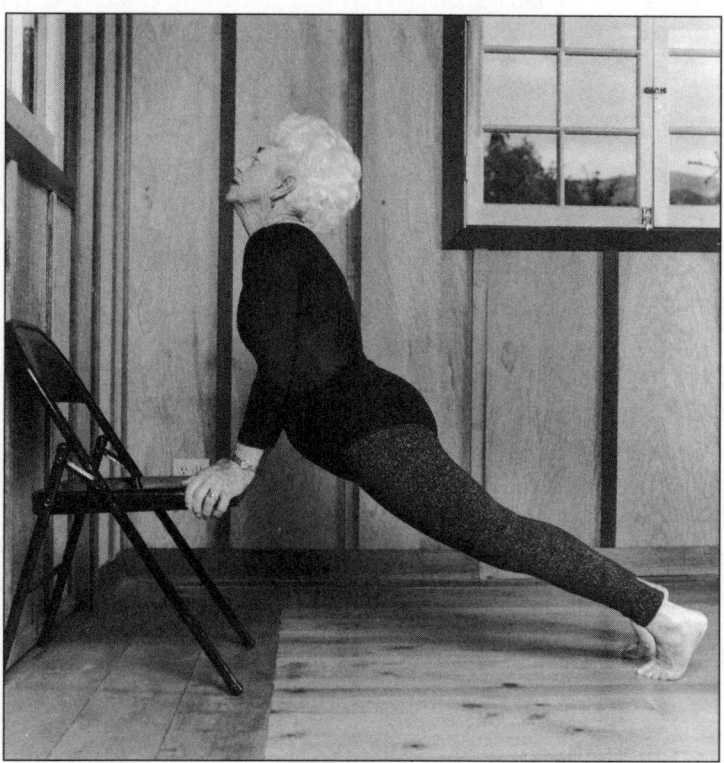

Die Stellung des Hundes mit dem Kopf nach oben, Variante mit einem Stuhl.

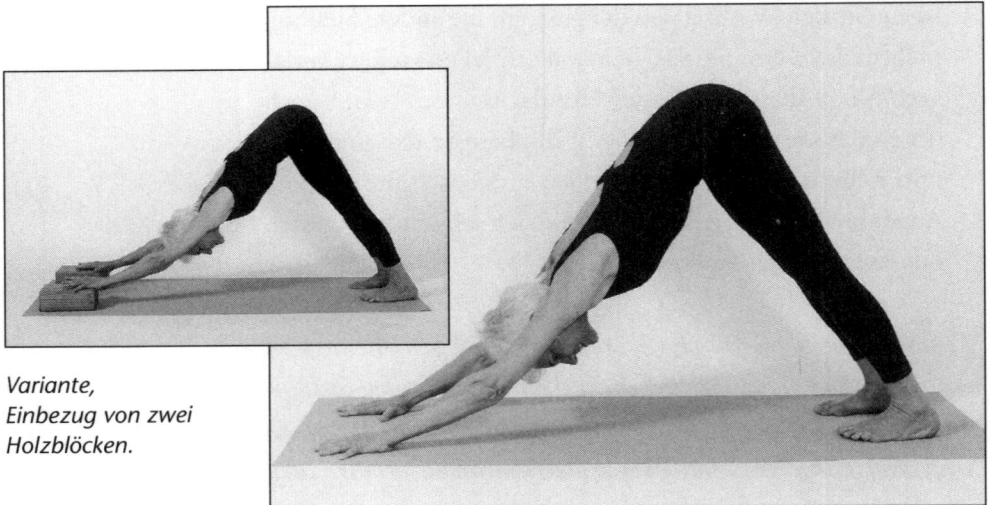

Variante, Einbezug von zwei Holzblöcken.

Die Stellung des Hundes mit dem Kopf nach unten dehnt und stärkt den ganzen Körper.

Ihre Arme übermüden. Beobachten Sie die Stellung der Zehen, wenn Sie von der Stellung mit dem Kopf nach unten in die Stellung mit dem Kopf nach oben wechseln. Wenn sich Ihre Oberschenkel dem Stuhl nähern, spüren Sie auch die Bewegung der Zehen.

Die Stellung des Hundes mit dem Kopf nach unten auf dem Boden

1. Sie knien und stützen sich auf allen vieren ab, und zwar auf einer rutschsicheren Unterlage, so daß Ihre Hände nicht weggleiten können. Achten Sie darauf, daß Ihre Knie etwas hinter den Hüften liegen, die Zehen locker, die Füße und die Knie hüftbreit auseinander. Die Hände liegen etwas vor den Schultern, schulterbreit auseinander. Spreizen Sie die Finger möglichst weit, und pressen Sie beide Hände Richtung Boden.

2. Während eines Ausatmens strecken Sie die Knie und heben den Hintern Richtung Decke, so daß Ihr Körper ein hohes, umgekehrtes V, eine Art Pyramide, bildet. Ihre Fersen berühren den Boden nicht mehr; versuchen Sie Ihren Hintern noch mehr nach oben zu schieben. Ihre Hände dagegen pressen Sie tief in den Boden hinein, als ob Sie den Boden von sich wegstoßen wollten. Nachdem Sie sich während mehrerer Atemzüge auf diese Art (die Fersen ohne Bodenkontakt) gedehnt haben, versuchen Sie Ihre Fersen Richtung Boden zu pressen (vgl. Abbildung S. 106).

3. Atmen Sie ruhig und natürlich. Achten Sie darauf, daß Ihr Gesicht und Ihr Nacken entspannt und weich bleiben. Stellen Sie sich vor, wie Ihre Hände und Füße über Wurzeln mit dem Boden verbunden sind und die oberste Stelle Ihres Hintern, das Steißbein, in den Himmel hineinragt. Entspannen Sie dann, und kommen Sie in die Ausgangsstellung auf allen vieren zurück. Lassen Sie Ihr Gesäß langsam auf die Fersen sinken, legen Sie Ihren Körper und Ihren Kopf nach vorn auf den Boden, in die Stellung des Kindes (siehe Kapitel 6, S. 186).

Bei dieser Stellung klagen immer wieder Leute über den Druck auf die Handgelenke. Wenn Ihre Handgelenke sehr druckempfindlich sind, so legen Sie eine gefaltete rutschsichere Matte (oder eine gefaltete Decke mit einer rutschsicheren Matte als Unterlage) unter die Handballen. Der Bereich des Handgelenks wird durch diese zusätzliche Polsterung leicht angehoben und geschützt.

Nehmen Sie diese Stellung nicht ein, wenn Ihr Rücken verletzt ist, Sie einen Druck im Kopf oder Schwindel spüren, Ihre Handgelenke oder Ihre Schultern schmerzen. Beraten Sie sich mit einer Yoga-Lehrerin.

Die Stellung des Hundes mit dem Kopf nach oben

In der Stellung des Hundes mit dem Kopf nach oben wird der Körper durch die Hände und Füße getragen. Die Beine und das Schambein berühren den Boden nicht mehr. Ältere Menschen finden es zu Beginn leichter, Ihr Gewicht vorerst mit den Armen und Händen aufzufangen und dann langsam den Körper zu senken und in die eigentliche Stellung mit dem Kopf nach oben zu bringen.

1. Sie befinden sich in der Bauchlage auf einer rutschsicheren Unterlage. Legen Sie Ihre Hände neben Ihren Brustkorb, die Ellbogen bleiben am Körper anliegend. Die Füße liegen hüftbreit auseinander. Dehnen Sie die Rückseite Ihrer Beine, und ziehen Sie die Knie leicht nach oben, so daß Ihre Oberschenkelmuskeln sich fest anfühlen.
2. Während eines Einatmens heben Sie den Oberkörper vom

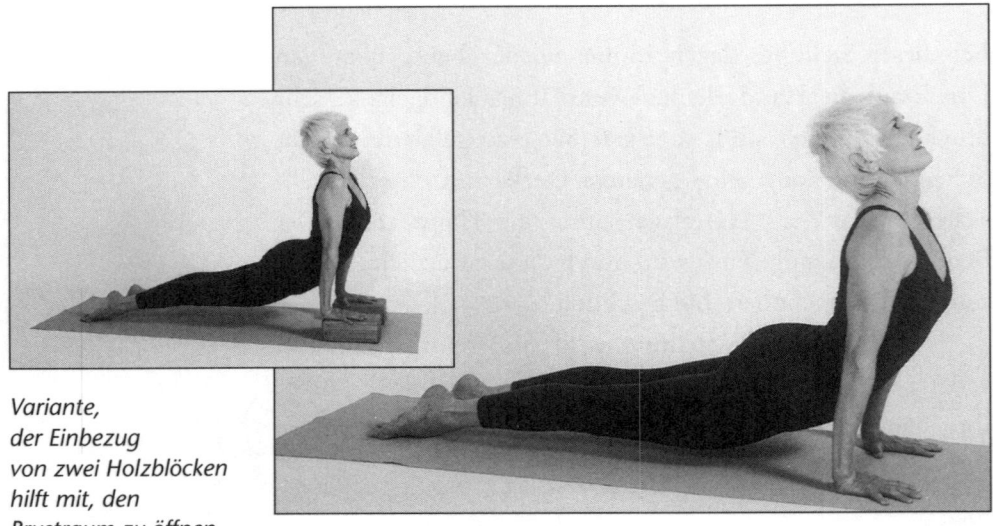

Variante, der Einbezug von zwei Holzblöcken hilft mit, den Brustraum zu öffnen.

Die Stellung des Hundes mit dem Kopf nach oben.

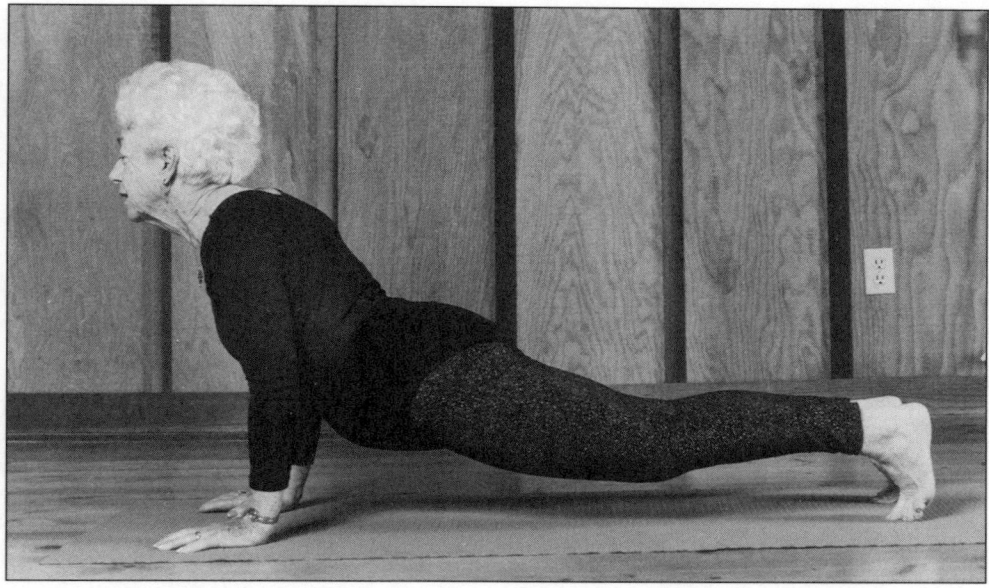

Eine 80jährige Yoga-Schülerin vollzieht die klassische Stellung des Hundes mit dem Kopf nach oben.

Boden weg, indem Sie Ihre Arme strecken. Heben und öffnen Sie den Brustkorb. Lenken Sie Ihren Blick nach vorn oder leicht nach oben. Der Nacken sollte seine Länge behalten und entspannt bleiben, ziehen Sie deshalb die Schultern nach hinten und unten. Versuchen Sie nun auch Ihre Beine und den Bereich des Schambeins vom Boden wegzubringen. Halten Sie die Muskeln des Gesäßes angespannt, und dehnen Sie die Muskeln der Beine. Pressen Sie Ihre Hände Richtung Boden. Strecken Sie Ihre Arme noch stärker durch, und heben Sie den ganzen Rumpf vom Boden weg. Lassen Sie sich atmen! Achten Sie darauf, daß Sie dem Gewicht nicht nachgeben und den Körper auf den Boden sinken lassen.

Lassen Sie zum Schluß den Körper auf den Boden zurück, und entspannen Sie sich in der Stellung des Kindes.

Sobald Ihre Kraft es erlaubt, kehren Sie von der Stellung mit dem Kopf nach oben in die Stellung mit dem Kopf nach unten zurück. Schließen Sie so ab, daß Sie Ihre Knie beugen, auf den Boden zurückkommen und in der Stellung des Kindes entspannen.

Unser menschlicher Körper umfaßt in etwa 650 Muskeln, und sie alle sind geprägt von derselben zeitlosen Botschaft: einsetzen oder verlieren. Die beiden Stellungen des Hundes entwickeln die Kraft und die Form von lang vergessenen Muskeln, sie fördern zudem das Knochenwachstum und verhindern brüchige Knochen und Osteoporose. Allfällige Probleme bei diesen Stellungen können durch Versuche oder dank der Hilfe von fachkundigen Lehrerinnen gelöst werden.

Weitere Varianten der Stellung des Hundes mit dem Kopf nach unten: Festgehalten von einem Seil oder einem Gurt

Wenn diese Stellung mit Hilfe eines Seils vollzogen wird, fängt das Seil den größeren Teil Ihres Gewichts auf und erlaubt Ihnen, den Körper noch stärker zu entspannen und in seiner Länge zu dehnen. Zudem können Sie die Stellung länger durchhalten, und Ihr Rücken wird noch tiefer gedehnt. Das leichte Ziehen, das sich bei dieser Übung einstellt, wirkt positiv bei verschiedenen Formen von Schmerzen, Spannungen und Krämpfen im Rücken, es stellt auch die natürlichen, gesunden Kurven der Wirbelsäule wieder her.

Wenn Leute mit einem runden Rücken mit Yoga beginnen, kann diese Stellung in der Variante mit einem Seil ungeahnte Hilfe bringen, vor allem im Rahmen einer Yoga-Lektion mit Wandseilen, die sich hin und her bewegen lassen. Sie können sich solche Seile auch selber anschaffen (vgl. den Anhang) oder mit Hilfe eines Gurtes oder eines weichen Seiles eine Schlinge anfertigen, die Sie an einem Türgriff oder einem Sicherheitshaken befestigen. Es eignen sich verschiedene Formen von Seilen und Gurten, am geeignetsten ist allerdings ein weiches, reißfestes baumwollenes Seil, etwa zwei Meter lang, oder ein Kletterseil. Falls der Gurt oder das Seil in Ihre Beine einschneidet, ist es nicht breit genug. Versuchen Sie es mit einer Schlinge aus anderen Materialien, oder benützen Sie zusätzlich ein dickes Tuch oder eine weiche Decke, um den Gurt auszupolstern, damit er nicht mehr in Ihre Beine einschneidet.

Betrachten Sie die Abbildungen auf den Seiten 112 und 113 genau, und halten Sie sich an die folgenden Anweisungen:

1. Befestigen Sie das Seil oder den Gurt sicher auf beiden Seiten eines Türgriffs (der Griff sollte so stabil sein, daß er Ihr Gewicht auffangen kann).

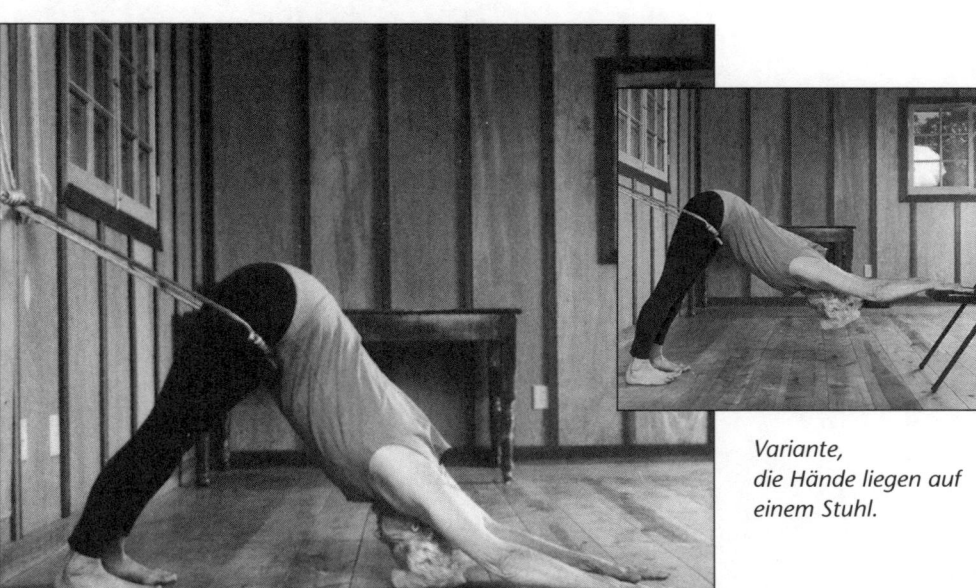

Variante,
die Hände liegen auf
einem Stuhl.

Die Seile verlängern die Wirbelsäule und lindern Spannungen im Rücken.

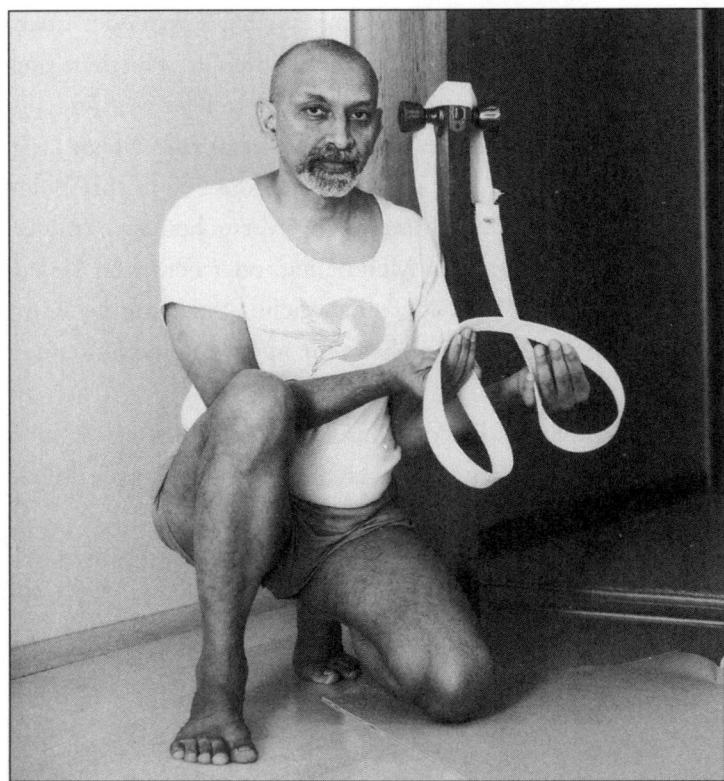

*Der Yoga-Lehrer Ramanand Patel demonstriert, wie ein Riemen am Tür-
griff festgemacht und zu zwei Schleifen geformt werden kann. Diese beiden Schleifen werden um die Ansätze der Beine gelegt, so daß die Stellung des Hundes mit dem Kopf nach unten leichter vollzogen werden
kann.*

2. Stellen Sie sich in die Schlinge, und legen Sie sich die
   Schlinge um Ihre Beine, genau in der Leistengegend, dort,
   wo Sie sich in den Hüften beugen.

3. Verlagern Sie das Gewicht nach vorne, bis Sie spüren, daß
   das Seil Ihr Gewicht trägt, sichern Sie sich, indem Sie Ihre
   Hände auf dem Stuhl abstützen. Versichern Sie sich, daß
   das Seil angespannt ist – am Anfang muß man darauf achten, daß man mit den Füßen im selben Maß rückwärts-
   geht, als man sich mit den Armen nach vorne streckt; nur

so bleibt das Seil angespannt und rutscht nicht nach unten.

4. Gehen Sie mit den Füßen zurück, während Sie Ihre Hände (in Verbindung mit dem Stuhl) gleichzeitig nach vorne strecken. Wenn Sie sich sicher fühlen, stoßen Sie den Stuhl noch weiter weg, lassen Sie aber Ihre Hände auf ihm.

5. Leute, die bereits beweglicher sind, können Ihre Hände auf den Boden legen; der Körper bildet dann ein umgekehrtes V, eine Pyramide. Sollten Sie aber wahrnehmen, daß Sie Ihre Knie leicht beugen, um einem Schmerz in den Oberschenkelmuskeln entgegenzuwirken, ist es besser, wenn Sie Ihre Hände noch auf den Stuhl legen. Lassen Sie sich Zeit: Früher oder später werden Sie sich in dieser Stellung, die Hände auf dem Boden, lustvoll dehnen.

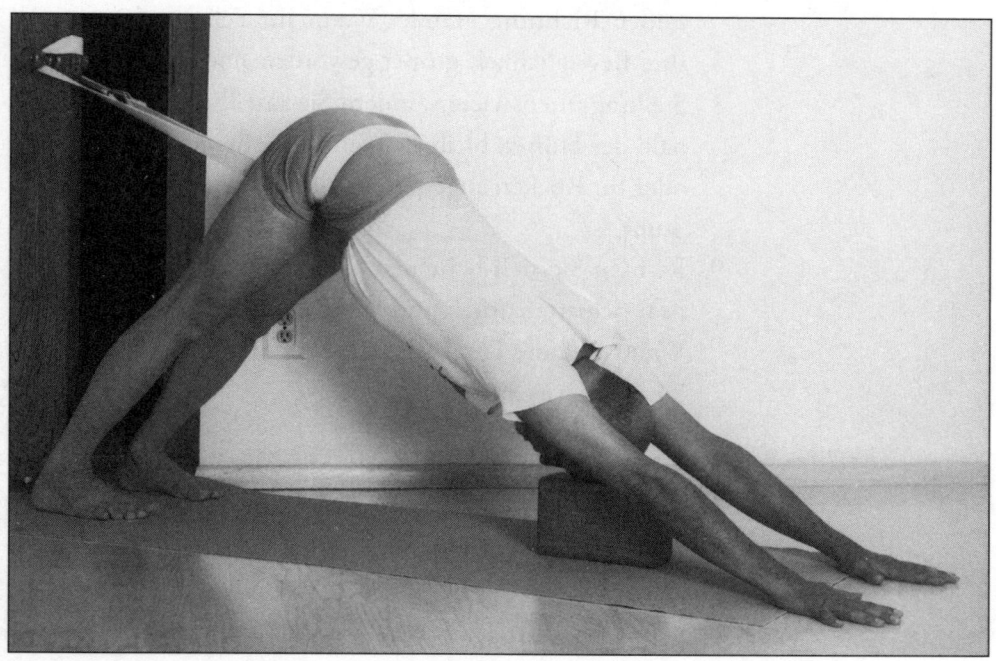

Die Stellung des Hundes mit dem Kopf nach unten, Variante mit Hilfe eines Seils und eines Holzblocks, der den Kopf stützt.

6. Um Ihrer Wirbelsäule noch mehr Länge zu geben, schieben Sie Ihre Hände noch weiter nach vorne, sei es auf dem Stuhl, sei es auf dem Boden. Dehnen Sie ganz bewußt die Rückseite Ihrer Beine Richtung Türe hinter Ihnen. Pressen Sie die Fersen Richtung Boden. Spüren Sie der Länge Ihrer Wirbelsäule nach (vom «oberen» Ende des Steißbeins bis zum «unteren» Ende des Scheitels). Vergrößern Sie die Dehnung, indem Sie zusätzlich die Zehen vom Boden wegheben und sie möglichst weit spreizen.

7. Bleiben Sie während mehrerer Atemzüge in der Stellung; bleiben Sie dies, wenn die Übung Ihnen vertraut geworden ist, bis zu drei Minuten. Aktivieren Sie Ihre Beinmuskeln, indem Sie Ihre Fersen Richtung Boden pressen und von Zeit zu Zeit Ihre Zehen vom Boden wegheben und spreizen.

8. Als Abschluß beugen Sie die Knie und gehen mit Ihren Füßen Richtung Hände. Wenn Ihr Selbstvertrauen und Ihre Beweglichkeit größer geworden sind, können Sie die Stellung intensivieren, indem Sie mit Ihren Fersen unterhalb der Hüften bleiben. Wenn Ihre Beine noch steif sind oder Ihr Rücken angespannt wirkt, arbeiten Sie mit einem Stuhl.

9. Richten Sie sich bei einem Einatmen auf. Gehen Sie ein paar Schritte zurück und lehnen Sie Ihren Rücken an die Wand oder die Tür. Bleiben Sie ruhig stehen, und nehmen Sie wahr, was Sie empfinden.

Eine entspannende Variante (mit Stuhl) der Stellung des Hundes mit dem Kopf nach unten

Statt Ihre Handflächen auf den Stuhl oder den Boden zu legen, fassen Sie mit Ihren Händen die beiden Ellbogen und lassen Sie Ihre Ellbogen auf der Sitzfläche ruhen. Ziehen Sie

Ihren Oberkörper so weit wie möglich in die Länge. Ihr Kopf ruht auf Ihren Vorderarmen – oder auf einem Polster oder einem Stapel gefalteter Decken oder Tücher, die Sie auf die Sitzfläche legen. Falls Sie auch so noch nicht zur Ruhe kommen und Ihre Wirbelsäule nicht ausdehnen können, drehen Sie den Stuhl und legen Sie Ihre Vorderarme auf die Stuhllehne und den Kopf auf die Vorderarme.

Vorsicht bei der Stellung des Hundes mit dem Kopf nach unten (in der Variante mit dem Seil oder dem Gurt)

Achten Sie darauf, daß Sie die Übung auf einer rutschsicheren Unterlage und barfuß vollziehen. Betreten und verlassen Sie die Seilschlinge vorsichtig, damit Sie nicht das Gleichgewicht verlieren. Wenn Sie dazu neigen, bei Vorwärtsbeugungen benommen oder schwindlig zu werden, bleiben Sie nur kurz in der Stellung und verlängern die Übungszeit erst allmählich. Wenn Sie sich auf Ihren Beinen unsicher fühlen, stellen Sie einen stabilen Stuhl in Ihre Nähe. Wenn das Seil an der Wand befestigt wird, gewinnt die Stellung an Stabilität, und Sie können sich zudem an die Wand lehnen, wenn Sie am Ende die Schlinge verlassen.

Der Yoga-Meister B. K. S. Iyengar entwickelte diese Variante (mit dem Seil) der Stellung des Hundes mit dem Kopf nach unten. In seinem Institut in Indien und in vielen Yoga-Zentren auf der ganzen Welt werden die Seile an Wandhaken festgemacht (vgl. die Abbildung S. 111).

Der Handstand im rechten Winkel an einer Wand oder mit anderen Hilfsmitteln

Wenn Sie die Seite 117 drehen, gerät die stehende Person in die Stellung des Handstands im rechten Winkel. Achten Sie darauf: Wenn Sie aufrecht vor einer Wand stehen und Ihre Arme dehnen, befinden sich Ihre Füße am Boden und Ihre Hände ungefähr auf jener Höhe der Wand, wo anschließend, bei der Umkehrstellung, Ihre Füße hinkommen. Bereiten Sie sich auf den Handstand im rechten Winkel mit einer Dehnübung vor: Die Hände liegen, schulterbreit auseinander, auf der Wand, die Füße hüftbreit auseinander, der Körper bildet mehr oder weniger einen rechten Winkel.

Wenn Sie unsicher sind, ob Ihre Kraft im Oberkörper für diese Stellung reicht, empfehle ich Ihnen, den Handstand im rechten Winkel vorerst mit einer Lehrerin einzuüben, bevor Sie ihn eigenständig ausführen. In einigen Yoga-Zentren gibt es ein Hilfsmittel, das «Pferd» genannt wird, ein Holzgestell, das dem Bock, der im Sport eingesetzt wird, ähnlich sieht. Dieses Gestell ist sehr hilfreich, wenn jemand die Bewegung, mit der man den Handstand im rechten Winkel oder auch andere Stellungen einnimmt, genau lernen will.

Bevor Sie üben, lesen Sie bitte die Vorsichtsregeln in den Kapiteln 2 und 11.

Der Handstand im rechten Winkel ist ein gutes Beispiel dafür, daß der Yoga den Oberkörper stärkt, ohne daß die Beweglichkeit verlorengeht. In der Einführung wies ich bereits darauf hin: Diese Stellung verlangt einiges an Kraft und Wagemut. Wenn Sie aber regelmäßig diese Dehnung mit den Händen an der Wand üben und die Stellungen des Hundes mit dem Kopf nach unten und oben einnehmen, so bekommen Sie jene Kraft und Beweglichkeit, die es braucht, um diese Umkehrstellung einzunehmen.

Die Schritte in den Handstand im rechten Winkel

1. Beginnen Sie den Handstand im rechten Winkel, indem Sie die Ausgangsstellung für den Hund mit dem Kopf nach unten einnehmen, Ihre Fersen haben dabei Kontakt mit der Wand. Sie knien, stellen Ihre Hände, schulterbreit auseinander, etwa einen guten Meter von der Wand entfernt auf den Boden, nehmen die Stellung des Hundes ein, wobei Ihre Fersen durch die Wand abgesichert sind.
2. Wenn Sie sich bereit fühlen, gehen Sie mit Ihren Füßen die Wand hoch, bis Ihre Füße auf der Höhe der Hüften

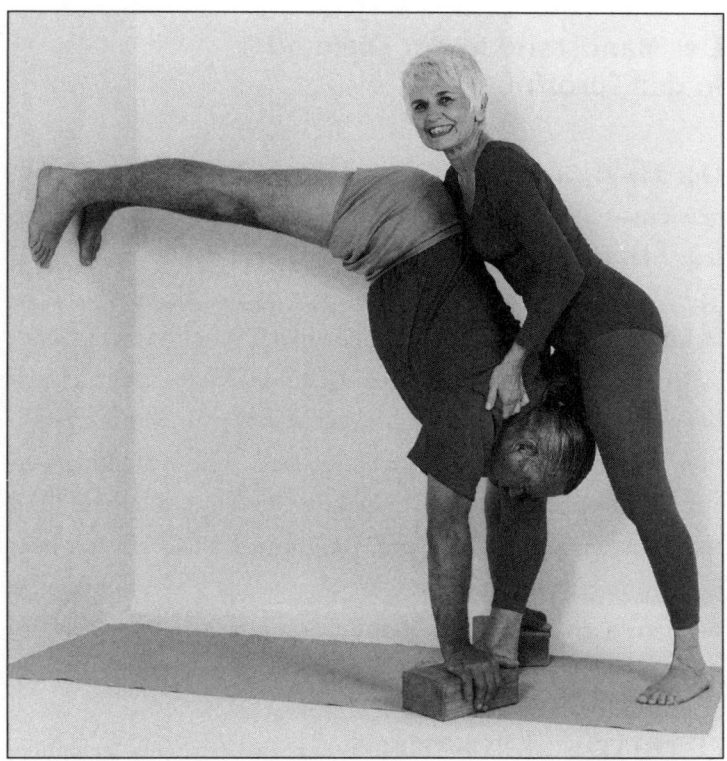

Betty Eiler unterstützt einen Yoga-Schüler beim Handstand im rechten Winkel.

(oder etwas höher) liegen und Ihre Beine mit dem Rumpf einen rechten Winkel bilden (vgl. die Abbildung). Halten Sie die Stellung durch, solange sich Ihre Arme stark und sicher fühlen. Gehen Sie dann auf der Wand zurück. Senken Sie langsam Ihr Gesäß Richtung Fersen, legen Sie Ihren Körper und Ihren Kopf nach vorn auf den Boden (in die Haltung des Kindes).

Wenn Ihre Handgelenke schmerzen, legen Sie eine zusammengefaltete, rutschsichere Matte oder einen Keil (speziell für diesen Zweck hergestellt, in den meisten Yoga-Zentren erhältlich) unter Ihre Handballen; das Handgelenk wird dadurch leicht erhöht und unterstützt.

Der Handstand in der Diele oder in der Türöffnung

Der Handstand läuft oft auch unter den Namen Gleichgewichtsstellung auf beiden Armen oder *Akho Mukha Vrksasana,* das heißt: umgekehrte Stellung des Baums.

Als Lehrerin erlebe ich es immer wieder als Spaß und als Belohnung, wenn ich Menschen über 50 helfen darf, voller Vertrauen den Handstand einzunehmen. Wenn ich mich selber träge oder mißmutig fühle, suche ich eine Wand oder einen Baum und gehe in den Handstand. Diese Stellung verändert augenblicklich die Perspektive, und anschließend fühlt man sich wieder wie ein Kind. Falls Sie schon Großvater oder Großmutter sind, probieren Sie es aus: Ihr Enkel nimmt Sie noch so gern in die Schule mit, damit Sie dort vor versammelter Klasse Ihren Handstand vorführen – einige meiner Yoga-Schülerinnen haben mir davon erzählt.

Die Diele oder eine Türöffnung sind eine sehr geeignete Hilfe für Yoga-Schüler, die noch nicht über genügend Schwung und Vertrauen verfügen, direkt in den Handstand

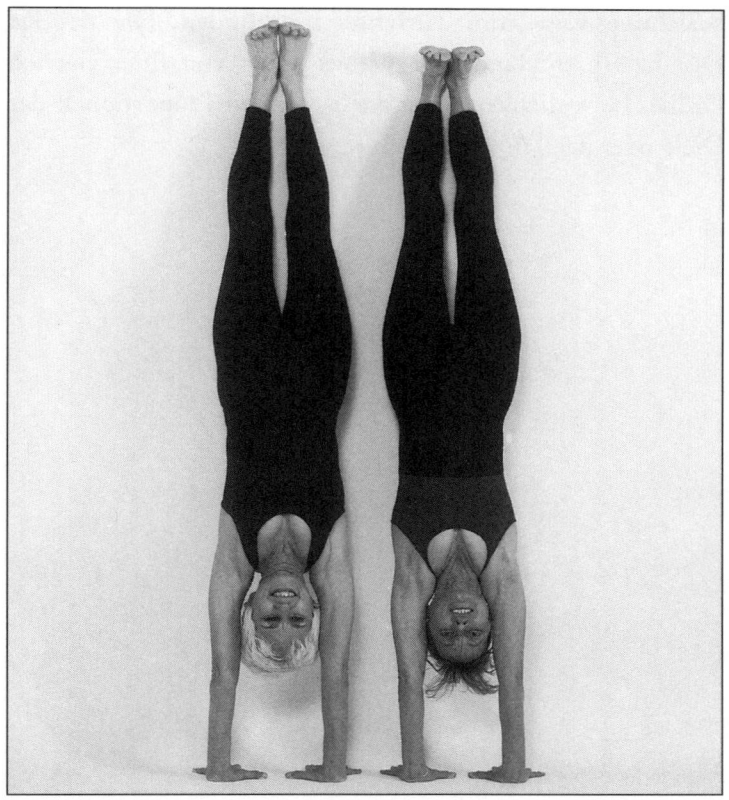

Der Handstand schenkt Energie und Kraft.

zu gehen. Beginnen Sie wiederum mit dem Handstand im rechten Winkel, und zwar in der Diele. Gehen Sie in die Stellung des Hundes mit dem Kopf nach unten, die Fersen an der Wand. Gehen Sie mit Ihren Füßen die Wand hoch, so hoch, wie Sie nur können. Mit dem einen Fuß sichern Sie sich dann an der Wand ab, indem Sie ihn gegen die Wand pressen, das andere Bein bringen Sie in die Senkrechte; auf diese Art begeben Sie sich in den Handstand. – Dasselbe läßt sich auch in einer breiten Türöffnung üben.

Aus Sicherheitsgründen ist es ratsam, die Stellung vorerst unter der Anleitung eines erfahrenen Lehrers zu vollziehen. Ihr Lehrer kann Ihnen helfen, die richtige Distanz zur Wand beziehungsweise zum Türrahmen zu finden. Die richtige Distanz (Ihrer Hände zur Wand) hängt von Ihrer eigenen Größe, Beweglichkeit, aber auch von den Proportionen der Diele oder der Türöffnung ab.

Ruth Barati:
Fühlen Sie sich auch als 70jährige vital und kraftvoll

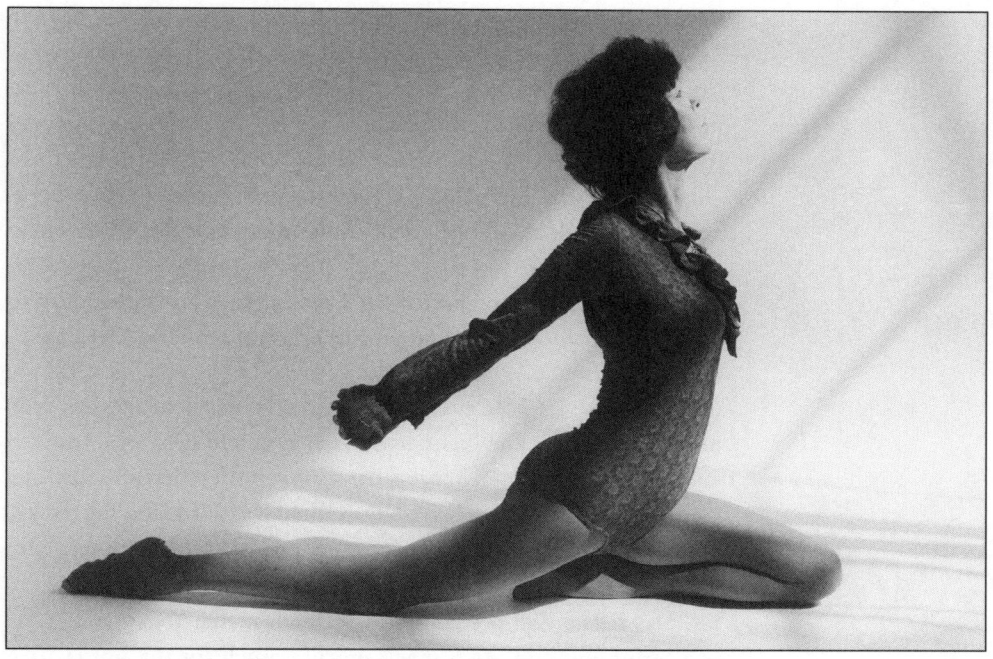

Diese Stellung vermittelt etwas von der Kraft und der Anmut, die für den Yoga so zentral sind.

Seit mehr als vierzig Jahren ist mir der Yoga ein ständiger Begleiter, meine Quelle, mein Trost, mein Weg zur Freude. Was vorerst nur eine wohltuende Ablenkung war, wurde mir zu einer Schulung in Sachen Wachstum, zu einer fortgesetzten Lehrzeit der Wahrnehmung, Aufmerksamkeit, der bewußten Beobachtung und des Engagements.

Die körperlichen, ethischen und philosophischen Aspekte des Yoga erlauben mir, auch wenn ich schon 70 Jahre alt bin, jeden Tag voller Vitalität und Kraft zu beginnen, weich und stark zugleich, interessiert daran, mich auf die Veränderungen in der Welt um mich herum und in meiner inneren Welt einzulassen. Ich freue mich über die Sinneserfahrungen des Körpers und die Forschungsreisen meines Geistes.

Der Yoga hat mir beigebracht, daß der Körper und der Geist Partner, nicht etwa Feinde oder Fremde sind, daß es kein Paradox ist, von einer «verkörperten Spiritualität» zu sprechen. Dieser Bezug von Körper und Geist führte mich zu einer ruhigen Mitte, aus der ich jederzeit Klarheit und Friede empfangen kann, jenes Wissen, daß ich Teil des Geheimnisses und der Ordnung des Universums bin, die Intuition, mit den andern eine Einheit zu bilden. Hinzu kommt bei mir, daß ich die Freude am Yoga mit meinem Ehemann und mit zwei Töchtern teilen kann; das wurde für uns in Zeiten, als es uns nicht gutging, zu einer Zuflucht und zu einer Kraftquelle, zu einer liebevollen Quelle des Wohlbefindens, wenn die Sonne des Glücks über uns strahlte.

Als Krönung empfand ich das Privileg, Yoga zu lehren, ein Privileg, das mich demütig und ehrfürchtig werden läßt. Der eigentliche Zweck in der Vermittlung des Yoga ist die gegenseitige Öffnung und Heilung des Herzens. Männer und Frauen jeden Alters (von jungen Leuten bis zu 90jährigen) machen sich in den Yoga-Stunden auf den Weg zu den Grenzen des Körpers, des Bewußtseins, des Geistes. Ihre Einsichten, Weisheit, Offenheit und Liebe sind unbezahlbare Geschenke, denn in jedem Moment werden sie mir zum Lehrer.

Das tiefste Ziel besteht darin, daß ich meine Yoga-Schüler frei von Spannung und Streß sehen möchte, wach für die Botschaften des Körpers, denn das bewußte Atmen führt zu einem lebendigen Geist, und die *Asanas* verändern die Körper und verleihen ihnen wie eine neue Realität. Innere Zerrissenheit wird geheilt, da sie nun in Weisheit handeln. Dank der inneren Mitte erfahren sie in ihren Geweben jene Bewußtheit, die bewirkt, daß alle Organismen bedeutungsvoll sind und bedeutungsvoll handeln.

Elizabeth T. Shuey, Yoga-Schülerin von Ruth Barati

Schon mein ganzes Leben hatte ich mit Yoga zu tun, setzte mich aber nie intensiv mit ihm auseinander oder studierte ihn. Das sollte sich ändern.

Nach sechs Monaten mit Krücken, die Folge einer Hüftverletzung, schlug mir jemand vor, ich sollte Yoga-Unterricht nehmen. Als junge Frau war ich sehr sportlich, sowohl im Rahmen der Schule als auch privat, ich schwamm und wanderte viel. Die langen Monate mit den Krücken hatten mich steif werden lassen; ich war wegen der aufgezwungenen Passivität sehr frustriert.

Ruth Barati, die Lehrerin, hieß mich bei der ersten Yoga-Stunde mit echter Herzlichkeit und viel Verständnis willkommen. Sie war bereit, mir ein Übungsprogramm zu vermitteln, das meinen begrenzten Möglichkeiten entsprach. Schon sehr bald merkte ich, wie mein Oberkörper und meine Beine auf die Dehnungen und Entspannungen reagierten und meine Stimmung sich verbesserte. Als ich wieder beide Beine belasten konnte, brachte sie mir weitere Übungen bei; sie ermutigte mich, als ich stärker wurde. Ihre ruhige und wohltuende Präsenz brachte Klarheit in mein Leben, sogar in jenen Zeiten, als ich mit einer großen Trauer zu ringen hatte: Ich hatte meinen Ehemann und meine Mutter verloren. Auch jetzt, zehn Jahre später, erneuert und erfrischt sie meinen Geist und meinen Körper. Ich habe inzwischen einen besseren Bezug zu meinem inneren Selbst.

Was bedeutet der Yoga für mich? Der Yoga ist für mich wie eine neue, zusätzliche Lebensdimension, die es vorher nicht gegeben hat. Wenn ich den Übungssaal betrete, nehme ich eine ganz tiefe Energie wahr, einen Raum von Ruhe und Liebe, den Zuneigung, Respekt und Freundlichkeit bestimmen, wo mich die vorgegebenen Bilder und Gedanken vom täglichen Lärm und Wirrwarr wegführen zu einer inneren Bewußtheit des Körpers, des Geistes und der Seele.

Der Yoga hat meinen Respekt vor dem menschlichen Körper und seinen bewundernswerten Möglichkeiten wachsen lassen. Ich bin nicht mehr mutlos, weil er auch krank werden kann; denn ich sehe nun, daß viele der Erkrankungen von uns selber herbeigeführt werden. Im Yoga habe ich den Wert der Stellungen (ihr Dehnen und Stärken) schätzen gelernt, denn sie haben meine Beweglichkeit und mein Wohlbefinden vergrößert. Auch das bewußte Atmen in all seinen Formen ist ein wichtiger Bestandteil des Yoga, denn seine positiven Wirkungen sind gewaltig.

Ich mag auch die meditative Seite des Yoga, wenn ich mich auf mich selber und die Verbundenheit mit der Weisheit vergangener Zeiten konzentriere. Wenn ich angespannt und müde bin und mich älter fühle, als mir sympathisch ist, schenkt mir der Yoga eine herrliche Empfindung von Frieden, Weite und Zustrom an Kraft.

5

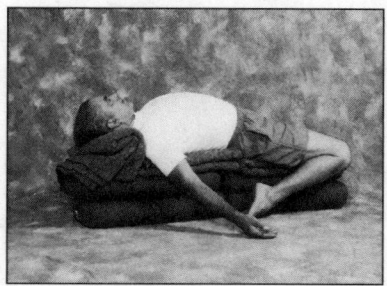

Yoga für die Füße und Knie von Leuten über 50

Gesunde Füße und Knie sind möglicherweise Ihre Entscheidung für das Gehen und gegen den Rollstuhl

«Nach einer Unterbrechung von mehreren Jahren nahm ich mit 50 das Yoga-Training wieder auf: eine Offenbarung und eine Bestätigung für mich. Auf der einen Seite zeigte mir der Yoga, daß ich nach wie vor über Kraft und Beweglichkeit verfügte. Auf der anderen Seite – irgendwie wußte ich, daß dies wahr war – schenkte er mir einen aktiven, gesunden Lebensstil. In dem Maß, wie mein Körper in den wöchentlichen Unterrichtsstunden an Beweglichkeit zulegte, wuchs auch mein Wille, mich dem Yoga zu widmen. Und mit dem Üben stellte sich dank der Wirkung des Yoga auch ein neuer innerer Friede ein.»

Mindy Lorenz, Yoga-Schülerin

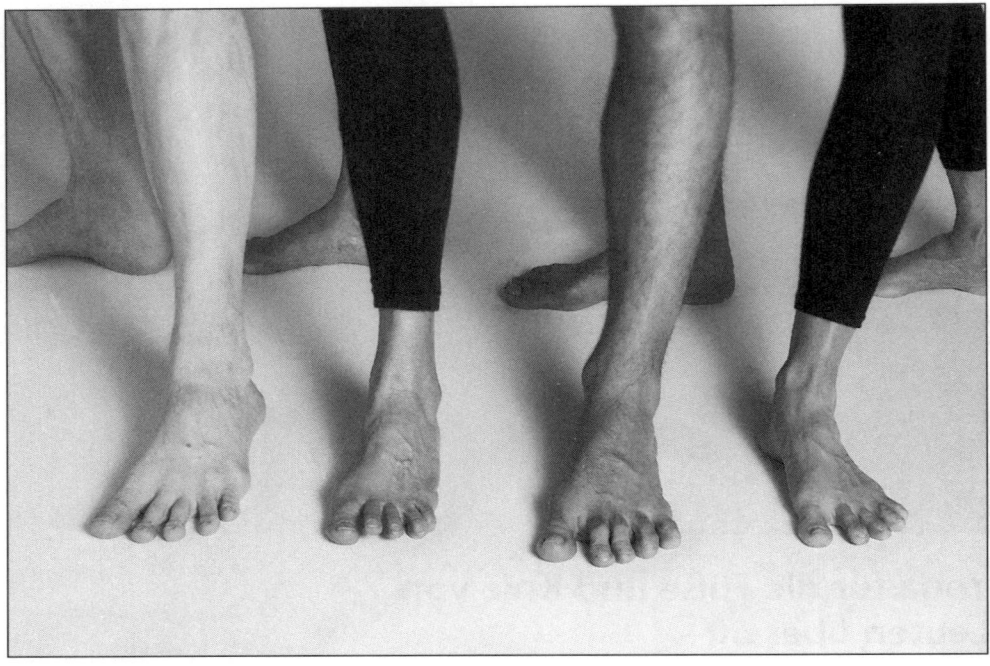

Gesunde Yoga-Füße, zum Einsatz bereit.

Du hast gelernt, auf
deinen Körper zu
hören, mit ihm zu ge-
hen und nicht gegen
ihn anzugehen...
Du wirst überrascht
sein, in welch unglaub-
licher Weise dein
Körper reagiert, wenn
du gut zu ihm bist.
Vanda Scaravelli,
Awakening the Spine

Die Füße bilden unser Fundament. Sie verbinden uns mit der Erde. Doch das Bewußtsein für den Zusammenhang zwischen unseren Füßen und der Gesundheit unseres ganzen Körpers liegt für unseren Verstand, im wörtlichen Sinn, sehr weit weg. Wir wollen diese beiden treuen Diener genauer betrachten, die im Laufe eines Lebens schätzungsweise etwa 185 000 Kilometer gehen, das entspricht in etwa einem Spaziergang viereinhalbmal rund um die Erde.

Etwas, was mir bei meinen älteren Yoga-Lehrern schon sehr bald auffiel, waren ihre Füße. Sie konnten die Zehen spreizen wie die Finger. Im Gegensatz dazu hatten die meisten älteren Menschen, die ich pflegte, derart zusammengepreßte Zehen, daß ihnen das Gehen Schmerzen bereitete – eine Folge davon, daß ihre Zehen lebenslang in zu enge Schuhe eingesperrt waren. Es war oft nicht möglich, den Raum zwischen den Zehen zu reinigen. Und ihre Knöchel waren wegen mangelnder Zirkulation geschwollen und dunkel gefärbt. Es wurde mir bewußt, daß das Dehnen und Stärken der Füße, Knöchel und Zehen absolut wichtig war, wenn jemand seine Beweglichkeit und Unabhängigkeit behalten wollte.

Jeder Architekt weiß, daß der Aufbau eines Gebäudes, seine Stärke, vom soliden Fundament abhängt. Wenn das Fundament schwach oder nicht belastbar ist, entstehen im ganzen Gebäude Probleme. Ähnlich können verschiedene Schmerzen und Krankheiten – Rückenschmerzen, Kopfschmerzen, Krämpfe in den Beinen, sogar die Disposition für gewisse Krankheiten – auf das Fundament des Körpers, auf die Füße, zurückgeführt werden. Im alten Sprichwort steckt eine Menge Wahrheit: «Wenn dich die Füße drücken, drückt es dich überall.»

Im Schnitt geht ein Mensch jeden Tag 10 000 Schritte. Gesunde Füße sind deshalb für ein aktives und unabhängiges Leben entscheidend; doch leiden vier von fünf Erwachsenen an Fußschmerzen, und der größere Teil dieser Personen ist über 50. Umfragen haben ergeben, daß die meisten Leute davon ausgehen, daß Fußschmerzen normal sind. Dies ist vermutlich auch der Grund, weshalb Fußprobleme, die sich im Laufe der Jahre verschlimmern, nicht ernst genommen werden.

Viele Fußleiden sind sehr verbreitet. Zu ihnen zählen: Plattfuß, Senkfuß, verschobene und verformte Zehen, Zehen, die sich überlappen, Klauenfuß, Hammerzehen, Hornhaut und Hühneraugen, entzündete Fußballen und große Zehen, die an ihrem Nachbarn zu kleben scheinen. Wer oder was ist schuld an diesen Problemen? Die Schuhindustrie! Die meisten Schwierigkeiten, die die Leute mit ihren Zehen oder Füßen haben, werden durch Schuhe verursacht oder verstärkt, die zuwenig Raum bieten. Auch wenn heute weite, bequeme und schöne Schuhe erhältlich sind, produziert die Schuhindustrie

Menschen zu heilen und unseren Planeten zu heilen gehören zur selben Aufgabe. Denn die Leute haben ein tiefes seelisches Bedürfnis nach dem Kontakt mit der Natur; und der Planet braucht die respektvolle Sorge der Menschen.

Theodore Roszak,
The Voice of the Earth

erstaunlicherweise weiterhin heimtückische Modelle, die die Füße einzwängen, zusammenpressen und zerquetschen, so daß schließlich die Zehen steif sind und auch das letzte bißchen Leben aus ihnen hinausgepreßt worden ist. Umfragen der University of Southern California School of Medicine und der American Orthopedic Foot and Ankle Society haben ergeben, daß 88 Prozent der Frauen Schuhe tragen, die kleiner sind als ihre Füße, und 80 Prozent der Frauen sich darüber beklagen, daß ihre Füße sie schmerzen.

Wenn die Schuhindustrie mit der Produktion dieser schmalen, engen und die Zehen zermalmenden Schuhe aufhören würde, würden wir den Raum zwischen den Zehen, über den wir als Kinder ja noch alle verfügen, nicht verlieren. Ich genieße es ausdrücklich, Schuhe zu tragen, die groß genug sind, so daß ich alle zehn Zehen spreizen kann, oder barfuß zu gehen. Die meisten Leute sind heute überzeugt, sie würden Schuhe mit genügend Platz tragen, aber ich finde, daß die Gestalt ihrer Füße, die ein Leben lang zusammengequetscht in einengenden Schuhen steckten, eine ganz andere Geschichte erzählen.

Die 26 Knochen der Füße brauchen genug Raum, damit sie das Gewicht des Körpers verteilen und auffangen können. Erst wenn Sie Ihre zehn Zehen weit auseinanderspreizen können, haben Sie Schuhe, die nicht zu stramm sitzen; Ihre Füße brauchen weiträumige Schuhe, Barfußzeiten und Yoga. Zu wenig Raum für die Füße führt zu Über- oder Unterbeanspruchung bestimmter Knochen, Muskeln, Sehnen und Bänder, was der ganze Körper dann kompensieren muß. Hohe Absätze wirken irritierend auf die Knöchel, Knie, Hüften, auf den Kreuzbeinbereich, den Becken- und Brustbereich und den Nacken, sie können sich sogar auf den Kiefer negativ auswirken.

Wenn Sie sich vorstellen, daß Ihre Eltern Sie vermutlich schon zu früh in Schuhe gesteckt haben – oft noch vor unseren ersten Schritten –, und die Jahre als Erwachsener mit geschlossenen Schuhen noch hinzuzählen, so ist es nicht verwunderlich, daß unsere Füße, unabhängig davon, ob wir Sport treiben oder viel herumsitzen, bereits in einem frühen Stadium des Lebens ihre Spannkraft verlieren. Schmerzende Füße sind einer der Hauptgründe, weshalb ältere Menschen nicht mehr gehen, und dies gerade in einem Zeitraum, wenn der Körper auf gesunde, anregende Übungen angewiesen ist.

Werden Fußprobleme nicht behandelt, so verändern sie unsere Art, uns zu bewegen. Unsere ganze Körperhaltung wird dann durch die Fußprobleme beeinträchtigt, das heißt, es kommt zu Schmerzen in den Knöcheln, Knien, Hüften, im Rücken, im Nacken und auch im Kopf. Wer gegen diese Folgeerscheinungen von «alten» Füßen angehen möchte, muß mehr investieren als Fußpflege. Die Füße wollen regelmäßig gedehnt und geübt werden, wie Sie es im Yoga erleben.

Wenn ich in den Anfängerkursen meine Yoga-Schülerinnen bitte, ihre zehn Zehen zu heben und so weit zu spreizen, daß sie zwischen den Zehen das Tageslicht sehen können, schauen sie mich jeweils völlig ungläubig an. Eine meiner Yoga-Lehrerinnen, Mary Dunn, betonte jeweils: «Die Fähigkeit, unsere zehn Zehen wie Finger zu dehnen und zwischen den einzelnen Zehen einen gesunden, weiten Raum zu schaffen, ist nicht eine verkümmerte Fähigkeit, die nur noch ein paar wenigen zur Verfügung steht.»

Geben Sie Ihren Füßen wieder Kraft, indem Sie sie dehnen!

Eine der besten Möglichkeiten, Ihre Füße wieder zu stärken: Gehen Sie barfuß auf natürlichem Boden, wie es unsere Vorfahren in den ersten Jahrtausenden der Menschheitsgeschichte getan haben. Je schmerzhafter dieses Gehen für Sie

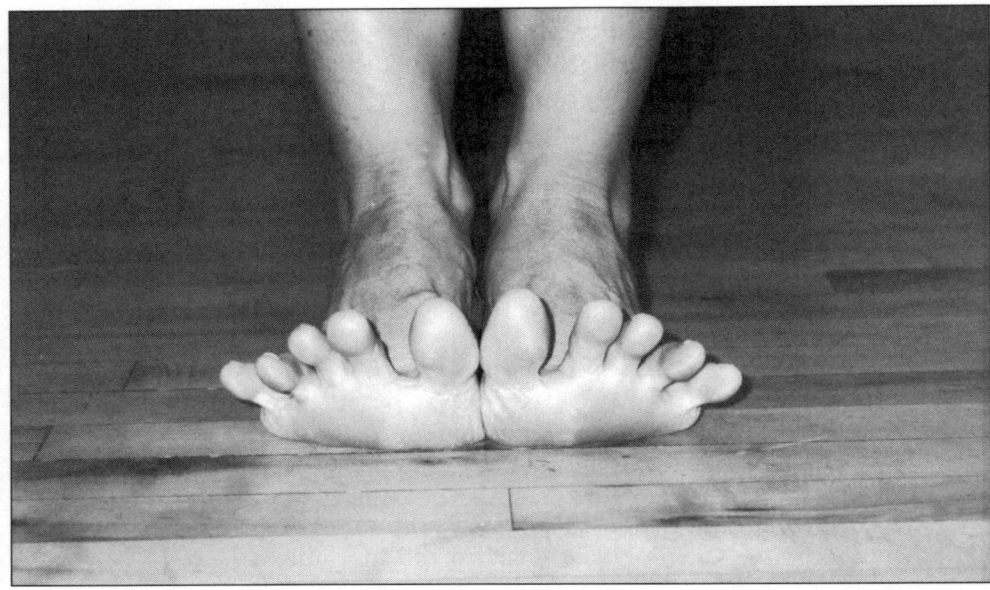

Damit Ihre Füße und Zehen gesund bleiben, sollten Sie sie so oft wie möglich anheben und spreizen.

ist, desto mehr brauchen Sie es vermutlich. Bleiben Sie aber vernünftig! Wenn Ihre Füße sehr empfindlich sind, beginnen Sie auf einer grasbedeckten oder sandigen Fläche. Wenn Ihre Füße bereits etwas abgehärtet sind, gehen Sie auch auf unebenem, steinigem und felsigem Grund. Dies wird für die Füße zu einer anregenden, natürlichen Massage. (Ein Flußbett ist bestens geeignet, denn hier können Sie zudem im Schlamm oder in eiskaltem Wasser herumpatschen, was sehr belebend wirkt!)

Ich möchte Ihnen denselben Rat geben, den auch ich befolge: Meine Füße sind nackt (an kalten Tagen trage ich im Haus Socken) oder stecken in bequemen Sandalen, die den Zehen freien Raum lassen – Ausnahmen: Wandern, Radfahren und Laufen. Jeder Chiropraktiker oder Orthopäde ist sofort bereit, Ihnen ein ärztliches Attest auszustellen, falls man von Ihnen aus «beruflichen Gründen» hohe Absätze verlangt.

Je gesunder Ihre Füße wieder werden, desto weniger ertragen sie es, in ungesunde Schuhe hineingezwängt zu werden.

Die Verbindung von Gehen und Yoga ist die beste Möglichkeit, Ihre Füße wieder instand zu stellen. Das Gehen (selbstverständlich in weiten Schuhen!) unterstützt die Gesundheit des ganzen Fußes, verbessert die Durchblutung, fördert die Entwicklung der Knochen und Muskeln und stärkt auch die Beweglichkeit der beim Gehen mitbeteiligten Muskeln im Bereich der Waden und Oberschenkel.

Versuchen Sie, Ihre Zehen wie Finger weit auseinanderzuspreizen. Falls es nötig ist, nehmen Sie Ihre Hände zu Hilfe. Versuchen Sie, die beiden großen Zehen zusammenzubringen (vgl. Abbildung S. 130). Und dehnen Sie alle Zehen so weit wie möglich. Ziehen Sie die kleine Zehe von ihrer Nachbarzehe weg. Wenn sich Ihre große Zehe nicht unabhängig von der zweiten bewegen läßt, spreizen Sie die Zehen mit Ihren Fingern, so oft Sie können. Und versuchen Sie die Dehnübung für die Zehen, die am Ende dieses Kapitels beschrieben wird. Wenn Sie die beiden großen Zehen aufeinander zu bewegen und die beiden kleinen Zehen vom Fuß wegspreizen, stärken und unterstützen Sie die drei Fußgewölbe. Die Fußgewölbe sind für die richtige Lage der Fußknochen und Knöchel zuständig, sie regen die Muskeltätigkeit an und wirken als Stoßdämpfer. Der Senkfuß hat seine Ursache oft in müden, schmerzenden Füßen.

Wenn Sie die Struktur Ihrer Knöchel und Füße überprüfen möchten, bitten Sie einen Freund oder Ihre Yoga-Lehrerin, sich hinter Sie zu stellen und den Bezug zwischen Ferse und Knöchel zu beobachten. Wenn die Fersen und Knöchel nach innen oder außen kippen, wirkt sich diese Störung auch auf die Füße, Knie und Hüften aus. Überprüfen Sie auch, ob der eine Fuß mehr nach innen beziehungsweise nach außen tendiert als der andere. Sind Ihre Fußgewölbe in Ordnung oder abgeflacht?

Finger und Zehen ineinander verflechten

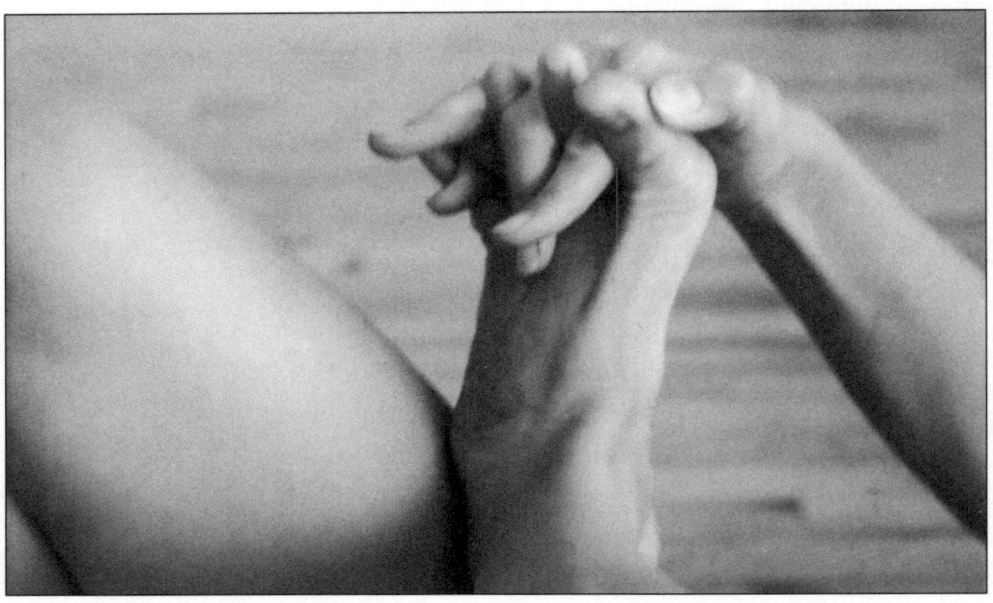

Schieben Sie Ihre Zehen mit Hilfe der Finger auseinander. Schenken Sie jeder Zehe Freiheit und Unabhängigkeit.

Schieben Sie das Netz Ihrer Finger zwischen das Netz Ihrer Zehen, und spreizen Sie sie weit auseinander.

Wenn Sie die im folgenden beschriebenen Übungen vorsichtig ausführen, beginnen Sie der lebenslangen Beeinträchtigung der Füße entgegenzuarbeiten. Sie werden zu Ihrer Überraschung erleben, daß alle zehn Zehen wieder zum Leben erwachen, wenn Sie sich mit ihnen in der Sprache der Dehnung und Massage unterhalten.

Finger und Zehen ineinander verflechten, im Sitzen

1. Sie sitzen auf einem Stuhl oder auf dem Boden. Sie beugen das linke Knie und fassen mit beiden Händen den linken Fuß.

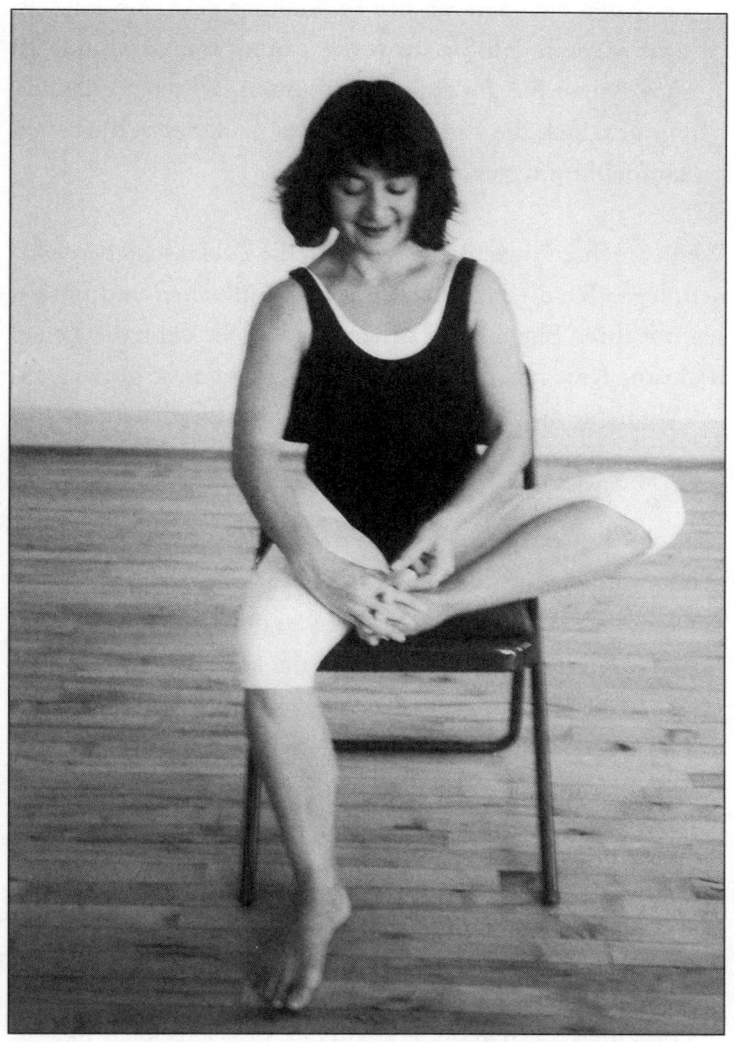

Ziehen Sie die Schuhe aus, und dehnen Sie Ihre Zehen.

2. Sie verflechten die Finger der rechten Hand mit den Zehen des linken Fußes (vgl. die Abbildung S. 132): Sie gleiten mit dem Ansatz Ihres kleinen Fingers zum Ansatz der kleinen Zehe, mit dem nächsten Finger zum Ansatz der nächsten Zehe, bis alle Ihre Finger und Zehen miteinander verbunden sind. Dann spreizen Sie Ihre Finger weit auseinander.

3. Sie dehnen die Ferse und ziehen die Zehen Richtung linkes Knie. Nehmen Sie sich mindestens eine Minute Zeit, und wiederholen Sie dann die Übung mit dem anderen Fuß. Wenn Sie die Finger entflechten, achten Sie darauf, wie sehr sich die Farbe Ihres Fußes dank der verbesserten Durchblutung verändert hat.

Wenn Sie Ihre Finger nicht zwischen die Zehen schieben können, legen Sie die Handballen auf die Fußballen und umfassen mit Ihren Fingern die Zehen. Pressen Sie dann die Zehen Richtung Knie und dehnen Sie sie auseinander, so gut es geht.

Wenn Sie mit der Übung vertraut sind, können Sie gleichzeitig mit Ihrem Daumen verschiedene Reflexpunkte auf der großen Zehe massieren. (Für spezielle Punkte beachten Sie bitte eine Reflexzonentabelle.) Setzen Sie den Daumen der gegenüberliegenden Hand ein, um die große Zehe noch mehr zu dehnen, indem Sie sie noch weiter von der Nachbarzehe wegziehen. Dehnen Sie die große und die kleine Zehe in entgegengesetzter Richtung. Stellen Sie sich vor, Sie würden mit Ihren Fingern in den Block der Zehen hineinsägen. Beschäftigen Sie sich ausgiebig mit dem Ansatz jener Zehen, die besonders steif und hartnäckig sind; zeigen Sie ihnen, daß Sie tatsächlich auf Belebung aus sind und Ihnen die jahrelange Vernachlässigung leid tut. Bleiben Sie mit Ihren Fingern genügend lang zwischen den Zehen, so daß sich der Raum zwischen den Zehen öffnet. Bleiben Sie jeden Tag etwas länger.

Beachten Sie, daß der Fuß auf der Sitzfläche liegt. Beweglichere Leute können zusätzlich die Beweglichkeit des Hüftgelenks trainieren, indem Sie den Fuß auf den Oberschenkel legen.

Finger und Zehen ineinander verflechten, im Liegen

Sie liegen auf dem Rücken, unter dem Kopf eine gefaltete Decke oder ein Buch. Sie beugen die Knie und stellen die Füße auf, möglichst nahe am Gesäß. Sie ziehen das rechte Knie an den Bauch heran und legen den rechten Fuß auf den linken Oberschenkel, in der Nähe des Knies. Sie fassen den rechten Fuß mit der linken Hand und schieben die Finger der linken Hand zwischen die Zehen des rechten Fußes, indem Sie die Ansätze der Finger mit den Ansätzen der Zehen zusammenbringen. Sobald die Finger und Zehen ineinander verflochten sind, dehnen Sie die rechte Ferse und ziehen die Zehen Richtung rechtes Knie.

Falls Sie nicht nur die Zehen, sondern auch die Hüftgelenke dehnen möchten, nehmen Sie den linken Fuß vom Boden weg und ziehen das linke Knie näher Richtung Bauch. Mit der rechten Hand können Sie dabei das rechte Knie stützen oder den rechten Fuß halten, damit er nicht vom linken Oberschenkel wegrutscht. (Wenn es Ihnen schwerfällt, Ihre Zehen zu erreichen, legen Sie ein dickes Buch oder ein Polster unter den linken Fuß und erhöhen auch die Unterlage unter Ihrem Kopf.) Entspannen Sie dann das rechte Bein, wiederholen Sie die Übung mit dem linken Fuß.

Je schmerzvoller es für Sie ist, Ihre Zehen zu dehnen, um so mehr ist es notwendig, ich versichere es Ihnen. Bleiben Sie entspannt, atmen Sie ruhig, lassen Sie den Schmerz und die Steifheit los. Daß Sie den kleinen Schmerz in den Füßen aushalten, hilft Ihnen, größere Schmerzen im Körper zu vermeiden.

Weitere Möglichkeiten, die Zehen zu dehnen

Gelegentlich wollen die Yoga-Schülerinnen meine Meinung über Pediküre-Hilfsmittel wissen, über Watteriegel und andere Möglichkeiten, die Zehen auseinanderzupressen. Diese Dinge leisten sicher eine kleine Hilfe, aber sie ersetzen nie das Dehnen und Bewegen der Füße und Zehen. Die meisten Probleme rund um die Füße hängen mit der Bewegung zusammen. Es kann hilfreich sein, mit Spreizvorrichtungen oder anderen orthopädischen Utensilien herumzugehen, doch nichts ist so wirkungsvoll wie die Wiederherstellung des Gleichgewichts in den Füßen, Knöcheln und im übrigen Körper.

Ich möchte einen anderen Vorschlag zur Fußtherapie weitergeben, der schon vielen geholfen hat. In den therapeutisch ausgerichteten Kursen am weltbekannten Ramamani Iyengar Memorial Yoga Institute in Indien schieben die Lehrer schmale Stifte und Zweige zwischen die Zehen der Yoga-Schüler. Wir im Westen können die Zweige durch Bleistifte und Kugelschreiber von verschiedener Breite ersetzen. Wenn Sie solche Stifte zwischen die Ansätze Ihrer Zehen schieben möchten, setzen Sie sich am besten auf den Boden, strecken vorerst die Beine nach vorne, beugen dann die Knie, damit Ihre Füße in Reichweite kommen. Versuchen Sie die Stifte zwischen die einzelnen Zehen zu schieben, und zwar an der Ansatzstelle der Zehen. Benützen Sie die breitesten Stifte für die großen Zehen. Wenn Ihre Zehen sehr dicht zusammenliegen und mit Schmerzen reagieren, arbeiten Sie mit ganz schmalen Stiften, breit genug, um Ihre Zehen wenigstens etwas auseinanderzubringen. Gehen Sie mit Vernunft vor! Es kann zuerst etwas unangenehm, vielleicht sogar schmerzhaft sein, aber wenn Sie vorsichtig arbeiten, regt es wirkungsvoll an. Lassen Sie die Stifte während mehrerer Minuten zwischen den Zehen. (Sie können mit gestreckten Beinen sitzen bleiben und die Zehen Richtung Gesicht ziehen, vgl. die Abbildung S. 137.) Verlängern Sie die Zeit allmählich.

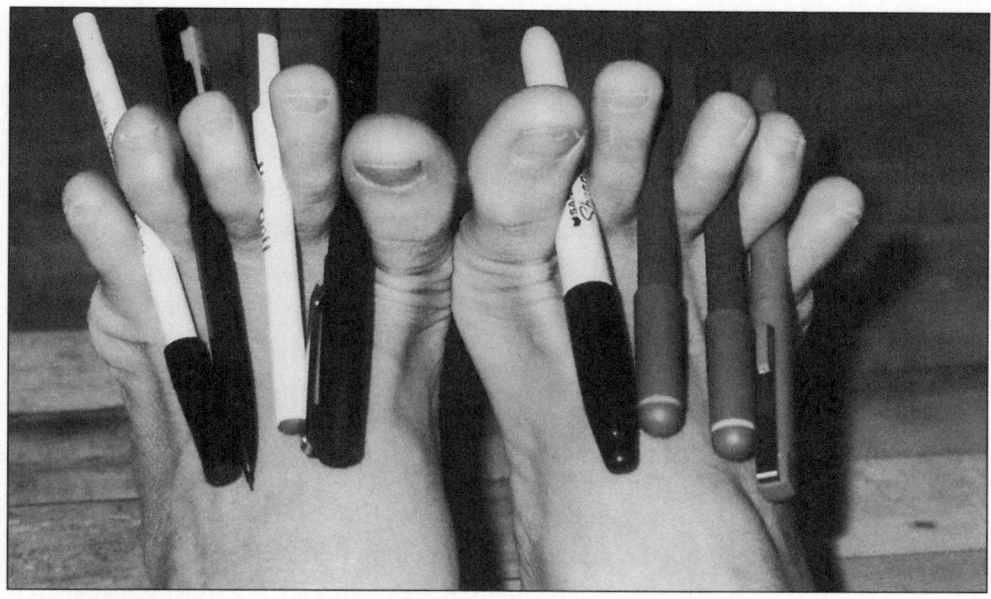

Es sieht vielleicht verrückt aus, aber es kann helfen, den Raum zwischen Ihren Zehen zu vergrößern.

Der Yoga legt Wert auf die Bedeutung der Füße: Wenn wir den Körper dehnen, sollten immer auch die Füße gedehnt werden. Die Bewegung und Ausrichtung der Füße bilden das wirkungsvollste Heilmittel bei Fußproblemen. Wenn Sie auf Ihre Füße achten, Ihre Zehen spreizen und die Fußgewölbe anheben, werden Sie auf Ihrem weiteren Weg durchs Leben feststellen, daß Ihre Schuhe nicht mehr schief abgenutzt werden, die Hornhaut weicher wird und sich der Raum zwischen Ihren Zehen ausweitet.

Reflexzonenmassage

Manche Leute empfinden es als Schmerz, wenn ich auf bestimmte Stellen ihrer Füße Druck gebe, ein sicheres Zeichen dafür, daß ihre Füße mehr Anregung brauchen. Eine Heilmethode, die als Reflexzonenmassage bekannt ist, weiß, daß die 72 000 Nervenenden in jedem Fuß mit verschiedenen Bereichen des Körpers verbunden sind und daß die Zehen und ihre Ansätze Nerven enthalten, die mit den Drüsen und Sinnesorganen im Kopf zusammenhängen. Und wenn von den einzelnen Zehen gesagt wird, sie würden mit bestimmten Sinnesorganen im Kopf zusammenhängen, so wird von der großen Zehe behauptet, sie würde sich auf alle Drüsen und alle Sinnesorgane im ganzen Kopfbereich beziehen.

Die Reflexzonenmassage hat ihre Wurzeln in der alten chinesischen Akupressur. Sie beruht auf der Vorstellung, daß wir durch die Massage der Nervenenden in den Füßen die entsprechenden Bereiche des Körpers erreichen. Schlecht passende Schuhe nun geben einen sehr ungleichmäßigen Druck auf diese Nervenenden ab, während das Barfußgehen, das Massieren und Dehnen der Füße die Durchblutung fördern und der Gesundheit des ganzen Körpers dienen.

Im Sinne der Yoga-Philosophie schließt die Verbindung von Händen und Füßen den Energiestrom, der durch die Finger und Fußsohlen, durch die rechte und die linke Körperhälfte fließt. Bei Beugungen nach vorne halten unsere Hände oft die Knöchel oder die Fußsohlen. Wenn Ihre Hände die Knöchel oder die Füße halten, schaffen Sie eine Art Widerstand: Der Raum in den Gelenken und in der Wirbelsäule vergrößert sich. Sie verstärken zudem eine gesunde Durchblutung der Arterien und Venen im Bereich der Füße. Nach den Erfahrungen der Reflexzonenmassage unterstützt der Druck der Massage – es genügt aber auch eine bloße Berührung der Füße durch die Hände – den Rückfluß des Blutes Richtung Herzen und Kopf.

Nach der Bibel und anderen alten Traditionen sind unsere Füße ein Symbol für Bescheidenheit und Frieden. In mehreren Yoga-Stellungen überragen die Füße den Kopf (etwa in den Umkehrstellungen) oder wird der Kopf in die Nähe der

Füße gebracht (etwa bei Vorwärtsbeugungen im Stehen oder Sitzen). Auch in Rückwärtsbeugungen (in Varianten für Fortgeschrittene) werden die Füße und der Kopf zusammengebracht. Wenn es wahr ist, daß unser Ich tatsächlich im Kopf zu Hause ist, wird die Yoga-Vorstellung verständlich, die sagt: Wer den Kopf und die Füße zusammenbringt, vertieft in seiner Persönlichkeit die Züge der Bescheidenheit, Einsicht und Besonnenheit. Der Yoga betont aber zugleich, daß wir, bevor

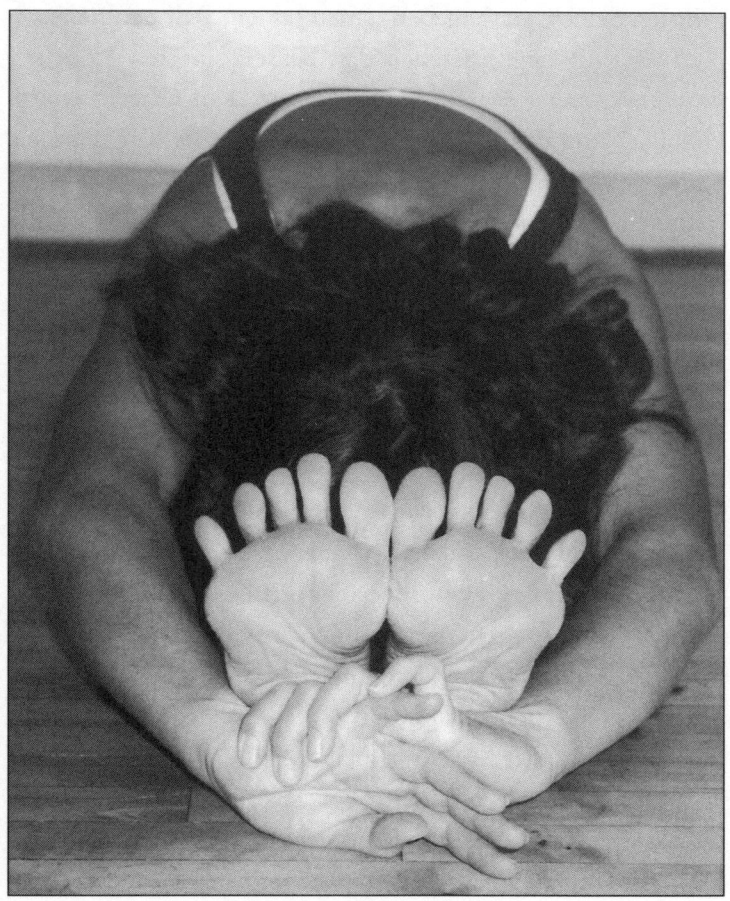

Dehnen Sie in allen Yoga-Stellungen Ihre Zehen. Diese Vorwärtsbeugung dehnt sowohl die Zehen als auch die Kniekehle.

wir den Kopfstand oder andere ungewöhnliche Stellungen einüben, zuerst einmal lernen sollten, «auf den eigenen Füßen zu stehen».

Auch Ihre Knie brauchen Yoga

Ich höre immer noch meinen Anatomielehrer, der vom Knie, dem größten und komplexesten Gelenke, erzählt, während er auf die Beine von «Frau Knochenmann» zeigt, dem wohlgeformten Skelett, das ergeben neben seinem Pult baumelte.

Das Knie liegt zwischen den beiden längsten Knochen unseres Körpers: zwischen dem Femur, dem Oberschenkelknochen, und der Tibia, dem Schienbein. Die Knochen des Knies werden durch Kreuzbänder zusammengehalten; sie garantieren, gemeinsam mit der knorpelartigen Struktur an den Berührungsenden der Knochen, daß das Knie stabil bleibt und nicht schlottert. Da das ganze Gewicht des Körpers auf die Knochen der Beine übertragen wird, wirken dicke Knorpelpolster, die sogenannten Menisken, zwischen den Knochen als Stoßdämpfer, und zwar wenn das Kniegelenk gebeugt und wenn es gestreckt ist.

Ein Meniskus kann sehr leicht verletzt werden. Da er nur wenig durchblutet wird, heilt er nur langsam. Neben den Rissen im Meniskus gibt es mindestens noch vier weitere Formen von Knieverletzungen: die Zerrung der Bänder, der Bruch des Gelenks, die Abnützung der Kniescheibe (eine schmale, dreieckige Knochenscheibe auf der Vorderseite des Gelenks) und die Abnützung der Muskelsehnen.

Schon ein kurzer Blick in ein Anatomielexikon läßt Sie die Komplexität des Kniegelenks erkennen und macht Ihnen klar, weshalb das Knie für Verletzungen so anfällig ist. Es ist deshalb entscheidend wichtig, sowohl im Sinne einer Prophylaxe, aber auch im Sinne der Wiederherstellung nach Verlet-

zungen, daß wir das Knie in allen seinen Bewegungsmöglich-
keiten trainieren.

Alle Gelenke unseres Körpers dienen der Beweglichkeit
und der Stabilisierung. Das Schultergelenk zum Beispiel ist
sehr beweglich, dafür aber auch unstabil, es kann leicht aus-
gerenkt werden. Das Hüftgelenk hingegen ist nicht sehr beweglich, dafür vermittelt es Stabilität. Im Vergleich mit dem
Schulter- und dem Hüftgelenk liegt das Knie in Sachen Stabilität irgendwo in der Mitte. Es gehört zu jenen Gelenken
unseres Körpers, die sehr viele Funktionen durchführen können: Es ermöglicht uns zu sitzen, stehen, gehen, rennen, treten, hocken, uns in hundert Aktivitäten zu bewegen.

Alle, die ihre Knie schon einmal verletzt haben, wissen es:
Die Knie können sehr nachtragend sein. Als ich mit Yoga begann, holte ich mir, wie vermutlich Tausende von anderen
Menschen im Westen, im rechten Knie eine Zerrung, weil ich
versuchte, im Lotussitz die Beine zu überkreuzen. Schließlich
wurde mir bewußt, daß meine Knieprobleme mit zu starken
Spannungen in der Hüfte zusammenhingen, und ich fing mit
einer Serie von Dehnungsübungen an, die mir mit der Zeit
genügend Beweglichkeit in den Hüften vermittelten, so daß
ich bequem und ohne Beschwerden für meine Knie auf dem
Boden sitzen konnte.

Wenn an einer Stelle unseres Körpers ein Problem auf-
taucht, ist es immer ratsam, darauf zu achten, inwiefern die
anderen Bereiche des Körpers dieses Problem verursachen
oder zumindest dazu beitragen. Wenn das Kniegelenk verletzt
worden ist, ist es hilfreich, den Knöchel und das Hüftgelenk
zu dehnen und zu stärken, denn Knieprobleme sind oft nur
ein Reflex von Fuß- oder Hüftproblemen. Sie erinnern sich
an den vorangegangenen Abschnitt über die Füße: Wenn das
Fundament des Körpers aus dem Gleichgewicht geraten ist,
kann das Knie überbelastet werden. Als ich das erste Mal
versuchte, mit überkreuzten Beinen zu sitzen, waren meine

Hüftgelenke noch so verspannt, daß die für diesen Sitz notwendige Drehung statt auf das stabilere Hüftgelenk auf das feiner reagierende Kniegelenk übertragen wurde.

Unbewegliche Gelenke und verspannte Beinmuskeln zwingen die Knie zu Bewegungen, für die sie nicht gemacht sind. In unserer Zivilisation leben wir im Schnitt mit überspannten Muskeln; da wir dies als normal empfinden, merken viele Menschen gar nicht, wie eingeengt ihr Bewegungsapparat geworden ist.

Die Kraft und Beweglichkeit der Muskeln auf der Vorderseite (der vierköpfige Schenkelstrecker), der Rückseite und der Innenseite des Oberschenkels beeinflussen den Zustand des Knies. Da die meisten sportlichen Aktivitäten dazu führen, daß die Knie über längere Zeit gebeugt bleiben, werden diese Muskeln überspannt. Das Rennen überspannt vor allem die Muskeln auf der Rückseite, denn die Knie werden nie ganz gestreckt und diese Muskeln werden zur Verlangsamung des nach vorne schwingenden Beins eingesetzt, damit es nicht zu weit nach vorne schwingt. Solche Aktivitäten führen dazu, daß sich die Muskeln auf der Vorderseite und der Rückseite zu stark spannen. Je mehr diese Muskeln nun von Spannung geprägt sind, desto mehr schränken sie die Schrittweite und die Bewegungsfreiheit des Knies ein. Dies führt zu Entzündungen, möglicherweise sogar zu Verletzungen des Knies.

Ist das Knie verletzt oder die Beinmuskeln ganz steif, ist es am besten, mit Dehnübungen zu beginnen, bei denen die Knie gestreckt bleiben und keiner Belastung ausgesetzt sind (vgl. die Angaben im Kapitel 3). Das Knie ist am besten geschützt, wenn das Bein ganz gestreckt wird. Die auf der folgenden Seite abgebildete Beindehnung – die Beschreibung findet sich im Kapitel 3 – empfiehlt sich für alle Leute, besonders aber für Leute über 50!

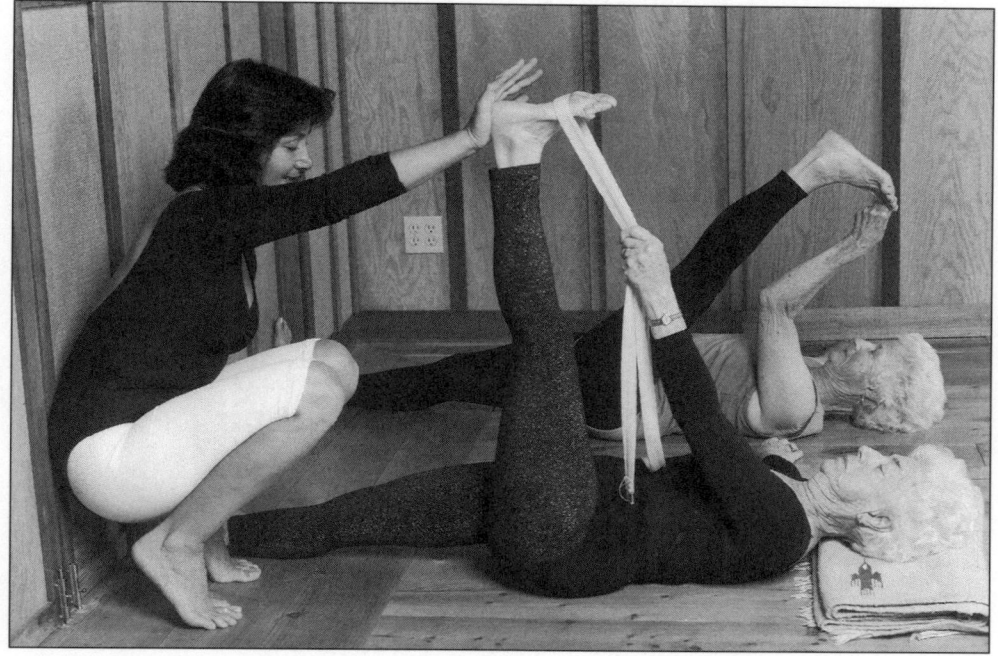

Diese Dehnung der Kniesehne schenkt den Knien Gesundheit.

Der Helden- oder Heldinnensitz, eine Stellung für gesunde Knie *(Virasana)*

In unserer vom Stuhl und vom Wagen bestimmten Zivilisation besitzen die meisten älteren Menschen die natürliche Fähigkeit nicht mehr, bequem zwischen den Füßen zu sitzen. Der Heldensitz ist besonders schwierig für Renner und Radfahrer, die oft mit Knieproblemen und sehr stark verspannten Oberschenkelmuskeln in den Yoga-Unterricht kommen. Für Anfängerinnen, die diese Sitzhaltung seit ihrer Kindheit nicht mehr eingenommen haben, ist es hilfreich, vorerst auf einem hohen Polster oder mehreren längsgefalteten Decken zu sitzen.

Betrachten Sie die Fotos genau, achten Sie auf die Plazierung des Polsters und der gefalteten, rutschsicheren Matte. Falls Sie Krämpfe in Ihren Füßen oder Schmerzen in Ihren

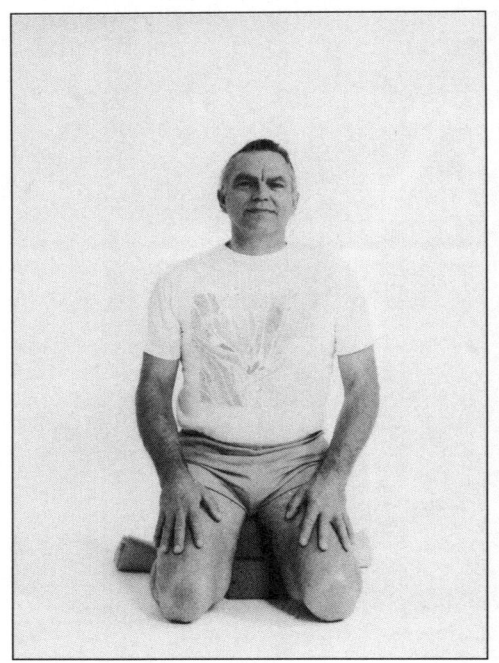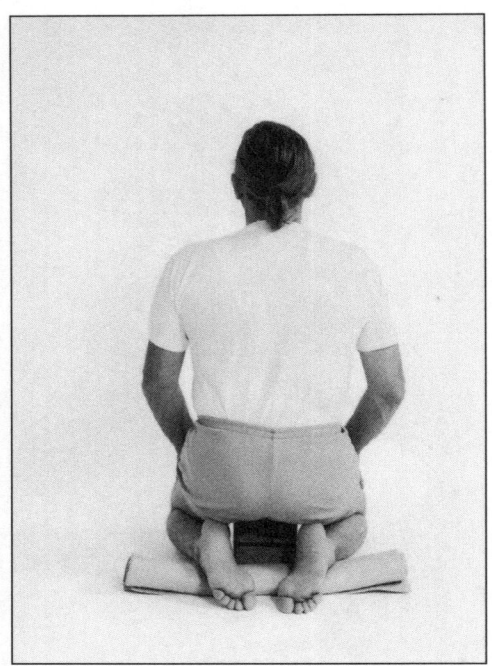

Der Heldensitz. Achten Sie darauf: Die eingesetzten Hilfsmittel heben den ganzen Rumpf an und bilden eine Art Polster für den Fußrücken.

Knöcheln empfinden, legen Sie ein zusammengerolltes Tuch, eine gefaltete Decke oder eine rutschsichere Matte unter die Knöchel und Füße (vgl. Abbildung); die Zehen haben Bodenkontakt. Sollten die Füße und Knöchel noch sehr steif sein, benützen Sie als Unterlage zwei oder drei gefaltete Decken; die Füße können dann über den Rand der Decken hängen.

Wenn Sie die Stellung angenehmer gestalten möchten, können Sie einen weichen Putzlappen, eine Socke oder ein Seil in die Falte der Kniekehle legen. Dadurch vergrößert sich der Raum in den Gelenken.

Die Durchführung des Helden- oder Heldinnensitzes

1. Sie stützen sich auf Ihre Hände und Knie; die Knie und Füße liegen hüftbreit auseinander. Legen Sie Ihre Zehen so hin, daß sowohl die Fußspitze als auch der Knöchel auf dem Boden aufliegen; die Zehen sind leicht einwärts gedreht. Legen Sie den Sitzblock oder das Polster so hin, daß Sie, wenn Sie Ihr Gesäß aufsetzen, an der vorderen Kante des Blocks oder des Polsters sitzen.

2. Sie knien und senken langsam Ihren Hintern auf das Polster, die Decken, den Block oder den Boden. Falls Sie mit Ihrem Hintern keinen Kontakt zum Hilfsmittel oder zum Boden finden oder falls die Knie Sie schmerzen, gestalten Sie die Unterlage noch höher. Lassen Sie sie so hoch sein, daß Sie wirklich aufrecht sitzen können (vgl. Abbildung S. 144); Ihre Hände geben Druck auf die Oberschenkel.

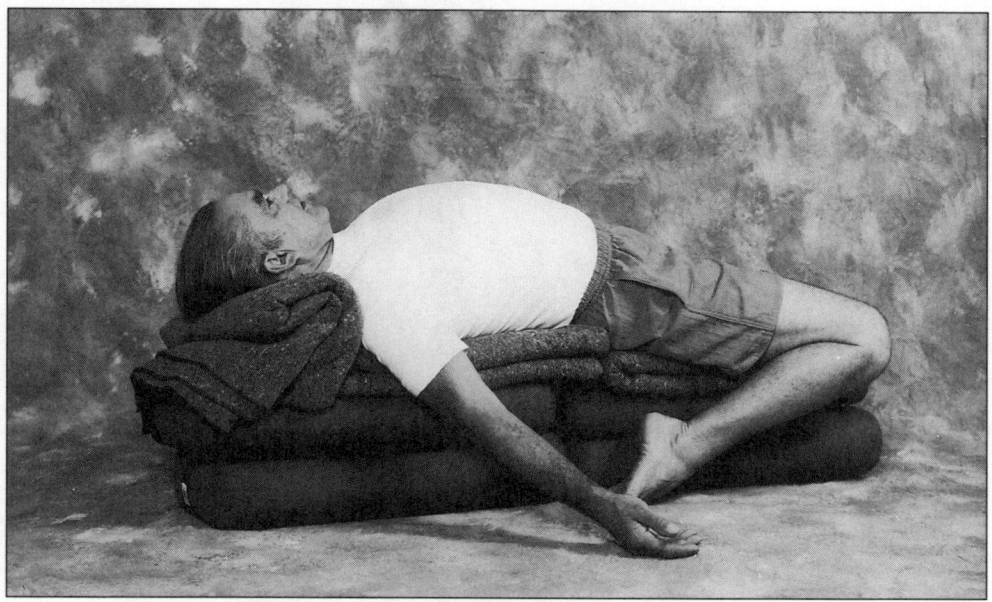

Der Heldensitz im Liegen öffnet auf gute Art den Brustraum und dehnt behutsam die Vorderseite der Oberschenkel.

3. Entspannen Sie, indem Sie das Gewicht wieder auf die Knie und die Hände abgeben. Vollziehen Sie anschließend an den Heldensitz die Stellung des Hundes mit dem Kopf nach unten (vgl. die Beschreibung im Kapitel 4).

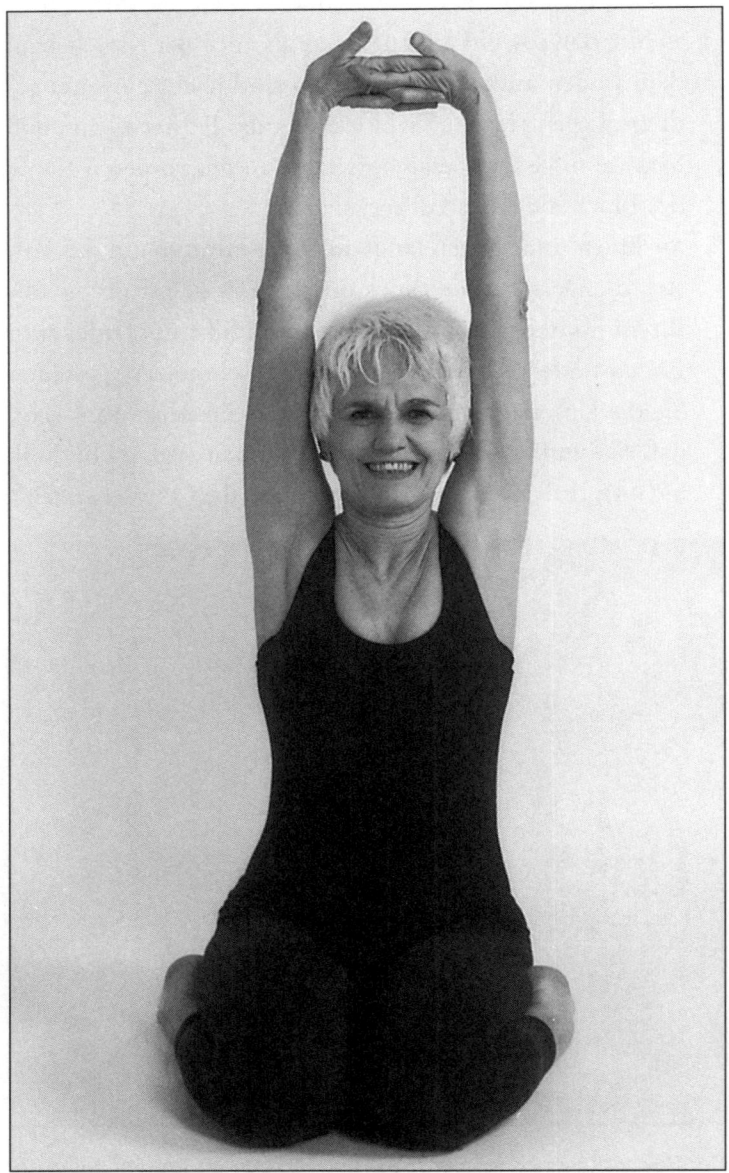

Bei dieser belebenden Stellung dehnen Sie die beiden Körperseiten.

Wenn es Ihnen einfach nicht möglich ist, den Heldensitz einzunehmen, auch mit vielen Decken nicht, versuchen Sie die
Stellung auf einem Bett: Sie knien auf dem Bett, legen mehrere Kissen an den Rand des Bettes. So können Sie auf dem
Bett knien und haben zwischen den Knien und unter dem
Hintern die Kissen. Aus dem Knien heraus lassen Sie Ihren
Hintern auf die Kissen sinken. Sollten die Füße sehr steif sein,
richten Sie sich so ein, daß Ihre Füße auf der Seite des Bettes
hinunterhängen können.

Die Abbildung S. 145 dokumentiert, wie auch ganz steife Anfänger den Heldensitz in der liegenden Variante *(Supta Vira-
sana)* vollziehen können. Achten Sie aber darauf, daß Sie vorerst die Variante im Sitzen bequem einnehmen können, bevor
Sie die Variante im Liegen versuchen. Ich empfehle Ihnen,
sich für diese Stellung von einer Lehrerin beraten zu lassen.

Sobald Sie sich im Heldensitz wohl fühlen, können Sie
Ihre Wirbelsäule zusätzlich dehnen, indem Sie Ihre Arme
nach oben strecken. Legen Sie dazu Ihre Finger ineinander,
achten Sie darauf, welcher Daumen ganz vorne liegt. Drehen
Sie die Handflächen nach außen und strecken Sie Ihre Arme
nach vorne und nach oben. Dehnen Sie mit Hilfe der ge-
streckten Arme den ganzen Rumpf des Körpers, ziehen Sie die
Arme sogar leicht nach hinten. Bleiben Sie während mehrerer
Atemzüge in dieser Dehnung. Entspannen Sie dann Ihre
Arme, legen Sie erneut die Finger ineinander (der andere
Daumen liegt nun vorne), und wiederholen Sie die Übung.

Ruth K. Lain, 82jährig:
Der Yoga öffnet das Tor zu neuen Freunden und Interessen

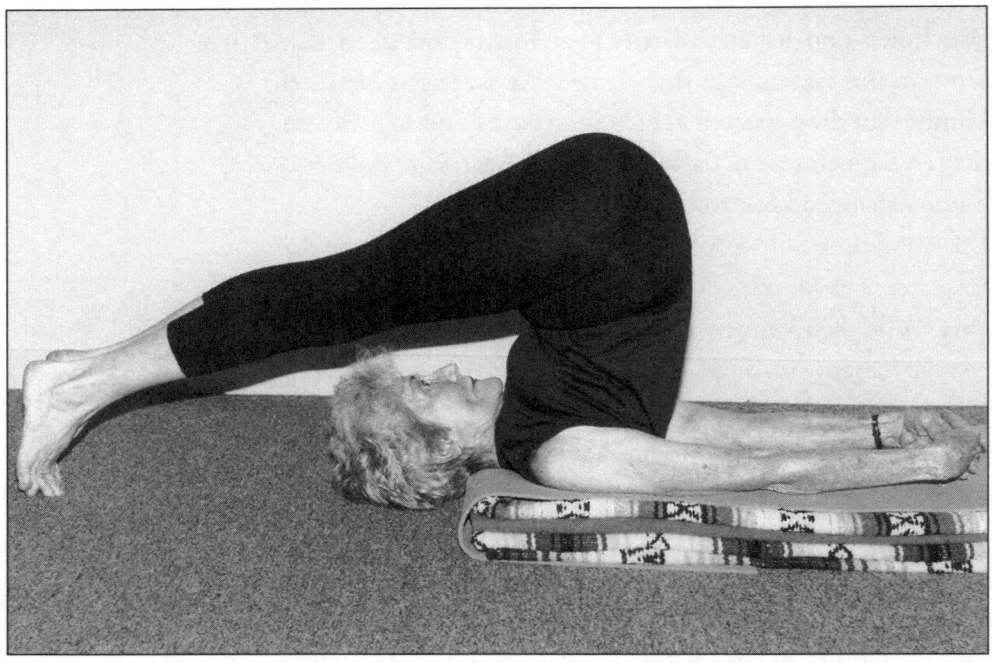

Ruth Lain, eine 82jährige Yoga-Lehrerin, zeigt die Stellung des Pflugs. Sie übt Yoga seit ihrem 65. Altersjahr.

Es geht mir physisch, geistig, emotional und spirituell besser als je im Leben. Das ist ein klares Faktum.

Ich bin viel ruhiger, emotional und spirituell viel ausgeglichener. Der Yoga lehrt zwar nicht in einem direkten Sinn Spiritualität und Meditation, doch wie nebenbei erhält auch die Seele ihre Unterstützung und ihre Pflege.

Das Schlüsselwort des Yoga ist «bewußt». Der Yoga bringt dir bei, in jedem Moment des Lebens bewußt dazusein, zum Beispiel auch beim Essen. Viele Leute sind sich dessen nicht bewußt, was sie tun, und der Yoga ist der Weg zu dieser Bewußtheit.

Vor kurzem starb mein Mann. Wenn uns irgend etwas Traumatisches zustößt, kann uns der Yoga unterstützen. Wenn du 52 Jahre lang mit jemandem verheiratet bist, entsteht eine solche Bindung,

daß du sie nicht sofort auflösen kannst... Ich kann mir nicht vorstellen, wie ich ohne den Yoga überlebt hätte, es wäre sicher bedeutend härter gewesen.

Nachdem ich im Alter von 65 Jahren meine Tätigkeit als Lehrerin an einer öffentlichen Schule eingestellt hatte, begann ich mich
für den Yoga zu interessieren. Später lebten mein Mann und ich auf
einer Farm etwa 65 Kilometer von Corpus Christi, Texas, entfernt,
und es gab keine Yoga-Lehrer. Deshalb fuhren wir 240 Kilometer
nach San Antonio. Hier erhielt ich dreimal Privatunterricht, dann
zog mein Lehrer nach New York um. Ganz und gar auf den Yoga eingestellt, aber wiederum ohne Lehrer, entschloß ich mich, das Gelernte mit andern aus der Nachbarschaft zu teilen. Diese Weitergabe
gab mir den Impuls, noch mehr zu lernen und zu üben.

Ich beschloß: Wenn ich am Ort keinen Yoga-Lehrer auftreiben
konnte, so wollte ich einer werden. Ich sammelte damals unvorbe-
reitete Nachbarn, Verwandte und auch andere Leute um mich, von
denen ich annahm, sie könnten für ein solches Experiment offen genug sein.

Die Yoga-Gruppe in meinem Wohnraum wurde immer größer,
und ich begann in verlassenen Schulhäusern auf dem Land und in
kirchlichen Zentren mit weiteren Gruppen. Schon nach wenigen
Jahren leitete ich in Corpus Christi sechs Gruppen, und ich verbrachte viel Zeit auf dem Highway, wenn ich nachts nach Hause
fuhr. Dann zogen mein Mann und ich in die Stadt und machten aus
unserer Garage ein Studio, das wir als «Yoga-Raum» bezeichneten.
In diesem Raum gab ich Privatlektionen und unterrichtete ich
wöchentlich neun Gruppen, Männer und Frauen jeden Alters. Auch
im Rahmen der Y. W. C. A. [Young Women's Christian Association]
leitete ich weiterhin zwei Gruppen.

In meinem Leben war ich mehrfach schwer krank: zehn Opera-
tionen, chronisches Asthma und ein Zwölffingerdarmgeschwür.
Dank des Yoga fühle ich mich wirklich gut und bin nicht mehr
krank. Etwa ein Jahr nachdem ich mit dem Yoga begonnen hatte,
verschwand das Asthma. Dabei nehme ich keine Medikamente. Neben der körperlichen, geistigen und emotionalen Gesundheit be-
schenkt uns der Yoga noch mehr: Mir öffnete er das Tor zu neuen
Freunden und Interessen. Ich erlebe mich als wahrhaft gesegnet, daß
ich diese wundervolle Art zu leben ständig erkunden darf.

Aus eigenem Interesse, aber auch aus Verantwortung meinen

Yoga-Schülern gegenüber fand ich den Mut, am Iyengar Institute in San Francisco Kurse und Workshops bei verschiedenen Iyengar-Lehrern zu belegen. Ich besuchte Wochen- und Wochenendkurse bei den besten Lehrern der Vereinigten Staaten. Durch sie, aber auch durch Bücher und durch das eigene Üben lernte ich weiter. Es gibt im Yoga 8000 Stellungen – da gibt es immer etwas Neues zu lernen.

Ich unterrichte nach wie vor jede Woche zehn Gruppen und erteile fünf oder sechs Privatlektionen. Vor kurzem hatte ich eine 80jährige Frau am Telefon, die mich fragte: «Bin ich für den Yoga nicht zu alt?» Und ich fragte zurück: «Können Sie noch atmen? Dann kommen Sie für eine Lektion.»

6

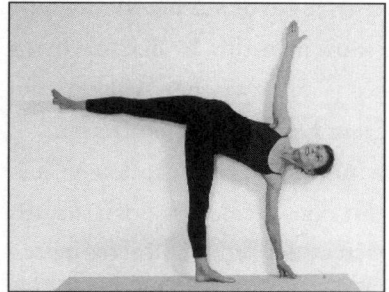

Yoga – ein verläßlicher Gefährte während der Menopause

«Zur Zeit ist das Leben nach 50 eine aufregende Phase. Wie ein fremdes Land! Wie es aufregend und spannend ist, zu den Jungen zu gehören, nachdem man ein Kind war, oder zu den Erwachsenen zu gehören, nachdem man vorher jung war. Ich mag diese Phase. Sie ist eine weitere Etappe im Leben, nachdem du nun die Rolle des Weibchens ausgespielt hast.»

Gloria Steinem, in einem Interview mit
Cathleen Rountree

Heute gehen mehr Frauen als je zuvor auf die Menopause zu oder befinden sich mitten in ihr. In den nächsten zwanzig Jahren werden in den USA zwischen vierzig und fünfzig Millionen Frauen in diese Lebensphase eintreten.

Die Wechseljahre sind eine Zeit der Inventur für die spirituellen und körperlichen Belange. Es wäre schade, wir würden diese Zeit nicht nutzen.
Germaine Greer,
Ab 40. Über Frauen, wie sie leben, was sie denken, wer sie sind

Die Menopause selber gewinnt heute einen anderen Charakter; zum einen hängt dies mit den sozialen und wirtschaftlichen Rollen zusammen, die sich in den letzten fünfzig Jahren für die Frau in dramatischer Weise geändert haben, zum anderen geht dies auf neue Verständnismöglichkeiten dieser Übergangszeit zurück. Es gehört zur Leistung von Frauen wie Germaine Greer, Sadja Greenwood, Susan Lark, Christiane Northrup, Gail Sheehy, Susun Weed und vielen anderen, daß diese für das Leben der Frau so wichtige Phase neu definiert worden ist. Alle diese Wissenschaftlerinnen betonen für die Zeit der Menopause den Wert eines den Körper und den Geist umfassenden Übungsweges wie etwa des Yoga. «Falls Sie nicht pro Woche bereits eine Stunde oder mehr Yoga, Tai Chi oder einen anderen meditativen Übungsweg praktizieren, beginnen Sie jetzt!» rät Susun Weed in ihrem Buch *HeilWeise*. Und das Echo von Gail Sheehy in *Wechseljahre – na und?* lautet: «Für jede Frau über 45, die den sehr stressigen Anforderungen des Berufs und den eigenen Wünschen gegenübersteht, ist es von äußerster Wichtigkeit, sich selbst einer regelmäßigen erholsamen Entspannung überlassen zu können.»

Was heißt Menopause?

Als Fachausdruck bezieht sich «Menopause» auf die letzte Monatsblutung und auf den Abschluß der Fortpflanzungsphase der Frau. Meistens wird der Ausdruck aber gebraucht, wenn man von den zwei oder drei Jahren sprechen will, während derer jene Umstellungen im Hormonhaushalt stattfinden, die zur Beendigung der Menstruation führen, und von all den folgenden Jahren im Leben einer Frau.

Die Menopause hat ähnlich wie die Pubertät ihre Ursache in Veränderungen des hormonellen Gleichgewichts im Körper. Ungefähr in der Lebensmitte reduzieren die Eierstöcke der Frau, jene Drüsen, die für die Fruchtbarkeit und den Menstruationszyklus zuständig sind, die Produktion von Östrogen und Progesteron. Die Menstruation kommt in einen unregelmäßigen Rhythmus, und schließlich hört der Menstruationszyklus ganz auf. Für die meisten Frauen ereignet sich dies in den späten Vierziger- oder frühen Fünfzigerjahren; doch kann es gelegentlich auch bereits im Alter von 35 Jahren eintreten.

Während dieser hormonellen Umstellung bluten einige Frauen häufiger als normal oder erleben sehr starke Blutungen. Diese Wechsel im hormonellen Gleichgewicht können auch, für Frauen in unserer Zivilisation sehr unangenehm, zu «fliegender Hitze» oder zu nächtlichen Schweißausbrüchen führen. Mit der Menopause wird noch eine Menge anderer Symptome verbunden: Gefühlsschwankungen, Depression, Blasenprobleme, trockene Scheide, Gelenkschmerzen, reduziertes sexuelles Interesse, Gewichtszunahme. Nur wenige Frauen durchleben alle diese Symptome; drei Viertel der Frauen lernen während der Menopause das eine und andere dieser Symptome kennen. Einige Frauen weisen auch keines dieser Symptome auf, mit der einen Ausnahme, daß die Menstruation zu Ende ist.

Am wenigsten verstanden und am wenigsten toleriert wird, wenn eine ältere Frau sich von den ganz und gar auf die anderen ausgerichteten Verhaltensmuster der Mutter-Periode weg- und sich einem mehr selbstbestimmten Leben zuwendet, eine Veränderung, die mehr oder weniger mit der Menopause zusammenfällt.

Barbara Walker,
*Das geheime Wissen der Frauen.
Ein Lexikon*

Die Menopause beeinträchtigt die Frau auch auf der psychischen Ebene. Einige Frauen berichten von Stimmungsschwankungen, die ähnlich verlaufen wie in den Tagen vor der Menstruation, andere erzählen von Phasen der Depression, der Verwirrung und des Gedächtnisverlustes. Vielen Frauen geraten auch die Schlafgewohnheiten durcheinander.

Betont werden sollte aber auch, daß die Frauen, wenn die körperlichen Veränderungen zu Beginn der Menopause abgeschlossen sind, nun von dieser machtvollen Ebbe-und-Flut-Bewegung befreit sind, die sie in der Zeit der Fruchtbarkeit bestimmt hat. Sie befinden sich nun in einem «Fließgleichgewicht»: Sie sind konzentriert, energiegeladen und bereit, die Weisheit ihrer Erfahrung einzubringen. Viele Frauen erfahren neue Lebenslust und neue Lebenskraft, eine Erfahrung, die Margaret Mead, die berühmte amerikanische Anthropologin, als den «Schwung nach der Menopause» beschreibt.

Während die einen Frauen praktisch symptomfrei durch die Zeit der Menopause gelangen, empfinden andere Frauen diese Zeit als sehr bedrückend. Wenn das Selbstverständnis einer Frau stark mit der Vorstellung, Mutter zu sein, verbunden ist oder eine Frau kein Kind geboren hat, mag sie über den Verlust ihrer Fruchtbarkeit trauern. Wenn sie sich in Beziehungen nur dann wertvoll fühlt, wenn sie sexuell attraktiv ist, kann es ihr vorkommen, als ob nun der beste Teil ihres Lebens vorbei sei. Judith Lasater erinnert die Frauen:

> «Die Perimenopause [die Zeit direkt vor der Menopause] kommt in einem Moment, da auch andere Ereignisse die Frau unter Druck setzen und sie herausfordern: Die Eltern sind krank oder sterben, die Karriere stellt Forderungen, der Partner wird pensioniert oder verliert Arbeitszeit, die Finanzen ändern sich, die Kinder verlassen das Elternhaus… Diese Ereignisse lenken etwas von den Wirkungen dieser Achterbahnfahrt der hormonellen Umstellung ab.»

Die Kultur beeinflußt unsere Art und Weise, auf die Menopause zu reagieren

In verschiedenen Kulturen wird die Menopause bedeutend positiver gesehen als in den USA, und sie wird von weniger negativen Symptomen begleitet: Die Frauen sehnen sich nach dem Ende der Menstruation, weil sie sich dann nicht mehr der Fruchtbarkeit zu widmen haben. In Kulturen, in denen das Alter geachtet und die Frauen geehrt werden, ist die Menopause Durchgang zu einem höheren Ansehen. In solchen Kulturen gehören diese Frauen nun zu den «Älteren», die mit ihrer Weisheit und ihrer Erfahrung das Leben der Gemeinschaft leiten.

Es ist immer so: Unsere Erwartungen beeinflußen das Resultat. Die Art und Weise, wie wir die einzelnen Phasen des Lebens wahrnehmen, spielt entscheidend mit, wie wir sie dann auch erleben. Die Ärztin Christiane Northrup erläutert in ihrem ausgezeichneten Buch *Frauenkörper, Frauenweisheit* wie die keltische Kultur die verschiedenen Phasen im Leben einer Frau gesehen hat:

> «...die junge Frau wurde als Blume betrachtet, die Mutter als Frucht und die ältere Frau als Saatkorn. Das Saatkorn ist jener Teil, der die Erkenntnisse und die Fähigkeiten aller anderen Teile in sich trägt. Die Aufgabe der Frau nach der Menopause ist es, voranzugehen und in die Gemeinschaft ihr Korn voller Wahrheit und Weisheit einzupflanzen.»

Im öffentlichen Leben lehnen wir, trotz mancher positiver Veränderungen, das Alter nach wie vor ab und fürchten es. In Witzen, Fernsehsendungen und Glückwunschkarten – sie reden im Hinblick auf unsere kulturellen Maßstäbe eine deutliche Sprache – wird zum Ausdruck gebracht, daß wer 50 wird, «erledigt» und «jenseitig» ist. Wenn wir selber zu dieser Ansicht neigen, darf es uns nicht wundern, wenn wir die

Auch wenn ich in *The Fountain of Age* über das richtige Leben geschrieben habe, war ich in meinem eigenen Leben doch eine Workaholic. Aber im letzten Sommer widmete ich mich, statt ständig zu schreiben, nun dem Yoga und besuchte einen Malkurs... Was du in der Zeit nach 50, nach den Jahren der Fortpflanzung, erlebst, hängt mehr als in den anderen Phasen des Lebens ganz von dir ab, vom dem, was du für dich wählst. Biologisch ist nichts vorgegeben. Ein eigenes Ziel zu haben ist für ein lebendiges Alter ganz wichtig.

Betty Friedan, 72jährig

Menopause als Abbau erleben. Wenn wir aber solche gesellschaftlich geprägten Wertvorstellungen zurückweisen und selbstverantwortlich über die Menopause nachdenken, kann sie zur kraftvollsten Zeit in unserem Leben werden.

Die Menopause als eine Zeit der Reflexion und der Neuorientierung

Wenn die Wechseljahre für uns zu einer Krise werden, so hat dies den Grund nicht nur in den körperlichen Symptomen, sondern auch im mißlichen Umstand, daß wir in einer Gesellschaft alt werden, die nur die jungen Frau zu schätzen scheint.
Paddy O'Brien,
Yoga for Women

Die Menopause kann wie andere Übergangsphasen in unserem Leben zur Gelegenheit werden, uns darüber Klarheit zu verschaffen, was für uns zentral ist, und die Tiefe und den Reichtum unserer Erfahrungen zu feiern. Wenn wir mit uns selbst in Frieden sind, sei es als Mutter, sei es als Frau ohne Kinder, können wir das Ende der Menstruation und unserer Fruchtbarkeit als etwas Befreiendes erfahren. Wir befinden uns in einer neuen Etappe unseres Lebens. Die Kinder, falls wir Kinder haben, sind unabhängiger geworden, leben vielleicht schon nicht mehr zu Hause. Unser Partner, falls wir einen Partner haben, versucht sich vielleicht auf einer neuen Ebene von Erfolg oder Befriedigung. Diese Etappe ermöglicht uns auch eine neue Form von Nähe in unserer Beziehung. Falls wir allein leben, sind wir wacher für unsere eigenen Bedürfnisse; mit Freude gehen wir eigene Wege und treffen wir unsere eigenen Entscheidungen. Wir sind also aufmerksamer, was uns selbst betrifft, und klarer in unserer Beziehung.

Einige von uns Frauen fühlen sich vielleicht auch unsicher und bedauern Dinge, die ungetan blieben, Wege, die sie nicht weiter erforscht haben. Mit etwas Mut können wir solche Dinge noch einmal anschauen, dann aber auch loslassen, was kurzfristig noch einmal schmerzt. Im allgemeinen aber verfügen wir nun über eine reichere und offenere Sichtweise. Jahre voller Erfahrung haben die Sichtweise geprägt, mit der wir nun die Welt sehen, und haben uns Selbstvertrauen geschenkt.

Was der Yoga den Frauen während der Menopause bietet

Der Yoga kann für uns Frauen zu einem kraftvollen Werkzeug werden, dank dem wir den Übergang in die Menopause als ein positives Ereignis erleben, und zwar körperlich und geistig. Der Yoga vermittelt Frauen, die sich danach sehnen, von lebenslangen negativen Gewohnheiten und Abhängigkeiten loszukommen, Kraft und Unterstützung. Da der Yoga das System der endokrinen Drüsen ausgleicht, reduziert er die unangenehmen Wirkungen der hormonellen Umstellung. Doch die regelmäßige Praxis von Yoga-Übungen erleichtert nicht nur die körperlichen Aspekte der Menopause, sondern inspiriert auch zu einer spirituellen Entwicklung, die die Frauen offen stimmt für die Energie und Schönheit dieser tiefgreifenden Veränderung.

> Zu diesem Zeitpunkt ist der Vollzug von Yoga-Stellungen besonders heilsam, denn sie beruhigen das Nervensystem und fördern das Gleichgewicht.
> Gita Iyengar,
> *Yoga für die Frau*

Wie die Menopause uns helfen kann, unsere Yoga-Praxis auszuweiten

Während der Menopause entdecken viele Frauen, die mit dem Yoga bereits vertraut sind, daß sie nun mit einer größeren Offenheit auch die spirituellen Aspekte des Yoga wahrnehmen. Sie genießen es mit tiefer Freude, wenn sich während des Übens Frieden und das Empfinden, mit dem Universum eins zu sein, einstellen. Die Wechseljahre sind für die Frauen eine Zeit, in der sie ihr spirituelles Wissen ausbauen und verstärken können, indem sie sich nun in einer offenen, persönlichen und intuitiven Weise auf den Yoga einlassen.

Statt alles daran zu setzen, den Körper in die klassischen Stellungen hineinzupressen, befürworten ältere, erfahrene Yoga-Lehrerinnen einen anderen Umgang mit dem Yoga: weniger Gewicht auf der Kontrolle, dafür mehr Gewicht auf dem persönlichen Experiment. Wer den eigenen Weg in die Stellungen findet, die eigene Kraft entdeckt, voll und ganz den gegenwärtigen Augenblick auskostet und dabei das Vergangene bewußt verabschiedet und Raum schafft für Neues, erfährt einen großen Reichtum.

Yoga-Stellungen gegen «fliegende Hitze», nächtliche Schweißausbrüche und andere Symptome

Als ich 1958 mit Yoga begann, betrachtete ich ihn als das beste und ausgefeilteste Hilfsmittel, um körperlich und psychisch auf dem höchsten Niveau zu leben... Nun bin ich 50, und der Yoga ist für mich einmal mehr zur Lebenshilfe geworden. Mir ist inzwischen die Freude ganz wichtig geworden, und zwar inner- und außerhalb des Yoga. Ich benütze die positiven Wirkungen einer ausgeglichenen Yoga-Praxis, um mich am Wunder des Lebens und am Wunder der eigenen Möglichkeiten möglichst intensiv zu erfreuen.

Dona Holleman,
Yoga-Lehrerin

Seit Jahrhunderten gelten die klassischen Umkehrstellungen wie der Kopfstand und der Schulterstand, aber auch verschiedene entspannende Vorwärtsbeugungen und stärkende Stellungen als kühlend und beruhigend. Meine Yoga-Schülerinnen berichten mir, daß diese Stellungen tatsächlich eine effektvolle Hilfe gegen die «fliegende Hitze» und die anderen üblichen Symptome der Menopause darstellen. Wenn wir lange im Schulterstand bleiben, so hat diese Stellung eine außerordentlich beruhigende Wirkung auf das Gehirn und das Nervensystem. Der 96jährigen Yoga-Lehrerin Indra Devi gemäß sind der halbe und der ganze Schulterstand die beiden wichtigsten Stellungen, wenn wir Unregelmäßigkeiten oder hormonelle Probleme in unserem weiblichen Fortpflanzungssystem korrigieren möchten.

Die Ärztin Christiane Northrup weist darauf hin, daß 80 bis 90 Prozent der amerikanischen Frauen während der Jahre der Menopause unter «fliegender Hitze» leiden. Bei der «fliegenden Hitze» erhöht sich die Temperatur der Körperoberfläche, und es kommt, im Bereich des Kopfes und

Nackens, zu – gelegentlich sehr starken – Schweißausbrüchen. Es gibt Frauen, die nur während weniger Monate unter der «fliegenden Hitze» leiden, andere wiederum mehrere Jahre. Ein kleiner Prozentsatz von Frauen kennt dieses Symptom während zehn oder noch mehr Jahren.

Die Wissenschaftlerinnen sind sich über die Ursache der «fliegenden Hitze», des unangenehmsten Symptoms der Wechseljahre, noch nicht sicher. Die von den meisten akzeptierte Theorie lautet, daß diese plötzliche und dramatische Erhöhung der Körpertemperatur dann eintritt, wenn der «Thermostat» des Körpers, der im Hypothalamus liegt, durch das Ungleichgewicht im hormonellen Haushalt durcheinandergebracht wird. Da die «fliegende Hitze» mit dem Nervensystem und dem Drüsensystem zusammenhängt, kann sie auch durch Streßfaktoren ausgelöst werden.

Regelmäßige Yoga-Praxis oder auch andere regelmäßige Betätigungen wie das Radfahren oder Gehen können diese Symptome mildern. Speziell wirkungsvoll sind aber die Umkehrstellungen des Yoga – Handstand, Kopfstand, die Stellung des Hundes mit dem Kopf nach unten, Schulterstand, die an der Wand hochgestellten Beine. Sie reduzieren die Häufigkeit und Intensität der «fliegenden Hitze» und der nächtlichen Schweißausbrüche.

Die Umkehrstellungen des Yoga führen zu nachweisbaren Wirkungen in der sogenannten Hämodynamik, in der Durchblutung der einzelnen Körperorgane. Sie wirken zudem positiv auf die endokrinen Drüsen, die wiederum die Hormone herstellen, die viele der Körpervorgänge regeln. Die Umkehrstellungen besitzen auch eine reinigende Wirkung und kurbeln das Immunsystem an. Der Psychobiologe und Yoga-Lehrer Roger Cole hat sich in ausgedehnten wissenschaftlichen Studien mit den physiologischen Wirkungen der Yoga-Stellungen befaßt, und er hält fest:

«Wenn wir unseren Körper in eine Umkehrstellung bringen, überlisten wir ihn: Er nimmt an, daß der Blutdruck zugenommen hat, weil alle Rezeptoren, die den Blutdruck messen, im Bereich des Nackens und des Brustkorbs liegen. Der Körper ergreift Sofortmaßnahmen, um den Blutdruck zu senken, u. a. entspannt er die Blutgefäße und reduziert jene Hormone, die Wasser und Salz zurückhalten.»

Auf einer höheren Ebene regen die Umkehrstellungen, nach der Überzeugung der alten Yoga-Schriften, den Prana-Fluß, die Lebensenergie, an. Sie lenken Prana nach innen, zu den lebenswichtigen Organen, weg von der Oberfläche (Haut) und hin zur Mitte des Körpers. Nach denselben alten Überzeugungen fließt während der «fliegenden Hitze» Prana von der Mitte nach außen und erhitzt die Haut.

Für schon erfahrene Yoga-Schülerinnen, die unter der Leitung einer Lehrerin arbeiten, können auch die Rückwärtsbeugung auf einem Stuhl und die Brücke (mit Hilfsmitteln) zur Verminderung der «fliegenden Hitze» hilfreich sein (vgl. S. 166, 167, 184, 271).

Auch wenn die meisten Frauen, die an der «fliegenden Hitze» leiden, sich nach Hilfe sehnen, sind einige Wissenschaftlerinnen der Meinung, daß dieser Temperaturanstieg auf der Körperoberfläche auch eine sinnvolle Funktion hat. Vicki Noble zum Beispiel erinnert uns in ihrem Buch *Shakti – Die heilende Energie der Frau* daran, daß eine hohe Körpertemperatur Bakterien abtötet. Sie und andere Wissenschaftlerinnen gehen davon aus, daß die «fliegende Hitze» im jeweiligen Moment durchaus gesund sein kann. Und wenn wir mit allen Mitteln versuchen, den Ablauf der «fliegenden Hitze» zu unterdrücken, greifen wir möglicherweise in einen heiklen Heilungsvorgang ein.

Yoga – eine Hilfe bei Stimmungsschwankungen und Depression

Wenn sich während der Menopause der Östrogen- und Progesteronspiegel verändert – beide Hormone haben mit unserer Stimmung zu tun –, kann dies zu Reizbarkeit, Ängsten und Depression führen. «Während der Menopause erleben wir wie während der Pubertät hormonelle Veränderungen», sagt die Yoga-Lehrerin und Großmutter Felicity Green. «Wenn ein Mädchen pubertiert, haben wir Geduld mit ihm. Während der Menopause sollten wir mit uns selbst Geduld haben. Wir Frauen sollten anerkennen, daß diese Veränderung etwas Normales ist, und uns selbst Zeit und Raum zur Ruhe schenken.»

Susun Weed, die viel von der Kräuterheilkunde versteht, schreibt in *HeilWeise:*

> «Die Beweglichkeit der Gelenke wird schnell größer dank der gesammelten Aufmerksamkeit und der vorsichtigen Art der Dehnung bei den Yoga-Stellungen. Die Stellungen, die Atemübungen und eine ruhige, gesammelte Meditation dämpfen und beruhigen das sympathische Nervensystem. Eine regelmäßige Praxis befreit von Ängsten. Der Yoga, und zwar die Stellungen in Verbindung mit dem Atmen und den Konzentrationsübungen, stärkt die Nerven, die Nebennieren und das Herz, indem er Sensitivität und Empfindsamkeit miteinander verbindet, statt gegeneinander ausspielt.»

Vorwärtsbeugungen

Die Vorwärtsbeugungen beruhigen den Geist und das Nervensystem, sie dehnen zudem auf angenehme Art die Wirbelsäule und ziehen den Rücken in die Länge (vgl. die genauen Angaben auf S. 178 f.). Sie rufen eine Haltung der Hingabe

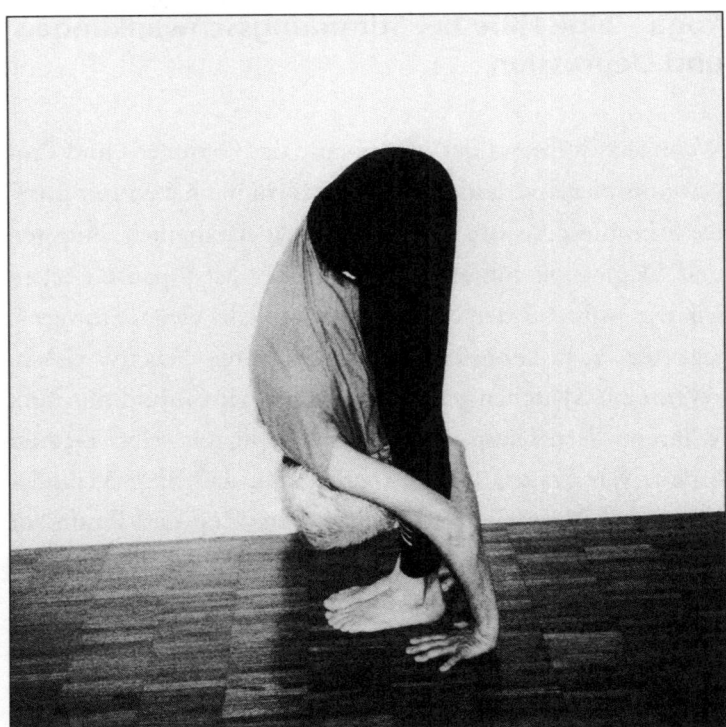

Vorwärtsbeugungen beruhigen den Geist und besänftigen das Nervensystem.

und des Vertrauens wach, was den Streß abbaut und von vielen beschwerlichen Symptomen befreit, die mit dem Wechseljahren in Zusammenhang gebracht werden.

Schon eine ganz einfache Vorwärtsbeugung im Stehen bringt den Oberkörper in eine Umkehrstellung: Der Kopf liegt tiefer als das Herz. In dieser Stellung wird die Hypophyse angeregt, diese kleine Drüse im Gehirn, die für die Regulierung des Blutzuckers und der Körpertemperatur mitverantwortlich ist.

Solche Vorwärtsbeugungen üben auf den Bauchbereich einen leichten Druck aus, dadurch werden die Gebärmutter und die anderen Bauchorgane massiert. Wenn Sie aus der

Stellung zurückkehren und den Druck zurücknehmen, baden die Organe in frischem, sauerstoffreichem Blut, und Sie fühlen sich frisch und erneuert.

Der Yoga bringt ein Gleichgewicht in die hormonellen Veränderungen

Da der Yoga die hormonellen Veränderungen wieder in ein Gleichgewicht bringen kann, hilft er, zu starke Gemütsschwankungen wieder einzupendeln und Ängste abzubauen. Viele der Symptome, die üblicherweise mit der Menopause in Zusammenhang gebracht werden, wie andauernde oder zeitweilige Schmerzen und Reizbarkeit, treten bei Streß verstärkt auf. Die Praxis von entspannenden und stärkenden Yoga-Stellungen verringert deshalb das Auftreten solcher Symptome.

Während die Eierstöcke ihre Produktion von Ovarialhormonen herabsetzen – jener Hormone, die mit der sexuellen Reaktion, mit der Libido, mit dem Wohlbefinden während der Menopause überhaupt zu tun haben –, vergrößern andere Teile des Körpers, etwa die Nebennieren und die Zirbeldrüse, ihre Hormonproduktion. Leider sind nun bei vielen älteren Frauen die Nebennieren, sei es wegen Streß, schlechter Ernährung, Umweltverschmutzung, sei es aus anderen Gründen, in einem schlechten Zustand. Da dann die Nebennieren mit ihrer Ergänzung ausfallen, kommt es zu solchen Symptomen wie Stimmungsschwankungen, Müdigkeit oder Depression, die gern mit der Menopause zusammengebracht werden.

Die Yoga-Stellungen, vor allem die Drehungen und die Rückwärtsbeugungen, fördern die Tätigkeit der Nebennieren; sie lassen im Körper den Östrogenspiegel ansteigen. Diese Stellungen regen auch die Nieren an und unterstützen eine gesunde Ausscheidung der Stoffwechselabfälle.

Die Umkehrstellungen vermindern die Müdigkeit

In diesen letzten sechs Monaten sehnte ich mich ganz stark nach Umkehrstellungen. Du sehnst dich einfach. Das ist wie die Sucht nach Schokolade.

Judi Flannery-Lukas, Yoga-Lehrerin

Müdigkeit ist ein Signal: Der Körper braucht Zeit zur Ruhe, zur Erholung und zum Wiederaufbau. Wenn Sie müde sind, sollten Sie sich nicht mit anstrengenden Übungen überfordern. Dies gilt vor allem auch während der Menopause. Die Umkehrstellungen sind bekannt dafür, daß sie Müdigkeit, Gefühle der Schwere, Trägheit abbauen. Sie verbessern nicht nur den Kreislauf und verstärken die Blutzufuhr Richtung Kopf, sie beruhigen auch auf der Ebene der Gefühle. Diese Stellungen geben uns, in einem wörtlichen Sinn, eine andere Perspektive. Immer wieder bin ich begeistert davon, wie anders die Welt ausschaut nach einem lang durchgehaltenen Kopf- oder Schulterstand oder auch nach einer leichteren Umkehrstellung wie die mit den Beinen an der Wand (vgl. die erholsamen Umkehrstellungen in Kapitel 11).

Frauen fühlen sich an bestimmten Tagen während ihres Menstruationszyklus schwer und müde. Diese Müdigkeit kann teilweise auf den Stau in den Beckenorganen zurückgeführt werden. Für solche Frauen sind die Umkehrstellungen sehr zu empfehlen, und zwar in den zehn Tagen vor der Periode und im Anschluß an die Periode. Während der eigentlichen Menstruation sollten die Umkehrstellungen allerdings nicht vollzogen werden.

Wenn Sie sich für eigentliche Stellungen zu müde fühlen, versuchen Sie es mit einer Umkehrstellung, bei der Sie Hilfsmittel einsetzen. Falls Sie mit dem Schulterstand mit Unterstützung nicht vertraut sind, legen Sie sich vor eine Wand, und stellen Sie Ihre Beine an die Wand. Falls Sie dabei einschlafen, werden Sie tief und erholsam entspannen. Sie können sich auch auf das Bett legen und Ihre Beine gegen das Kopfbrett oder die Wand stellen.

Falls Sie an Kopfschmerzen oder an Müdigkeit leiden, vollziehen Sie die Stellung des halben Pflugs oder die Stellung der Beine an der Wand, jeweils mit Hilfsmitteln. Setzen Sie Kissen ein, so daß Sie in den Stellungen zur Ruhe kommen. Vor (oder nach) den Umkehrstellungen wirken heilend und aufbauend die Stellung des Hundes mit dem Kopf nach unten und Vorwärtsbeugungen, durchgeführt wiederum mit Hilfsmitteln.

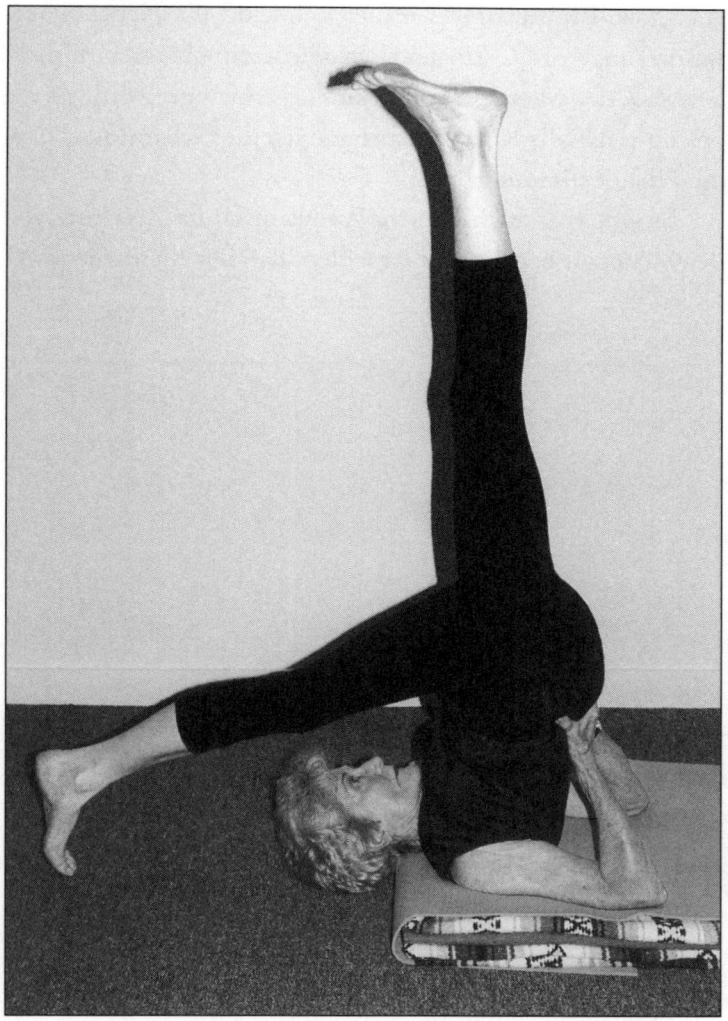

Ruth Lain vollzieht den Schulterstand mit nur einem Bein. Diese Variante des Schulterstands erfrischt die Beine und stärkt den Rücken.

Stellungen für den Ausgleich des Menstruationszyklus

In den Jahren vor der Menopause leiden viele Frauen unter der Spannung in den Tagen vor der Blutung, vor allem bei verzögerten Zyklen. Die Stellung des umgekehrten Pfeilbogens und die Stellung der Rückenlage auf einem Stuhl – der ganze Beckenbereich öffnet sich, und die Nebennieren werden angeregt, Östrogen zu produzieren – können mithelfen, daß der Menstruationszyklus regelmäßiger wird. Es ist bekannt, daß die Rückwärtsbeugungen die Gebärmutter und die Eileiter stimuliert.

Es gibt aber auch Frauen, vor allem in der Zeit kurz vor der Menopause, die darunter leiden, daß der Menstruations-

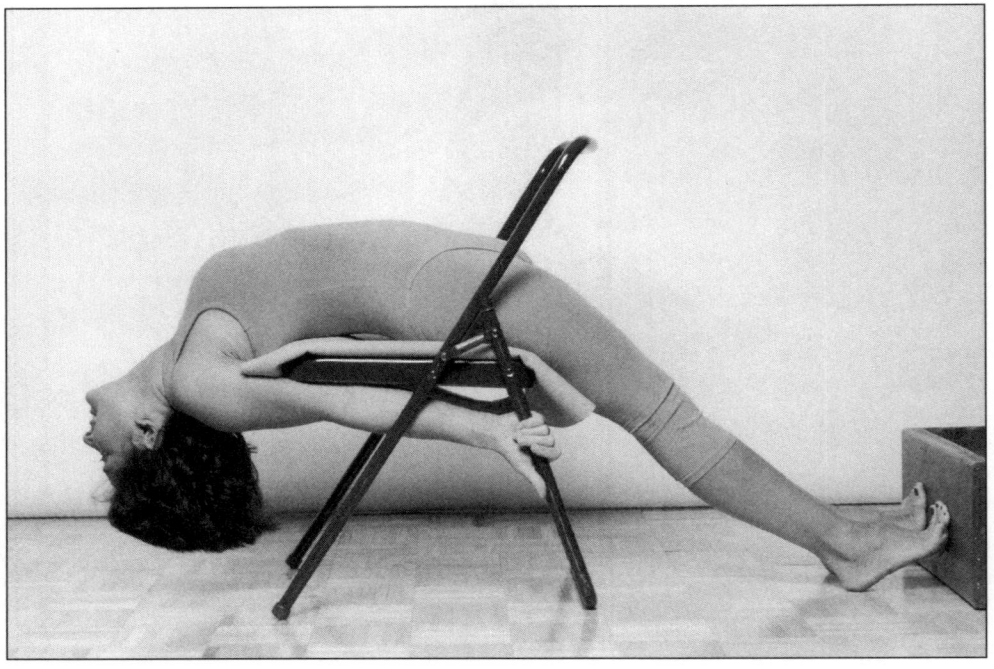

Suza Francina zeigt die Rückenlage mit einem Stuhl. Alle Rückwärtsbeugungen wirken körperlich sehr intensiv. Sie erhalten das Nervensystem und verstärken die Funktionen der Drüsen.

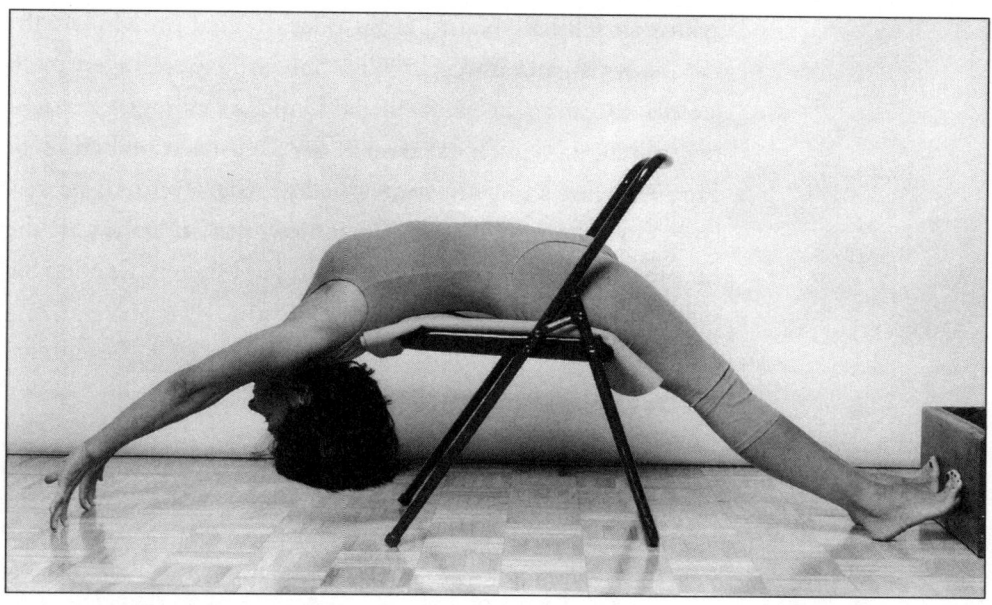

Frauen sollten es sich nicht leisten, auf die unglaublich wohltuende Wirkung dieser Rückwärtsbeugung zu verzichten! Achten Sie darauf: Die ganze Vorderseite des Körpers wird gedehnt.

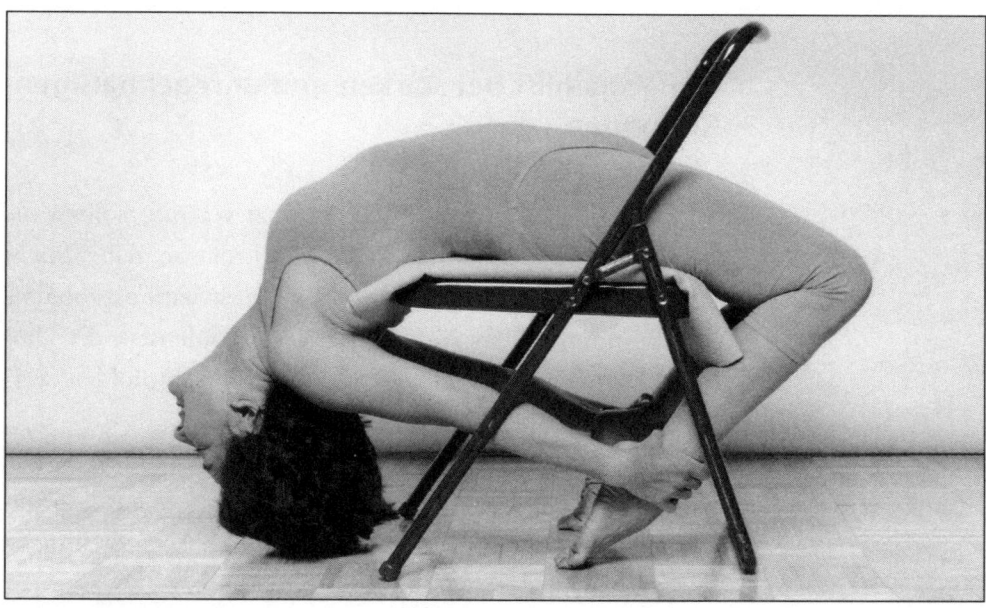

Anfänger sollten sich eher an die auf Seite 60 wiedergegebene Variante halten. Möglicherweise sollten Sie ein Kissen unter den Kopf legen, damit sich Ihr Nacken und Ihr Rücken wohlfühlen.

zyklus zu schnell abläuft, zwei- oder dreimal im Monat. Ihr Zyklus wird ganz unregelmäßig. Solche Frauen fragen mich jeweils, ob sie nicht ganz auf die Umkehrstellungen verzichten sollten, da sie sich dauernd in der Menstruation befinden. Eine Antwort kann nur individuell gegeben werden; sie verlangt einen hohen Grad an Körperbewußtheit. Damit Sie die für Sie persönlich richtige Lösung finden können, wenden Sie sich am besten an eine erfahrene Lehrerin.

Nach dem Yoga-Meister B. K. S. Iyengar ist zu beachten:

«Dieses ‹Bluten zwischen den Perioden› ist nicht dasselbe wie die Menstruationsblutung. Es scheint auf eine Reizung in der Gebärmutter zurückzugehen. Wenn zum Beispiel nach sieben Tagen einer regelmäßigen Periode der Blutfluß zurückgeht, sollten die Yoga-Übungen so abgestimmt werden, daß die Blutung ganz aufhört. Anstrengende Übungen und Stellungen, die die Gebärmutter anregen, können zu Blutfluß führen und die Periode verlängern.»

Der Yoga hilft bei starken und unregelmäßigen Blutungen

Wenn der Menstruationszyklus normal verläuft, sollten die Umkehrstellungen während der Menstruation selber nicht eingenommen werden. Es gibt aber Menstruationsprobleme und bestimmte Fibrome, bei deren Vorhandensein die Umkehrstellungen während der Menstruation empfohlen werden.

Die Umkehrstellungen und Rückwärtsbeugungen wirken auf das Drüsensystem: Sie regen an und gleichen aus. Störungen im Bereich der Drüsen können durch Yoga-Stellungen und vor allem durch Atemübungen *(Pranayama)* verbessert werden; durch die Verlängerung und Zügelung des Atems haben diese Übungen Einfluß auf den Hormonspiegel im Blut.

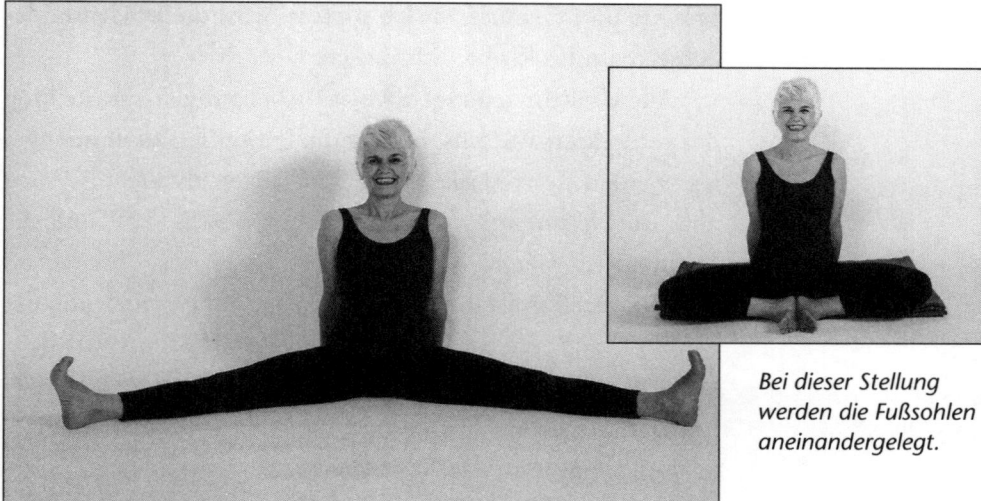

Bei dieser Stellung werden die Fußsohlen aneinandergelegt.

Betty Eiler in der Stellung des weiten Winkels. Der Körper entfaltet in dieser Stellung seine Mitte und seine Symmetrie, was ihr eine wohltuende Wirkung verleiht.

Sie sollten allerdings nur unter der Anleitung einer fachkundigen Lehrerin eingeübt werden.

Bei Blutungen zwischen den normalen Perioden werden zudem empfohlen die Stellung des weiten Winkels im Sitzen, die Stellung des verdeckten Winkels im Sitzen und in der Rückenlage und Umkehrstellungen.

Der Yoga schafft Erleichterung bei Stau im Beckenbereich

In den ersten Monaten nach dem Ausbleiben der Periode erleben Frauen ihr Becken oft als schwer und gestaut. Dieses Erlebnis kann gut zum Impuls werden, die Nahrungsgewohnheiten zu verbessern und dem Körper ein Programm von reinigenden Übungen zuzumuten. Wer vermehrt frische

Früchte und Gemüse zu sich nimmt, wird dieses Gefühl der Schwere im Beckenbereich verlieren.

Alle Umkehrstellungen, Vorwärtsbeugungen, die Stellung des verdeckten Winkels, bei der die Fußsohlen zusammengelegt werden (sowohl die Variante im Sitzen als auch die Variante im Liegen, vgl. die Beschreibung auf S. 179), und die Stellung des weiten Winkels wirken gegen den Blutstau im Becken. Der Kopfstand, die Rückenlage auf einem Stuhl, der Schulterstand, die Stellung des Pflugs und die Vorwärtsbeugungen im Sitzen besitzen ausgeprägt psychosomatische Wirkungen. Sie bauen Spannungen ab und verringern deshalb auch die Symptome der Menopause.

Die Umkehrstellungen nach der Periode

Klassische Yoga-Werke wie *Licht auf Yoga* von B. K. S. Iyengar und *Yoga für die Frau* von seiner Tochter Gita Iyengar empfehlen, daß der Kopfstand und der Schulterstand nach jeder Periode eingenommen werden sollten. Nachdem die Blutung zum Stillstand gekommen ist, garantieren diese Stellungen, daß die entsprechenden inneren Bereiche des Körpers trocknen. Einige erfahrene Lehrerinnen warnen allerdings die Frauen, nach der Menstruation zu schnell zum gewohnten, aktiveren Üben zurückzukehren. Frauen, die während der Menstruation auf sanfte Art die empfohlenen Übungen (Vorwärtsbeugungen und stärkende Stellungen, jeweils mit Unterstützung) durchführen und gleich nach dem Abschluß der Blutung ihr gewohntes strenges Übungsprogramm (Stellungen im Stehen, Rückwärtsbeugungen und Gleichgewichtsstellungen) wieder aufnehmen, laufen Gefahr, sich zu überfordern. Einige Lehrerinnen sind sogar der Überzeugung, daß dies später, vor allem in den Jahren vor der Menopause, zu gesundheitlichen Problemen führen kann.

Es gehört zur Klugheit, die Yoga-Praxis im Anschluß an die Periode unter dem Aspekt des Heilens zu betrachten: Die Umkehrstellungen und ihre Varianten heilen die Fortpflanzungsorgane, also jene Organe, um die es auch bei der Menopause geht. B. K. S. Iyengar und andere anerkannte Lehrer empfehlen ein langes, ruhiges Verweilen im Kopfstand oder Handstand, ohne zuviel weitere Varianten. B. K. S. Iyengar schreibt: «Ganz ruhig vollzogene Stellungen kühlen, dämpfen und beruhigen; und sobald sich dieses Empfinden einstellt, wird auch der Geist ruhig.»

Das lange und bewegungslose Verweilen in Umkehrstellungen leitet hinüber zum Bewußtsein der Meditation. Während oder im Anschluß eines ruhigen Vollzugs von Umkehrstellungen können wir tiefer als sonst Gelassenheit, Frieden und innere Stille erfahren. Ein längeres Verweilen in den Stellungen beruhigt und stärkt das Nervensystem: ein unschätzbares Geschenk in jeder Lebensphase, ganz besonders aber während der Übergangszeit der Menopause.

Nach B. K. S. Iyengar «ist *Sarvangasana* (der Schulterstand) hilfreicher als *Sirsasana* (der Kopfstand), weil die Hypophyse nicht im selben Ausmaß angeregt wird wie in *Sirsasana*. Das ist auch der Grund, weshalb wir uns nach *Sirsasana* anders empfinden… Darin liegt auch die Begründung, weshalb ich öfters betone, daß nach *Sarvangasana* keine Rückwärtsbeugungen kommen sollten. Wenn Sie *Sirsasana* vollziehen, dann vollziehen Sie auch Rückwärtsbeugungen: Die Hypophyse ist bereits aktiviert, und die Rückwärtsbeugungen lassen sich leichter einnehmen. An *Sarvangasana* jedoch sollten Sie keine Reihe von Rückwärtsbeugungen anfügen.»

Auch Stellungen im Stehen helfen bei den Symptomen der Wechseljahre

Stellungen im Stehen wie die Stellung des Dreiecks oder die Stellung des Halbmonds – und zwar in der Unterstützung durch die Wand, was den Beckenbereich stärker öffnet – sind für Frauen während der Umstellung auf die Menopause sehr wohltuend. Stellungen im Stehen stärken den ganzen Körper, vor allem die Füße und die Beine. Sie ermöglichen den Bodenkontakt, sie helfen uns, unsere Verbindung zur Erde wieder zu be«gründen» und zu vertiefen. Sie verstärken unser Vertrauen und können uns helfen, wieder «auf den eigenen

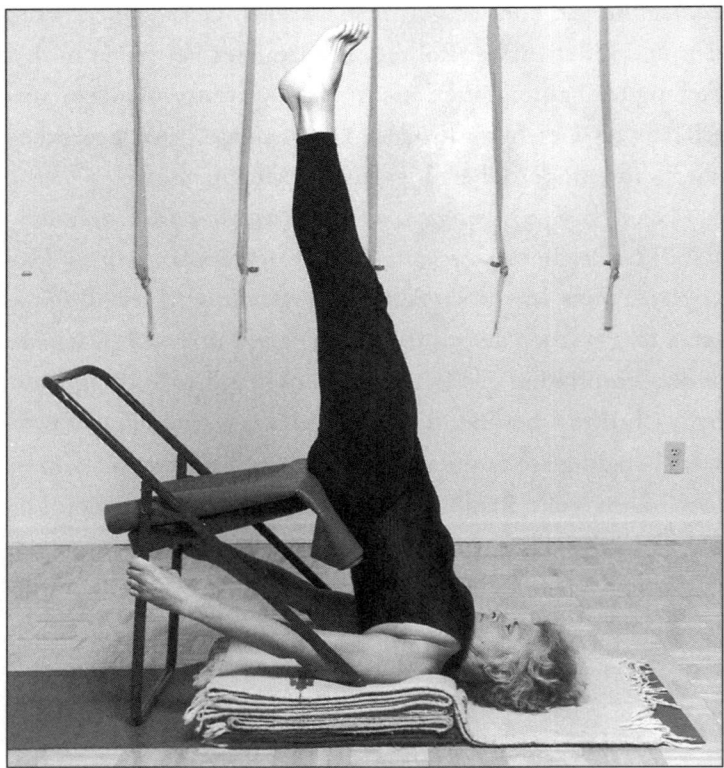

Dank des Stuhls kann Malchia Olshan bedeutend länger im Schulterstand bleiben.

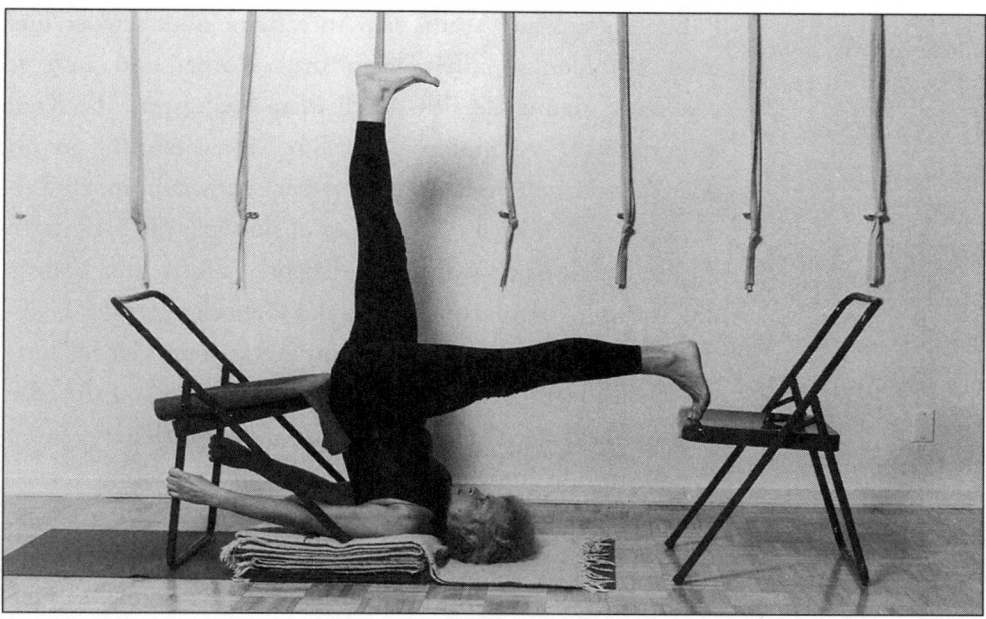

Der Schulterstand mit nur einem Bein, diese Variante mit zwei Stühlen erlaubt es auch einer Anfängerin, den Rücken geradezuhalten.

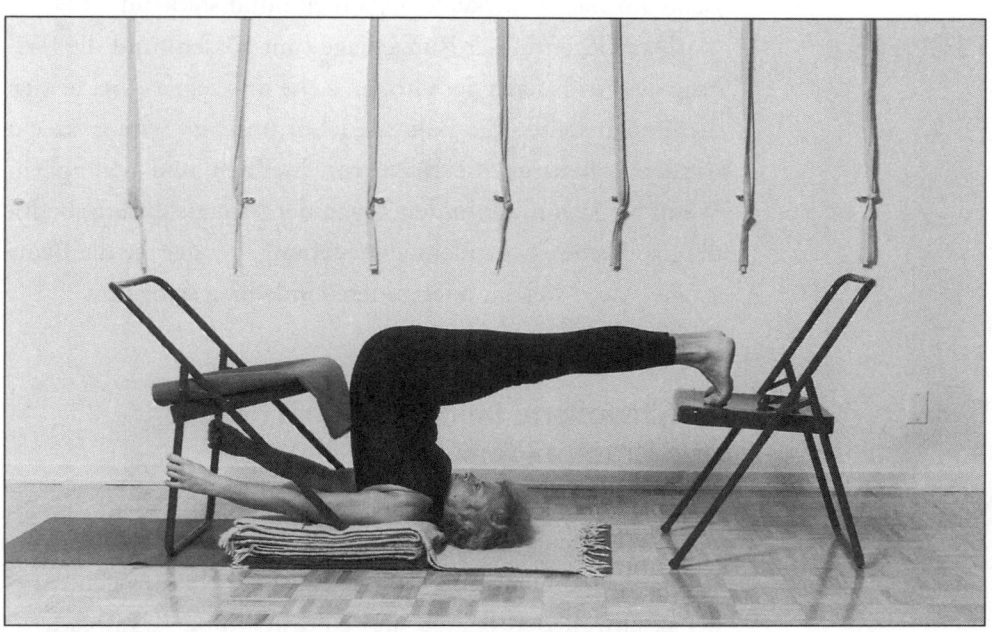

Wenn die Zehen auf einem Stuhl ruhen, fällt es leichter, den Rücken aufzurichten.

Füßen zu stehen». Wenn sich Ihre Beine aber schwer und müde anfühlen, so hören Sie auf Ihren Körper, und seien Sie vorsichtig, damit Sie sich durch diese Stellungen, die Kraft fordern, nicht erschöpfen. Wenn Ihre Monatsblutung gestört oder schmerzhaft verläuft, ebenso bei Schmerzen in der Leiste, im Bauch oder im Becken, ist es sinnvoll, die Stellungen im Stehen an einer Wand zu vollziehen. Ein sanfter Vollzug der Stellungen im Stehen – etwa des Dreiecks oder des Halbmonds, einer Vorwärtsbeugung im Stehen oder der Stellung des Griffs nach der Großen Zehe im Liegen – kann den Schmerz und die Müdigkeit in den Beinen verringern.

Wenn sich Ihre Beine schwer und müde anfühlen, etwa während der Periode oder bei einem ganz unregelmäßigen Zyklus, ist es wohltuend, wenn Sie als erste Übungen Stellungen im Liegen mit Unterstützung vollziehen. Der Heldensitz im Liegen, die Stellung des verdeckten Winkels im Liegen oder auch die einfache Stellung der überkreuzten Beine im Liegen wirken entspannend und stärkend.

Das Liegen in der Rückenlage (mit Kissen) und die Stellung des Griffs nach der Großen Zehe im Liegen – bei beiden Stellungen sollten die Beine gedehnt und zur Seite gestreckt werden – befreien die Beine von Steifheit und Müdigkeit. Wenn Sie sich nicht in den Tagen der Monatsblutung befinden, vollziehen Sie zudem jene Stellung, bei der Sie die Beine an die Wand stellen, oder andere Umkehrstellungen.

Geschwollene Beine und Knöchel und Krampfadern

Alle Stellungen, von denen eben die Rede war, besonders die Umkehrstellungen, sind nützlich, wenn es darum geht, sich bei geschwollenen Beinen und Knöcheln und Krampfaderproblemen Erleichterung zu verschaffen. Ich empfehle Ihnen vor allem ein längeres Verweilen (fünf bis fünfzehn Minuten) in der einfachen Stellung der Beine an der Wand. Falls Sie lange stehen müssen oder ausgiebig Sport betreiben, nehmen Sie diese Stellung ein, so oft es nur geht: Stellen Sie Ihre Füße gegen die Wand, und lassen Sie Ihre Beine abschwellen. Die Stellung der Brücke (mit Unterstützung) und die Stellung der Beine an der Wand, (mit Unterstützung) sind beide bei geschwollenen Füßen und Knöcheln sehr hilfreich.

Noch ein Wort zur Steifheit – wenn jemand erst spät mit Yoga beginnt

Leute, die während vieler Jahre nicht geübt haben und deren Nahrung hauptsächlich aus Zucker, Koffein, Fleisch und Konserven besteht, leiden gern unter Übergewicht und geschwollenen Gelenken. Ihr Körper besitzt eine Steifheit, die nicht nur auf zu wenig Bewegung zurückzuführen ist, sondern auch auf Vergiftung. Diese Leute finden den Yoga oft schwierig, aber gerade sie brauchen den Yoga erst recht.

Für solche Menschen sind die im Kapitel 3 beschriebenen Hilfsmittel besonders hilfreich. Ohne diese Hilfsmittel halten Leute mit wenig Energie und vielen Problemen kaum durch. Die Hilfsmittel ermutigen den Körper, sich zu öffnen und zu dehnen. In Zusammenarbeit mit einer Wand können Leute jeden Alters und jeder Verfassung mit dem Vollzug von Stellungen im Stehen und einfachen Umkehrstellungen beginnen. Gut getragen von Polstern und Decken, können fast alle leichte Rückwärtsbeugungen versuchen. Und Vorwärtsbeugungen können auch im Sitzen eingenommen werden, zum Beispiel auf einem Stuhl oder auf einem anderen Hilfsmittel. Und schließlich öffnet die Stellung des verdeckten Winkels (im Liegen und unterstützt von Hilfsmitteln) die Leistengegend und den Hüftbereich und verstärkt die Lebensenergie.

Es ist ganz wichtig, daß sich Frauen, die sich vor oder nach der Zeit der Menopause steif und unbeweglich vorkommen, bewußtmachen, daß dies nicht so bleiben muß. Wenn Sie gewissenhaft Yoga üben, löst sich die Steifheit auf. Dank Yoga und der richtigen Ernährung kann der Körper gereinigt, erneuert und verjüngt werden. Und auch das andere ist klar: Wenn Sie sich nicht für Ihre Gesundheit bewegen, dringen der Schmerz und die Steifheit, vorerst überspielt durch die Medikamente, immer tiefer in den Körper ein, setzen sich fest und führen zu Arthritis, Osteoporose und anderen Erkrankungen.

Praktische Hinweise für die Zeit der Menopause

Das folgende ist ein Beispiel für eine Abfolge von Übungen, die die Gebärmutter und die Hypophyse zu einer verstärkten Hormonproduktion anregen. Diese Übungsserie wirkt beruhigend, besänftigend und lindernd auf das Nervensystem. Wenn sie regelmäßig praktiziert wird, vermindert sie die Auswirkungen der typischen Symptome der Menopause. Diese Stellungen bilden eine gute Basis, auf der Frauen ihre Yoga-Praxis aufbauen können, wenn sie sich in den Jahren der Menopause und danach für ihre Gesundheit engagieren wollen.

– Vorwärtsbeugung im Stehen, das Gesäß an der Wand (Hängen an der Wand, vgl. S. 177 ff.)
– Stellung des Hundes mit dem Kopf nach unten (unterstützt von einem Gurt, falls einer aufgetrieben werden kann, oder mit einer Unterstützung für den Kopf; vgl. Kapitel 4, S. 100 und 110)
– Stellung des verdeckten Winkels im Liegen (mit Unterstützung, vgl. S. 179 ff.)
– Stellung der Beine an der Wand (vgl. Kapitel 11, S. 279)

- Stellung der Brücke (mit Unterstützung: man liegt auf Kissen oder Decken, vgl. S. 266 und 269)
- Stellung des Kindes (mit Unterstützung, vgl. S. 185 ff.)
- Drehstellung mit gebeugten Knien im Liegen (vgl. S. 189)
- Stellung der tiefen Entspannung (mit Unterstützung, vgl. Kapitel 12, S. 304)

Frauen, die im Yoga bereits geübt sind, können den Kopfstand (sei es mit dem Kopf direkt auf dem Boden, sei es in der Variante mit zwei Stühlen, vgl. die Abbildung S. 87) und den Schulterstand vollziehen, anschließend die Vorwärtsbeugung im Stehen und die Stellung des Hundes mit dem Kopf nach unten. Frauen, die bereits beweglicher sind (wenn Sie sich bei Vorwärtsbeugungen im Sitzen ohne Mühe nach vorne beugen können), können vor der Entspannung noch eine Vorwärtsbeugung im Sitzen (mit Unterstützung) einbauen.

Vorwärtsbeugung im Stehen mit Hilfe der Wand (Hängen an der Wand)

Vorwärtsbeugungen im Stehen gelten als halbe Umkehrstellungen, denn der Kopf und der Nacken liegen tiefer als das Herz. In der Variante «Hängen an der Wand» stützen wir den Hintern an der Wand ab und beugen uns nach vorne. Der ganze Rücken entspannt sich und gewinnt an Länge, die Spannung fließt aus dem Körper, und der Geist wird besänftigt, er fühlt sich ruhiger an. Wenn wir eine halbe Minute oder länger in dieser Stellung bleiben, wird die Hypophyse angeregt, die mitten in unserem Gehirn liegt.

Der Vollzug der Vorwärtsbeugung im Stehen mit Hilfe der Wand

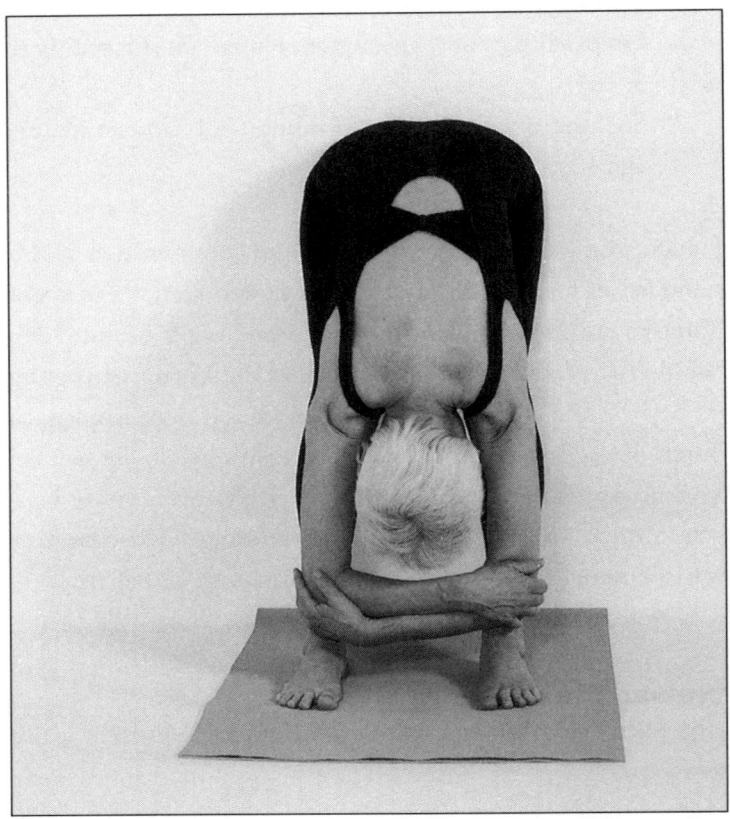

Die Vorwärtsbeugung, bei der der Hintern an der Wand ruht, wirkt entspannend. Der Kopf liegt tiefer als das Herz.

1. Stellen Sie sich, gut aufgerichtet, an eine Wand, die Füße hüftbreit auseinander. Pressen Sie Ihren Hintern an die Wand, während Sie Ihre Füße 30 bis 40 Zentimeter nach vorne stellen. Der Abstand der Füße zur Wand hängt von Ihrer Körpergröße und Ihrer Beweglichkeit ab. Ihre Füße liegen hüftbreit auseinander oder ein wenig mehr. Während eines Ausatmens beugen Sie sich nach vorn.
2. Probieren Sie aus, ob es entspannend wirkt: Verschränken

Sie Ihre Arme, und lassen Sie sich vom Gewicht der Arme und des Körpers Richtung Boden ziehen (vermeiden Sie aber ruckartige Dehnbewegungen!). Wenn Ihr Rücken aber noch so kompakt ist, daß Sie diese Position als unbequem empfinden, legen Sie Ihre Ellbogen oder Ihre Hände auf die Sitzfläche eines Stuhls oder auf eine andere Unterlage.

3. Halten Sie Ihre Beine durchgestreckt, ziehen Sie die Muskeln auf der Vorderseite der Oberschenkel aktiv nach oben. – Sie können die genaue Lage dieser Muskeln wahrnehmen, wenn Sie sie zusammenziehen. – Auf diese Art verleihen Sie Ihren Kniegelenken mehr Stabilität und können zudem die Muskeln auf der Rückseite der Oberschenkel loslassen.

4. Bleiben Sie in dieser Vorwärtsbeugung im Stehen ungefähr eine halbe bis eine ganze Minute. Sobald Sie mit den Übungen mehr vertraut sind, werden Sie gern noch länger in dieser Stellung bleiben. Um in die Ausgangsstellung zurückzukehren, legen Sie Ihre Hände auf Ihre Beine und richten sich während eines Einatmens auf. Stellen Sie sich wieder gut aufgerichtet an die Wand, entspannen Sie den Rücken im Kontakt zur Wand. Spüren Sie der beruhigenden, besänftigenden Wirkung der Stellung nach.

Die Stellung des verdeckten Winkels im Liegen (mit Unterstützung)

Die Stellung des verdeckten Winkels im Liegen kann, die Fußsohlen aneinandergelegt, direkt auf dem Boden vollzogen werden. Wenn die Stellung durch Polster und Decken unterstützt wird, öffnet sie den Brustraum, den Bauch und das Becken noch stärker und vermittelt dem Körper eine tiefe Entspannung. Zusätzliche Kissen unter den Vorderarmen,

Knien und an den Außenseiten der Oberschenkel lassen die Stellung äußerst bequem werden. Diese Stellung ist empfehlenswert für all jene, die an Bluthochdruck, Kopfschmerzen und Atemproblemen leiden. Sie gilt als eine der wichtigsten Stellungen für die Zeit der Periode und für die Übergangsphase der Menopause. Sie mildert Spannungen und Krämpfe im Bauch, in der Gebärmutter und der Vagina und gleicht den Hormonhaushalt aus. Da sie die Sammlung und das Gleichgewicht fördert, hilft sie auch bei Stimmungsschwankungen und Depression.

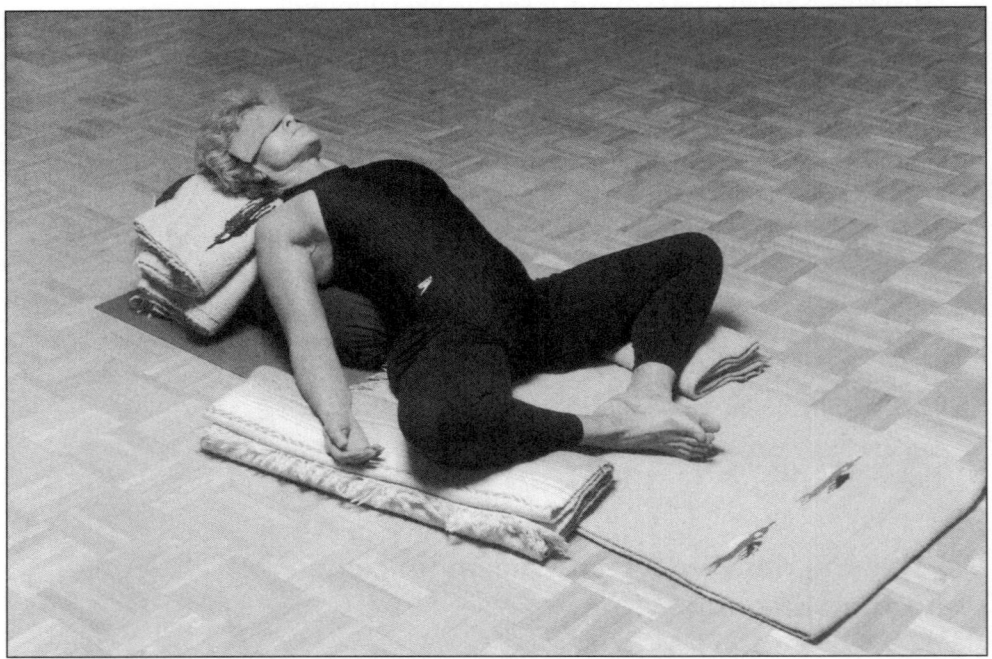

Diese entspannende und kraftvolle Stellung ist eines der größten Geschenke des Yoga.

Der Vollzug der Stellung des verdeckten Winkels im Liegen (mit Unterstützung)

Wie bei anderen Stellungen, bei denen mit Polstern und Kissen gearbeitet wird, hängt die Höhe der Unterstützung von der Körpergröße und der individuellen Beweglichkeit ab. Neue Yoga-Schüler können mit einer geringeren Unterstützung oder mit bloß einer oder zwei der Länge nach gefalteten Decken beginnen.

1. Setzen Sie sich vor das Polster oder die Decken. Der Rand des Polsters oder der Decken sollte Ihr Steißbein berühren. Legen Sie dann eine doppelt gefaltete Decke (oder zwei einfach gefaltete Decken) an das andere Ende des Polsters: Sie wird Ihren Kopf tragen, wenn Sie sich auf den Rücken legen. Bleiben Sie während ein paar Atemzügen sitzen, die Fußsohlen zusammengelegt, die Finger leicht hinter dem Gesäß auf dem Boden.

2. Stützen Sie sich mit Ihren Armen ab, wenn Sie nun Ihren Rücken und Ihren Kopf auf das Polster beziehungsweise die Decke legen. Ziehen Sie die doppelt gefaltete Decke unter Ihren Nacken und Ihren Kopf, und zwar so, daß Ihre Stirn etwas höher liegt als Ihr Kinn. Die Lage Ihres Kopfes sollte für Sie angenehm sein, weder zu hoch noch zu tief. Überprüfen Sie, ob das Polster Sie wirklich trägt: vom Kreuzbein bis zum Kopf. Wenn Sie nicht bequem liegen, versuchen Sie Ihren Rücken anders hinzulegen – vielleicht liegen Sie auf dem Polster zu weit oben oder zu weit unten. Falls Sie weiterhin Spannungen wahrnehmen, versuchen Sie weniger hoch zu liegen.

3. Ziehen Sie dann Ihre Füße näher an den Körper heran. Legen Sie eine der Länge nach gerollte Decke unter Ihre Oberschenkel. Die Höhe dieser Decken sollte das Gewicht Ihrer Beine auffangen, so daß sich Ihr Rücken und

Ihre Knie entspannen. Ihre Knie sollten auf derselben Höhe liegen. Wenn ein Knie noch höher liegt als das andere, legen Sie eine zusätzliche Decke unter das tiefer liegende Knie. Viele Leute können noch besser entspannen, wenn auch ihre Vorderarme von gefalteten Decken unterstützt werden. Wenn die Decken der Länge nach gefaltet und richtig hingelegt werden, dienen sie zur Unterstützung der Beine und der Arme.

4. Wenn Sie sich in der Stellung wohl fühlen, bleiben Sie in ihr, so lange Sie wollen, zehn oder zwanzig Minuten oder noch länger. Beobachten Sie den ruhigen Fluß Ihrer Atmung. Wenn Sie die Stellung auflösen möchten, stützen Sie Ihre Oberschenkel mit Ihren Händen. Bevor Sie sich aufsetzen, strecken Sie die Beine; gleiten Sie mit den Beinen von der Mittellinie weg. Es gibt Leute, die es vorziehen, als Abschluß noch flach auf dem Boden zu liegen. Falls Sie dies vor dem Aufsitzen ebenfalls versuchen möchten, drehen Sie sich mit angezogenen Beinen zur Seite, schieben das Polster weg und legen sich flach auf den Boden. Sobald Sie sich bereit fühlen, ziehen Sie ihre Knie an, drehen sich zur Seite und sitzen langsam auf.

Die Stellung der Brücke (mit Unterstützung)

Die Stellung der Brücke (mit Unterstützung) verbindet eine sanfte Rückwärtsbeugung mit einer vorsichtigen Umkehrstellung. Wenn Sie sich in diese Stellung begeben, können Sie die Öffnung des Brustraums und des Herzbereichs sehr gut wahrnehmen. Die Stellung wirkt auf das Herz erholsam und fördert den Ausgleich des Blutdrucks und des Hormonspiegels. Auch auf den Geist und das Nervensystem wirkt sie beruhigend. Sie hilft, prophylaktisch und aktuell bei Kopfschmerzen. Da Ihr Kopf etwas tiefer liegt als der übrige Körper und der Brustraum geöffnet wird, besänftigt und erfrischt die Stellung, sie verscheucht Lethargie und Depression. Sie entwässert auch die Beine, wenn wir vorher lang gestanden haben.

Der Vollzug der Stellung der Brücke (mit Unterstützung)

1. Betrachten Sie die Abbildung (S. 184) genau, und prägen Sie sich ein, wie die Decken zu liegen kommen, damit sie der Länge Ihres Körpers entsprechen. Die Höhe der Unterlage hängt von der Länge Ihres Rumpfes und von der Beweglichkeit Ihres Rückens ab. Anfänger beginnen am besten mit einer oder zwei einfach gefalteten Decken und erhöhen allmählich die Unterlage. Eine Höhe von 15 bis 30 Zentimetern ist für die meisten Leute angenehm. Personen, die sehr groß sind, können am oberen Ende der Decken noch eine oder zwei Decken dazulegen und so die Unterlage erhöhen. Achten Sie darauf, daß die Unterlage ausgeglichen ist. Sie können auch einen Block unter Ihre Fersen legen. Sollte die Unterlage am unteren Ende zu wenig fest sein, so legen Sie eine weitere Decke unter die Fersen.

2. Setzen Sie sich auf die Decken oder Polster, Sie können die Beine nach vorne strecken oder sich rittlings auf die Unterlage setzen. Setzen Sie sich in die Nähe des einen Endes der Unterlage, damit dann Ihr Kopf, wenn Sie sich hinlegen, in die Nähe des entfernteren Endes zu liegen kommt. Helfen Sie sich mit Ihren Armen, wenn Sie sich hinlegen. Gleiten Sie dann auf der Decke nach oben, bis Ihr Kopf und Ihre Schultern flach auf dem Boden liegen.

3. Nehmen Sie Ihre Empfindungen wahr. Wenn es Ihnen schwerfällt, Ihre Schultern auf den Boden zu legen, ist die Unterlage möglicherweise zu hoch. Wenn Sie im unteren Bereich des Rückens Spannungen spüren, beugen Sie am

besten die Knie und stellen Ihre Füße auf, sei es auf die Unterlage, sei es auf den Boden neben der Decke. Entspannen Sie den Bereich der Kehle und des Kinns. Dehnen und entspannen Sie den Nacken. Wenn Sie den Eindruck haben, in Ihrem Nacken sei zuviel Druck, versuchen Sie mit einem kleinen, zusammengerollten Tuch Abhilfe zu schaffen, oder Sie rollen das eine Ende einer Decke ein und ziehen es unter den Nacken, während das andere Ende der Decke unter dem Kopf liegt (vgl. die Abbildung).

4. Wenn Sie sich wohl fühlen, schliessen und bedecken Sie die Augen. Ihre Arme liegen entspannt in einer bequemen Haltung neben dem Körper oder, falls Sie das mögen, leicht angewinkelt Richtung Kopf (wie Babys es tun).

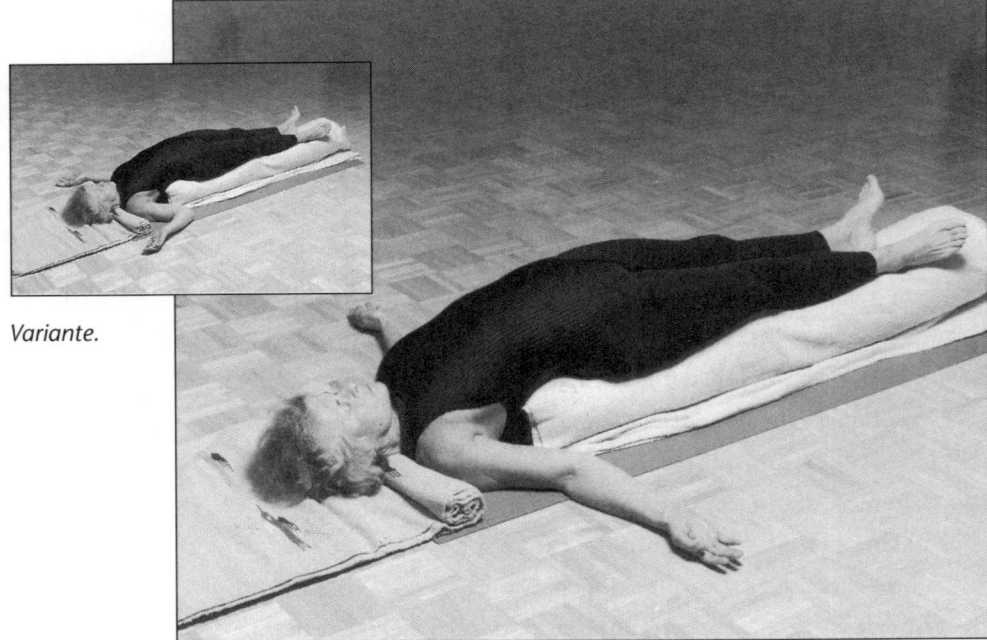

Variante.

Die Stellung der Brücke, mit Hilfe von Decken. Diese Stellung ist außerordentlich erholsam und wirkt beruhigend.

Bleiben Sie in der Stellung der Brücke (mit Unterstützung), solange Sie sich wohl fühlen, bis zehn oder fünfzehn Minuten. Wenn Sie merken, daß es Zeit ist, abzuschließen, entfernen Sie den Schutz über den Augen und gleiten mit dem Körper Richtung Kopf, bis Ihr ganzer Rücken und der Hintern auf dem Boden liegen. Entspannen Sie noch ein paar Atemzüge lang in dieser Stellung, die Beine noch auf der Höhe der Unterlage. Beugen Sie dann die Knie, drehen Sie sich zur Seite, und setzen Sie sich langsam auf.

Ich empfehle Ihnen die Anschaffung von Polstern wegen ihrer Höhe und wegen Ihrer Vorteile. Yoga-Schülerinnen erzählen mir immer wieder, daß sie zu Hause diese Stellungen mit Unterstützung regelmäßiger üben, sobald sie über Polster verfügen. Betrachten Sie sie als eine Investition für Ihre Gesundheit in den nächsten Jahren. (Vgl. Kapitel 10, die Informationen über die positiven Wirkungen der Rückwärtsbeugungen mit Unterstützung.)

Die Stellung des Kindes

Die Stellung des Kindes entspricht jener Haltung, die Babys und kleine Kinder natürlicherweise einnehmen, wenn sie ruhen oder sich entspannen möchten. Interessant ist, daß dieselbe Haltung, allerdings mit ausgestreckten Armen, in allen Religionen als Ausdruck der Verehrung bekannt ist. Diese Stellung befreit nicht nur von Spannungen im Kreuzbereich, sondern vermittelt auch ein Gefühl des Wohlbefindens und der Sicherheit. Ohne zusätzliche Hilfsmittel kann man diese Stellung zwischen anderen, stärker fordernden Yoga-Stellungen einnehmen, etwa den Stellungen des Hundes mit dem Kopf nach unten und dem Kopf nach oben oder dem Handstand im rechten Winkel. Die Stellung befreit tatsächlich von Kreuzschmerzen, die auf ein zu langes Stillstehen oder Stillsitzen zurückzuführen sind. Wenn Sie sich vom Leben überrollt vorkommen und Sie sich am liebsten ins Bett zurückziehen und dort verstecken möchten, versuchen Sie sich für ein paar Minuten in der Stellung des Kindes zu sammeln. Wenn Sie dabei Ihren Körper mit einem Polster oder Decken unterstützen, wird sich die Empfindung einer wohltuenden Umarmung einstellen.

Der Vollzug der Stellung des Kindes

1. Sie knien auf einer gepolsterten Unterlage, auf einem Teppich, einer Matte oder einer zusammengefalteten Decke. Ihre Füße und Knie liegen hüftbreit auseinander. Vor Ihnen befindet sich Ihr Polster oder die zusammengefalteten Decken.

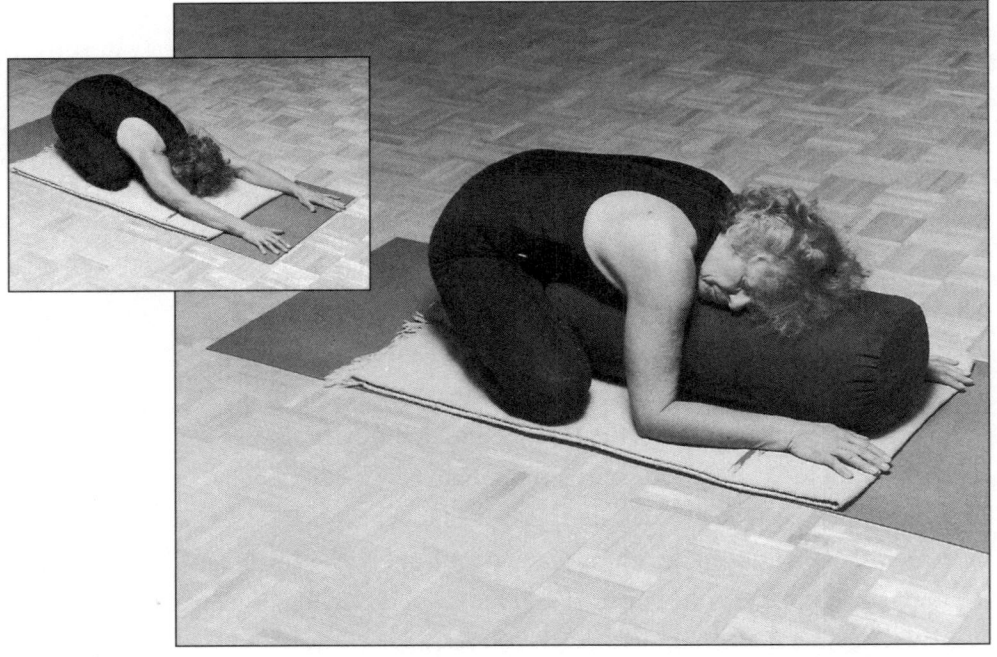

Die Stellung des Kindes wirkt bei Spannungen im Rücken lindernd und heilend.

2. Sollte es notwendig sein, so verstärken Sie die Polsterung unter Ihren Knien und Ihren Schienbeinen (vgl. die Hinweise zum Heldensitz in Kapitel 5). Ihre Zehen schauen nach hinten, die Lage Ihrer Füße entspricht der Lage der Waden. Setzen Sie sich nun vorsichtig auf Ihre Fersen. Falls dies in Ihren Knien Spannung auslöst, legen Sie ein schmales, der Länge nach gefaltetes Tuch in die Kniekehle, so daß für das Kniegelenk mehr Raum entsteht. Stellt sich im Bereich der Fußknöchel und der Fußriste ein unangenehmer Druck ein, legen Sie ein gefaltetes Tuch oder eine gefaltete, rutschsichere Matte unter die Fußgelenke; die Füße hängen dann über dieses Tuch (vgl. die Hinweise zum Heldensitz in Kapitel 5).

3. Achten Sie darauf, daß Ihre Knie weit genug geöffnet sind, so daß Sie nun das Polster oder die Decken zwischen die Oberschenkel schieben können (vgl. die Abbildung S. 186). Entspannen Sie, und legen Sie sich in die Stellung des Kindes. Ihr Rumpf sollte vom Polster und von Ihren Oberschenkeln getragen werden. Der Brustbereich sollte sich auf dem Polster entspannen können. Falls notwendig, nehmen Sie noch weitere Decken hinzu. Stützen Sie Ihr Gesäß auf den Fersen ab. Viele Leute empfinden die Stellung des Kindes als leichter zugänglich als der Heldensitz, denn diese kann auch vollzogen werden, wenn Ihr Gesäß die Fersen nicht berührt.

4. Wenn Sie sich nicht wohl fühlen oder Mühe mit der Atmung haben, schieben Sie die Unterlage, auf die Sie sich niedergelassen haben, etwas weiter weg. Es gibt Leute, die sich wohler fühlen, wenn Ihr Bauch nicht mit dem Polster in Kontakt steht.

5. Ihren Kopf drehen Sie zur Seite (vgl. die Abbildung S. 186). Entspannen Sie den Kiefer. Falls diese Haltung für Sie unangenehm ist, stützen Sie Ihre Stirn ab, ziehen Sie dabei Ihr Kinn Richtung Brustbein. Lassen Sie den Atem

natürlich fließen, ohne einzugreifen. Mit Ihren Armen können Sie das Polster umfassen oder sie auch einfach passiv hinlegen (vgl. die Abbildung S. 186). Verweilen Sie für etwa drei Minuten in der Stellung, drehen Sie nach etwa der Hälfte der Zeit Ihren Kopf auf die andere Seite. Wenn Sie aus der Stellung zurückkommen möchten, legen Sie Ihre Handflächen ungefähr auf Schulterhöhe auf den Boden. Und während eines Einatmens richten Sie sich auf. Wenn Ihr Gesäß auf den Fersen nicht aufsitzt, bleiben Sie einfach knien. Stellen Sie dann das eine Bein, den einen Fuß auf, stützen Sie sich mit Ihrer Hand auf dem Oberschenkel ab, und stehen Sie auf. (Falls es Ihnen Mühe bereitet, vom Boden hochzukommen, lesen Sie bitte in Kapitel 13 nach, wie Sie sich mit einem Stuhl helfen können.)

Leute, die in ihren Knie- und Fußgelenken noch sehr unbeweglich sind, finden vielleicht, sie müßten einen Riesenberg von Decken einsetzen, sei es als Schutz für Ihre Zehen, sei es als Unterstützung der Schienbeine… Wie bei anderen Stellungen gilt auch hier: Die meisten Probleme lassen sich lösen, entweder durch die Hilfe eines erfahrenen Lehrers oder durch das Experimentieren mit verschieden hohen und unterschiedlich angeordneten Decken und Tüchern.

Wenn die Füße und Knie trotz der Unterlage schmerzen und wenn sich jemand nicht mehr allein auf den Boden niederlassen oder vom Boden erheben kann, kann die Stellung des Kindes auch im Bett vollzogen werden: Kissen und Decken unter dem Gesäß und dem Rumpf, und die Füße hängen über den Bettrand, wie es in Kapitel 5 im Zusammenhang mit dem Heldensitz beschrieben worden ist.

Die Drehstellung mit gebeugten Knien im Liegen

Ich erinnere meine Yoga-Schülerinnen immer wieder: «Und wenn ihr gar nichts tut, so vollzieht, bevor ihr zu Bett geht, wenigstens die eine und andere sanfte Drehstellung, um so den Nacken und den Rücken zu entspannen.» Sanfte Drehstellungen im Liegen verhindern und vermindern Schmerzen im Kreuzbereich, die auf Muskelspannung zurückzuführen sind. Sie helfen auch bei Krämpfen und Magenverstimmung, denn sie wirken im ganzen Bauchbereich.

Der Vollzug der Drehstellung mit gebeugten Knien im Liegen

1. Sie liegen, beugen die Knie und stellen Ihre Füße auf. Ober- und Unterkörper sind aufeinander abgestimmt und gerade ausgerichtet. Falls Ihr Kopf nach hinten fällt, legen Sie eine gefaltete Decke unter Ihren Kopf. Sie breiten Ihre Arme auf die Seite hin aus wie eine Verlängerung der Schultern, die Handflächen nach oben und die Hände gedehnt, als ob Sie mit Hilfe der Hände und Arme den Brustraum auseinanderdehnen möchten. Lassen Sie den Rücken entspannt auf dem Boden aufliegen.
2. Während Ihre Füße auf dem Boden bleiben, heben Sie den Hüftbereich vom Boden weg, bewegen ihn vorsichtig nach links und legen ihn auf den Boden zurück. Sie ziehen Ihre Beine Richtung Bauch und senken sie auf die rechte Seite.
3. Ihren linken Arm strecken Sie vom Körper weg. Ihr rechter Arm bleibt als Verlängerung der Schulter, oder Sie können die rechte Hand auf die Knie legen und durch einen leichten Druck die Dehnung noch verstärken. Verweilen Sie für einige Atemzüge, und entspannen Sie den Körper.

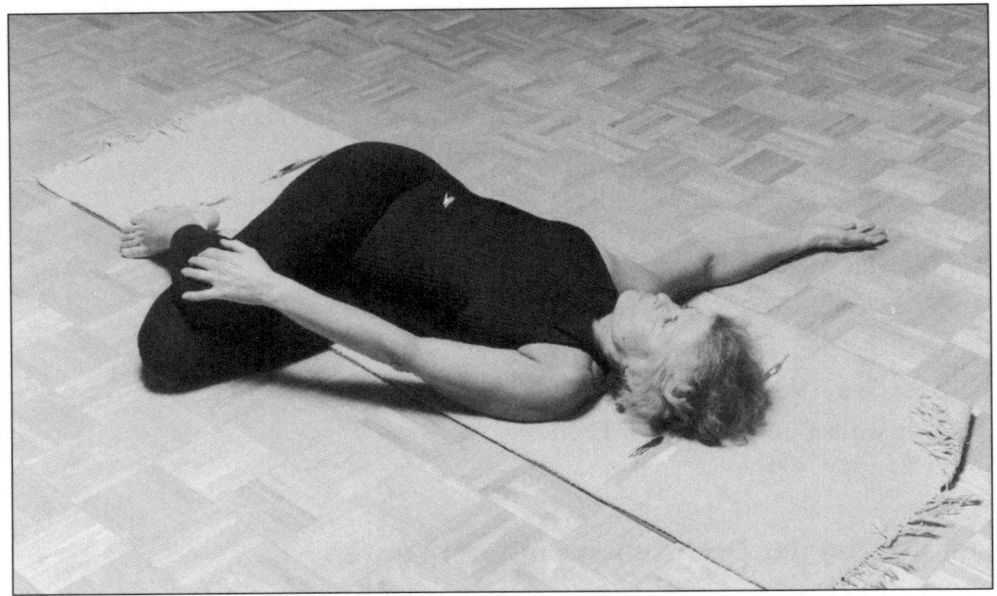

Sanfte Drehstellungen lösen Spannungen im Nacken und Rücken.

Wenn Sie spüren, daß es Zeit ist, setzen Sie während eines Ausatmens Ihre Bauchmuskeln ein, um Ihre Knie zur Mitte zurückzubringen. – Bevor Sie die Stellung langsam nach links vollziehen, verlagern Sie den Hüftbereich nach rechts.

Falls sich im Rücken oder Schulterbereich ungewohnte Spannungen einstellen oder falls Ihre Knie den Boden nicht berühren, legen Sie eine gefaltete Decke unter Ihre Knie.
Beweglichere Yoga-Schülerinnen können die Stellung zum Beispiel nach dem Schulterstand durchführen, und zwar (vgl. die Abbildung S. 191) mit einer Decke unter dem Becken und der unteren Hälfte des Rückens.

Sobald Sie mit den Stellungen in diesem Kapitel über die Menopause vertraut sind, machen Sie sich bitte bewußt, daß ein Programm für die Gesundheit der Frau selbstverständlich noch weitere Stellungen und andere Varianten von Stellungen umfaßt. Sie werden am besten unter der direkten Anleitung einer Lehrerin eingeübt. Ihre Yoga-Lehrerin kann Ihnen spezielle, auf Sie abgestimmte Anweisungen geben. Denn es gibt sehr feine Abstimmungen und Verbesserungen, die den Rahmen eines Buches sprengen. Ich möchte Sie wirklich ermutigen, nach einer gut ausgebildeten Lehrerin zu suchen und unter ihrer Anleitung zu üben. Sie wird dazu beitragen, daß der Yoga für Sie während der Menopause und in den weiteren Jahren Ihres Lebens zu einem verläßlichen Gefährten wird.

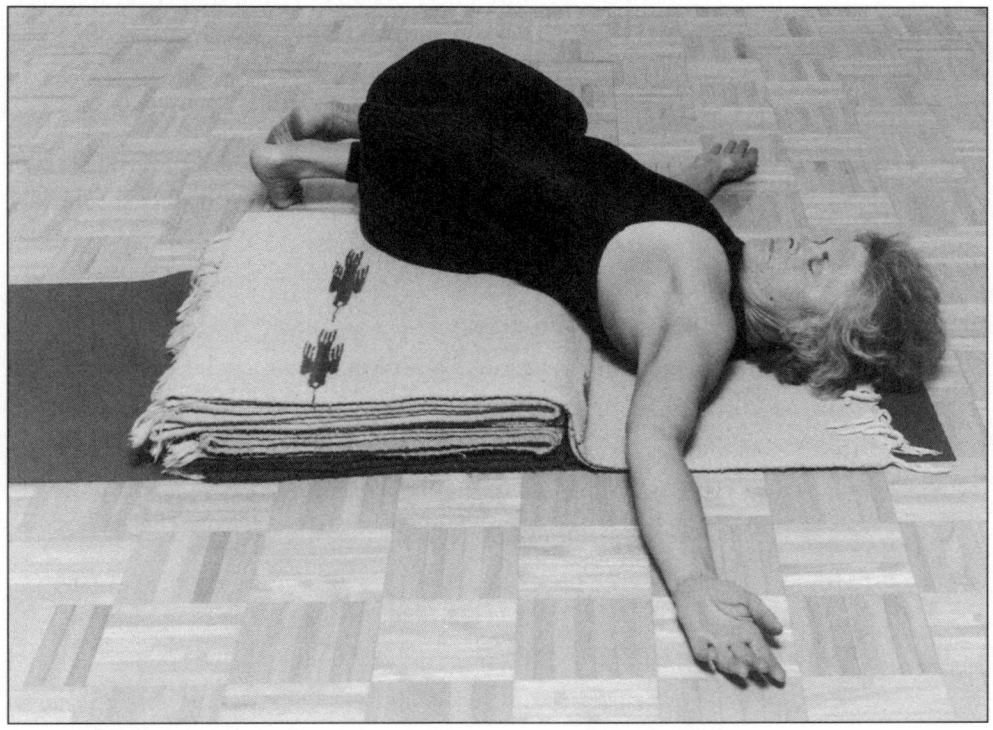

Die Drehstellung mit gebeugten Knien im Liegen, zusätzlich unterstützt durch Decken, ist nach dem Schulterstand eine Wohltat.

Atemübungen und die Menopause

Pranayama umfaßt Techniken, bei denen es um die Verlangsamung und die Blockierung des Atems geht. Diese Techniken sollten nur unter der Anleitung eines Yoga-Lehrers eingeübt werden. *Pranayama* spielt eine wichtige Rolle in der Gesunderhaltung des Körpers, vor allem in den späteren Jahren. Diese Art und Weise, mit dem Atem zu arbeiten, schafft bei Druck Erleichterung, löst Stauungen auf und wirkt heilend, indem frische Energie in den Beckenbereich und zu den Organen geleitet wird und diese Körperzonen angeregt und besänftigt werden und deshalb zu ihrem natürlichen Funktionieren zurückkehren.

Pranayama hilft auch bei den Problemen der Wechseljahre, da diese Übungen auf das Nervensystem einwirken. Für jene, die mehr zu diesem Thema wissen möchten, empfehle ich das Buch *Licht auf Pranayama. Das grundlegende Lehrbuch der Atemschule des Yoga* von B. K. S. Iyengar. Er erklärt, wie die Atemübungen dadurch unsere Gesundheit beeinflussen, daß sie die *Chakren,* deren Energie blockiert ist, anregen. *Pranayama* bringt die Energie des Nervensystems zum Fließen und verteilt sie. Diese Übungen fördern auch die Atmung, den Kreislauf, das Nervensystem und die Drüsentätigkeit und bringen auf diese Art auch Hilfe bei den Problemen, die mit den Wechseljahren zusammenhängen. Ich möchte Frauen in der zweiten Lebenshälfte ganz bewußt ermuntern, die Techniken des *Pranayama* zu studieren und zu üben.

Harnprobleme

Während der Menopause leiden einige Frauen auch unter Problemen bei der Ausscheidung des Urins, und zwar wegen der Schwäche des Beckenbodens, der zum Vorfall tendiert.

Um diese Probleme aufzufangen, empfehlen die Yoga-Lehrer die sogenannte *Aswini-Mudra*-Übung. *Aswini Mudra* ist mit den Kegel-Übungen verwandt, die den schwangeren Frauen empfohlen werden; dabei werden die Schließmuskeln wiederholt angespannt und losgelassen. Ein regelmäßiger Vollzug von *Aswini Mudra* beeinflußt den Bereich des Perineums und den Beckenboden und verstärkt die Blutzufuhr in den Beckenbereich. Die Übung hält die Gewebe der Scheide und der Harnröhre gesund.

Wenn Sie *Aswini Mudra* ausführen möchten, nehmen Sie eine für Sie angenehme Sitzhaltung ein, die es Ihnen ermöglicht, sich gut aufzurichten und der Wirbelsäule die volle Länge zu geben. Ziehen Sie dann die Muskeln des Anus und der Scheide vorsichtig zusammen, als ob Sie den Urin zurückhalten wollten. Das Perineum sollte dabei festgehalten werden, und im Beckenboden sollte sich die Empfindung einstellen, er würde angehoben. Halten Sie diese Spannung während ein paar Atemzügen durch, dann lassen Sie die Spannung los, ebenfalls für ein paar Atemzüge. Wiederholen Sie die Übung vorerst etwa zehnmal. Wenn Sie mit der Übung besser vertraut sind, können Sie sie öfters wiederholen und im einzelnen länger durchhalten. Sie können *Aswini Mudra* durchaus auch während Ihrer täglichen Beschäftigungen vollziehen, und zwar im Sitzen oder im Stehen, und natürlich auch während einiger Yoga-Stellungen.

Malchia Olshan:
Dank Vorwärtsbeugungen wird die «fliegende Hitze» zu einer kühlenden Brise

Noch mit 65 Jahren nimmt meine Yoga-Schülerin Malchia Olshan als Schwimmerin an internationalen Wettkämpfen teil. Sie betont, daß sie heute dank der Yoga-Praxis bei Wettkämpfen bessere Ergebnisse erreicht als während der High-School. Sie erzielte sogar einen Meisterschaftstitel.

Kurz nachdem ich 50 geworden war, schaute ich eines Morgens in den Spiegel und entdeckte: Meine Haut hatte über Nacht ihre Spannkraft verloren, meine Taille war hüftbreit auseinandergegangen und meine Arme und Beine voller Falten.

«Aha! Geh sofort in einen ernsthaften Yoga-Unterricht!» sagte mir mein Gewissen.

Der Handstand, der Kopfstand und der Schulterstand wirken gegen die füllige Taille. Die Dehnübungen halten die Glieder locker und verscheuchen die Falten. Und in den Vorwärtsbeugungen wird die «fliegende Hitze» zu einer kühlenden Brise.

Ich nehme an Schwimmeisterschaften teil. Mein Geheimnis beim Schwimmen ist der Yoga, Yoga und noch mehr Yoga. Nach dem strengen Schwimmtraining lassen stärkende Yoga-Übungen den Körper und das Gehirn wieder zur Ruhe kommen. Bevor ich jeweils schwimme, bereite ich mich mit der Stellung des Hundes mit dem Kopf nach unten vor.

Der Yoga schenkt mir die Lebenslust eines Kindes. Eine zusätzliche Freude bereitete mir mein Enkel Martin: Er war von meinem Handstand so beeindruckt, daß er mich in den Kindergarten mitnahm; auch seine Freunde sollten sehen können, wie seine Großmutter auf dem Kopf stand.

Felicity Green:
Der Yoga bedeutet auf jeder Ebene
Heilung und Stärkung

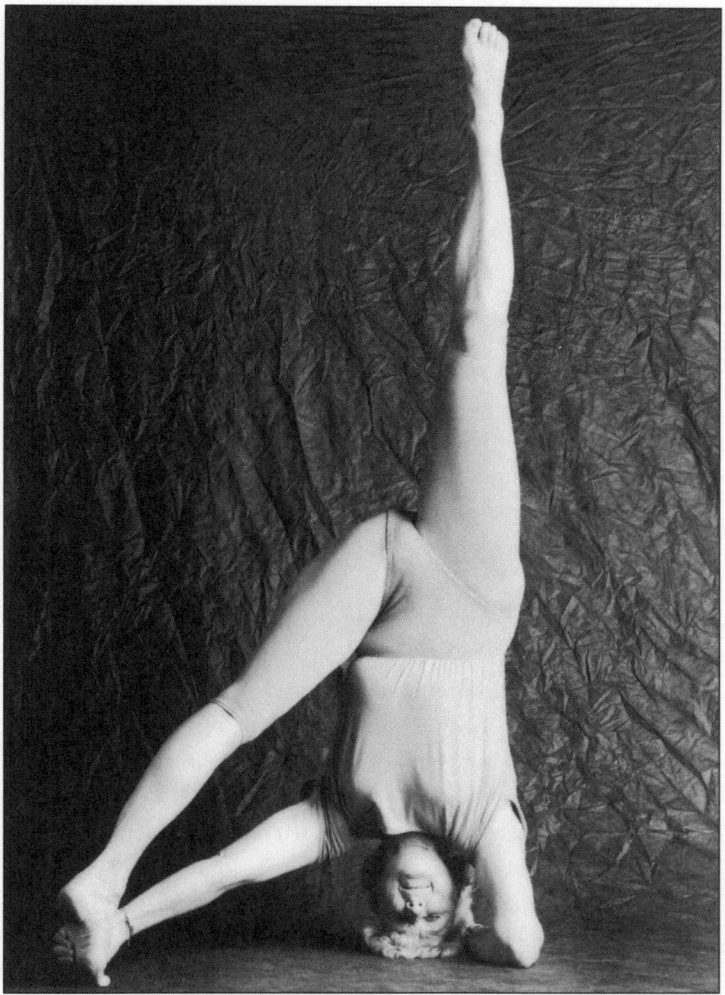

Felicity Green, 60jährig, im Kopfstand mit nur einem Bein.

Felicity Green begann mit Yoga, nachdem sie auf traumatische Art und Weise ihre linke Schulter verletzt hatte. Von ihren Ärzten hatte sie zu hören bekommen, daß ihr Arm und ihre Schulter nie mehr normal funktionieren würden. Heute, 26 Jahre später, kann sie ihren Arm in beide Richtungen kreisen lassen und einen Handstand, Kopfstand, Rückwärtsbeugungen und andere Yoga-Stellungen vorzeigen, jene Übungen, die ihr geholfen haben, Stärke und Beweglichkeit zu entwickeln und den vollen Bewegungsradius ihrer Schulter wieder herzustellen.

Hätte Felicity noch zehn oder zwanzig Jahre gewartet, bis sie mit einem heilenden Yoga-Programm begonnen hätte, so würde sie vermutlich unter einer schmerzhaften Beeinträchtigung der Beweglichkeit in ihrer linken Schulter leiden. Denn normalerweise reagiert der Körper auf eine Verletzung der Gewebe mit Schmerz und Entzündung. Doch eine Verbesserung ist sogar möglich, wenn jemand erst nach vielen Jahren mit Yoga beginnt, wie Felicity selber bestätigt.

Der Hatha-Yoga ist ein sehr wirkungsvolles System: Er schenkt Ihnen sowohl die Reinigung des Körpers als auch die Kräftigung und Beweglichkeit. Sie erreichen mit dem Yoga das Empfinden einer größeren Freiheit und Bewußtheit. Aber wie immer: Es kommt nicht darauf an, was Sie tun, sondern wie Sie es tun. Die *Asanas* wirken nur dann konstruktiv, wenn sie in voller Bewußtheit eingenommen werden.

Ich begann mit Yoga wie viele andere Menschen: aus gesundheitlichen Gründen. Doch das wichtigste Ergebnis war für mich die größere Stabilität im emotionalen Bereich. Der Yoga stärkte und heilte mich auf allen Ebenen, und wenn ich Yoga anleite, versuche ich die Übungen so weiterzugeben, daß auch die anderen ihn auf diese Weise entdecken.

Ich bin fest überzeugt davon, daß wir Menschen ganz verschiedene Ebenen umfassen, Ebenen, die zwar miteinander verbunden, aber leider nur selten integriert sind. Der Körper ist jene Ebene, die am meisten sichtbar und berührbar ist; er bildet das ehrlichste System von Rückmeldungen. Auch unser Körper verfügt über Erinnerungen und Blockierungen wie unser Geist und unsere Psyche. Wenn wir unsere Aufmerksamkeit für die Informationen, die uns unser Körper mitteilt – zum Beispiel die Reaktionen auf Bedrohungen –, schulen und sie mit anderen Aspekten von uns zusammenbringen, verändern wir uns tiefgreifend.

Meine persönliche Erfahrung und meine Beobachtungen an den Yoga-Schülern über all die Jahre zeigen mir, daß der Yoga-Weg, den Herr Iyengar entwickelt hat, zu tiefen und schrittweisen Veränderungen führt; er ist etwas anderes als ein bloßes intellektuelles Strohfeuer. Gerade darin liegt, so denke ich, auch seine Bedeutung für den Westen, wo dem Intellekt eine viel zu große Wertschätzung entgegengebracht wird.

Mein eigentliches Yoga-Ziel ist, in einer sensiblen und feinfühligen Art auf Veränderungen zu reagieren und dadurch Frieden und Harmonie zu schaffen.

7

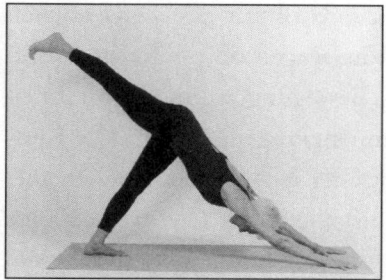

Yoga-Stellungen als Prophylaxe gegen die Osteoporose

«Das Üben kann buchstäblich Ihr Leben retten; ohne Übung verschlechtert sich der Zustand des Körpers. Es ist fraglos klar: Wenn Sie sich nicht bewegen, verlieren Ihre Knochen an Substanz, dies führt zu Osteoporose, dieser im Körper angelegten, schicksalhaften Krankheit, die unter den älteren Frauen so verbreitet ist. Wenn Sie sich täglich Zeit nehmen, um bei einer Übungsgruppe mitzutun oder spazieren zu gehen, so ist dies nicht Zeitverlust, sondern wesentlich.»

Linda Ojeda, *Menopause Without Medicine*

Das Skelett bildet die Grundstruktur des menschlichen Körpers. Die Knochen befähigen uns, aufrecht zu stehen, und ermöglichen uns die Bewegung, wenn die mit ihnen verbundenen Muskeln zusammengezogen werden. Die Knochen dienen auch dem Schutz der lebenswichtigen Organe. Eine dichte Schädeldecke umschließt das Gehirn; schlanke Rippen beschützen das Herz und die Lunge und erlauben es dem Brustkorb, sich auszudehnen und zusammenzuziehen.

Auf welche Weise die Übungen die Knochen stärken

Unsere Knochen bestehen hauptsächlich aus Kalzium. Sie beginnen sich zu bilden, noch bevor wir geboren werden, und ihre Entwicklung endet ungefähr während unseres 25. Lebensjahres. Unser ganzes Leben lang währt aber der Wiederaufbau der Knochen, unter anderem deshalb, weil die Knochen an den übrigen Körper Kalzium abgeben. Denn auch die Nerven und viele andere lebenswichtige Funktionen benötigen Kalzium. Die Muster, nach denen die Knochen erneuert werden, sind von Mensch zu Mensch verschieden und hängen vom mechanischen Druck und von den persönlichen Aktivitäten ab.

Das Knochenwachstum ist stärker, wenn die Knochen gebraucht werden. Unter der Voraussetzung, daß in der Nahrung genügend Kalzium vorhanden ist, wird das Knochenwachstum durch alle Aktivitäten angeregt, bei denen die

Knochen durch Gewicht belastet oder durch die Muskeln bewegt werden. Während solcher Aktivitäten senden die Muskeln den Knochen mechanische und bioelektrische Signale, die zur Verstärkung der Knochen führen.

Wenn wir körperlich aktiv bleiben, setzen die Knochen ihren gesunden Erneuerungsprozeß fort und bleiben stark. Sobald wir uns aber nicht mehr bewegen und sehr viel sitzen, ist auch die neue Knochensubstanz schnell aufgebraucht. Sogar die durchtrainierten und leistungsfähigen Astronauten verlieren schnell an Knochensubstanz, wenn sie im Weltraum in den schwerelosen Zustand geraten: Da die Schwerkraft fehlt, haben ihre Muskeln und Knochen nur noch eine geringe Leistung zu vollbringen.

Die Osteoporose ist bei älteren Menschen ganz allgemein – bei Frauen in der Menopause in einem besonderen Ausmaß – die Hauptursache für Knochenbrüche. Das Wort «Osteoporose» meint «poröse Knochen». Da die Knochensubstanz abnimmt, steigt die Tendenz zu Brüchen. In schweren Fällen von Osteoporose zerfällt die innere Knochenstruktur in einem solchen Maß, daß schon der geringste Schlag einen Bruch verursachen kann. Die Osteoporose kann alle Knochen des Körpers befallen, üblicherweise kommt es aber zu den für die Osteoporose typischen Brüchen vor allem bei der Wirbelsäule (Nacken miteingeschlossen), den Handgelenken und der Hüfte.

Brüche im Bereich der Rippen oder im Bereich von Teilen der Wirbelsäule ereignen sich bei Frauen meistens in den zwanzig Jahren nach Beginn der Menopause und bei alten Männern. Auch ganz geringe Brüche in diesen Knochen können schließlich zu jenem runden Rücken oder zum Verlust an Körpergröße führen, zu Symptomen, die als altersbedingt betrachtet werden. Wenn die Knochen der Wirbelsäule schwach geworden sind, genügen alltägliche Verrichtungen, zum Beispiel, sich nach vorne zu beugen, um ein Bett zu richten oder ein Kind aufzuheben, und es kommt zu einem Verstauchungsbruch. Bei einem Bruch sind die Schmerzsignale unterschiedlich: plötzlich und sehr heftig oder chronisch und nagend. Wenn mehrere Mikrobrüche zusammenkommen, können die Wirbel in keilförmige Stücke auseinanderbrechen, als Folge davon beginnt sich die Wirbelsäule nach vorne zu krümmen und verliert an Länge.

Bei Männern und Frauen mit Osteoporose ereignen sich die Oberschenkelbrüche meistens im obersten Teil des Knochens. Obwohl die meisten dieser Brüche operiert werden können, stirbt einer von fünf Patienten im Zeitraum des ersten Jahres an den Komplikationen. Und nur wenige, die wieder gesund werden, gewinnen ihre vollständige frühere Beweglichkeit zurück.

Leute mit Osteoporose sind zudem in Gefahr, die Vorderarmknochen in der Nähe des Handgelenks zu brechen. Zu diesen Brüchen kommt es meistens beim Versuch, einen Sturz aufzufangen. Leider sind gerade ältere Menschen aus unterschiedlichen Gründen sturzgefährdet: nachlassende Sehkraft, Innenohrerkrankungen, schwache und unbewegliche Muskeln, Arthritis, verminderte Reaktionsfähigkeit, verschiedene neurologische Erkrankungen.

Osteoporose und Menopause

Bei der Osteoporose unterscheidet man zwei Formen der Erkrankung. Die eine Form, ein allmählicher Krankheitsverlauf, zeigt sich bei Männern und Frauen und ist altersbedingt. Die zweite Form, ein schneller Krankheitsverlauf, zeigt sich bei Frauen in den Wechseljahren oder nach der operativen Entfernung der Gebärmutter. Bei der zweiten Form beschleunigt der während mehrerer Jahre nach dem Ende der Menstruationszeit herabgesetzte Östrogenspiegel den Verlust der Knochensubstanz. Da wir heute länger leben als früher, bekommen wir beide Formen der Osteoporose sehr häufig zu sehen.

In den USA haben heute die Hälfte der Frauen über 45 mit Osteoporose zu tun, bei den Frauen über 75 sind es sogar 90 Prozent. Obwohl der verminderte Östrogenspiegel zweifellos den Verlust der Knochensubstanz in den Jahren im Anschluß an die letzte Menstruation beschleunigt, belegen neuere Studien, daß der Mangel an Östrogen nicht der Hauptgrund für die Brüche im Hüftgelenk ist, die mit Osteoporose zusammenhängen. Der entscheidende Faktor liegt in unserem Lebensstil: im vielen Sitzen. Diese und auch andere neue Einsichten machen deutlich, wie wichtig es für die Frauen ist, im Alter aktiv und körperlich leistungsfähig zu bleiben.

Ganz im Gegensatz zu den Vorstellungen der meisten Leute beginnt die Osteoporose bereits vor der Menopause. Eine Studie, die sich mit 7278 Patienten und Patientinnen (Oberschenkelbrüche) im Kaukasus befaßt hat, belegt, daß der Anteil der Frauen im Alter von 40 bis 44 steil ansteigt, also zehn Jahre früher, als bei den meisten Frauen die Menopause eintritt. Und der Anteil der Frauen an den Oberschenkelbrüchen nimmt im Alter von 48 bis 51 und später nicht zu, obwohl dies die typischen Wechseljahre sind. Wissenschaftliche Untersuchungen ergeben, daß die Festigkeit der Knochen lange vor diesem Lebensabschnitt abzunehmen beginnt, zum Teil bereits im Alter von 25 Jahren. Es ist deshalb unbedingt erforderlich, daß die Frauen bereits vor der Menopause für ihre Gesundheit sorgen.

Während der Wechseljahre kann eine Frau bis zu 5 Prozent ihrer Knochensubstanz verlieren, unabhängig davon, ob sie speziell Kalzium zu sich nimmt oder nicht. Nach den Wechseljahren nimmt die Menge des Verlusts ab und gleicht sich in dem Maß aus, als sich der Körper an den tieferen Hormonspiegel gewöhnt hat.

«Wechseljahre», das meint die Jahre direkt vor und nach der Menopause. Für die meisten Frauen dauert diese Zeit von den frühen Vierziger- oder von der Mitte der Vierzigerjahre bis zu den späten Fünfziger- oder frühen Sechzigerjahren, sie umfaßt die Jahre vor der Menopause und nach der Menopause. Diese ganze Zeit gilt als die Jahre der Menopause, allgemein bekannt eben als eine Zeit des «Wechsels».

Ein gesunder Lebensstil verringert die Osteoporosegefahr

Das Osteoporoserisiko steigt durch eine Ernährung mit viel Salz, Protein, Koffein und Zucker und durch den Genuß von Alkohol und Tabak. Deshalb sind viele ganzheitlich denkende Ärzte der Ansicht, daß die Osteoporose lediglich das Resultat eines ungesunden Lebensstils ist, das sich im Alter von 50 Jahren bemerkbar macht. Die typisch amerikanische Ernährungsweise fördert den Kalziumabbau. Die Sodiummenge in den beliebten Snacks, die Konservierungsmittel in den behandelten Nahrungsmitteln (Fleisch!), die Cola-Drinks, sie alle laugen die Knochen aus, das Kalzium wird im Urin ausgeschieden. Eine stark proteinhaltige, auf das Fleich ausgerichtete Ernährungsweise hilft ebenfalls mit, das Kalzium zu dezimieren. Zwei alkoholische Drinks pro Tag, die auf die für die Knochenproduktion zuständigen Zellen wie ein chemisches Gift wirken, genügen, um das Osteoporoserisiko einer Frau zu verdoppeln. Auch das Rauchen verdoppelt das Risiko.

Ebenfalls trägt Streß seinen Teil zur Osteoporose bei. Wenn wir gestreßt sind, wird unser Blut leicht säurehaltig, was mit der Zeit zum Abbau des Kalziums in den Knochen führt. Wenn wir entspannt sind, wird unser Blut mehr basisch, was die Knochen anregt, das Kalzium zu behalten. Eine regelmäßige tiefe Entspannung steigert deshalb die Wirkung jedes Prophylaxeprogramms gegen Osteoporose.

Da die Knochen ständig erneuert werden, brauchen wir jeden Tag Kalzium und andere Mineralien. Im Sinne eines Ausgleichs ist es ratsam, eine vegetarische Ernährung zu übernehmen, wie sie für Risikopersonen empfohlen wird. Eine Ernährungsspezialistin oder eine Fachperson in ganzheitlicher Gesundheit kann Ihnen helfen, Ihre persönlichen Bedürfnisse abzuklären. Wenn in Ihrer Nahrung zu wenig Stoffe vorkommen, die den Knochenbau fördern, so können Sie allenfalls auch zu Vitaminen und Mineralien greifen. Denken Sie daran, daß das Vitamin D Ihrem Körper hilft, Kalzium aufzunehmen. Fünfzehn Minuten Sonnenlicht am Tag auf Ihre Hände oder Ihr Gesicht regen Ihren Körper an, die notwendige Menge des Vitamins D zu produzieren.

Untätigkeit führt zum Verlust der Knochensubstanz

Unsere Körper sind auf Einsatz hin angelegt. Wir wissen heute, daß sich eine längere Zeit der Inaktivität für unsere Muskeln und für unser Skelett negativ auswirkt. Wer nur schon ein paar Wochen an ein Klinikbett gefesselt bleibt, erlebt sowohl im Bereich der Muskeln als auch im Bereich der Knochen einen Abbau, als ob er zehn Jahre älter geworden wäre.

Deepak Chopra, der weltbekannte Spezialist für psychosomatische Medizin, empfiehlt das Gehen und Yoga-Übungen als eine ideale Verbindung zur Stärkung und zum Ausgleich des Körpers. Das Gehen ist eine herrliche und lustvolle Übung und ist als solche fast allen Menschen zugänglich; es stärkt allerdings nur die Knochen der Füße, der Beine, des Beckens und, in einem geringeren Ausmaß, die Wirbelsäule. Übungen wie das Heben von Gewichten, die die Rückenmuskulatur stärken, helfen mit, die Dichte der Wirbel zu verbessern. Das Schwimmen regt zwar das Knochenwachstum in den Vorderarmen und Füßen an, wirkt sich aber auf die Wirbelsäule nicht aus. Dies macht den Vorteil des Yoga deutlich: Die Yoga-Übungen stärken die Knochen im ganzen Körper.

Es genügt schon, dreißig Sekunden in der Stellung des Hundes mit dem Kopf nach unten oder im Handstand (vgl. Kapitel 4) zu verbringen, und auch ein dem Yoga gegenüber

Fitneß für dein Herz oder Gewichtstraining für deine Muskeln können in ihrem begrenzten Sinn zweckvoll sein, aber sie sind nicht umfassend genug... Das Ideal besteht darin, das ganze System, Körper und Geist, ins Gleichgewicht zu bringen. Ausschlaggebend ist zudem, daß die Übungen mehr Energie vermitteln als rauben sollten, eine Überlegung, die viele Leute leider gar nicht anstellen. Es braucht einen neuen Zugang zu den Übungen, denn ihr Sinn ist nicht der Schweiß, die Anstrengung oder die Form irgendeines Muskels... Der Körper ist nicht einfach eine Schale oder irgendein gangbares Gestell für das Leben. Du selbst bist ganz und gar mit im Spiel. Daß wir mit uns selbst wieder in einen innersten Kontakt kommen, dies vermittelt Sicherheit und Lebenslust, vor allem für Menschen, die schon lange nicht mehr geübt und letztlich als Fremde in ihrem Körper gelebt haben.

Deepak Chopra, Arzt, *Die Körperseele. Grundlagen und praktische Übungen der Ayurveda-Medizin* skeptisch eingestellter Sportler wird überzeugt sein, daß solche Stellungen auf echte Art mit Gewichtsbelastung arbeiten, d.h., sie stärken vor allem die Handgelenke und den Oberkörper. Und wer nur schon an einer Yoga-Lektion teilnimmt, wird erleben, daß Yoga besser als andere Übungssysteme die Steifheit aus der Wirbelsäule, den Hüftgelenken und aus dem ganzen Körper vertreibt.

Achten Sie auf die Übungsmöglichkeiten im täglichen Leben

Ergänzen Sie Ihre Yoga-Praxis, indem Sie so oft wie möglich an der frischen Luft und im natürlichen Tageslicht gehen. Entdecken Sie die entsprechenden Möglichkeiten in Ihrem gewohnten Alltag. Lassen Sie es sich zur Gewohnheit werden, wieder zu gehen und Rad zu fahren, sei es für die notwendigen Gänge, sei es zur Erholung. Untersuchungen haben ergeben, daß trotz aller Programme zur Gewichtsreduktion ein höherer Prozentsatz der amerikanischen Bevölkerung als je an Übergewicht leidet. Ich bin überzeugt, daß sich dies auf natürliche Art ändern würde, wenn wir den Wagen vermehrt zu Hause lassen und für unsere täglichen Wege die Beine einsetzen würden. Wenn es irgendwie geht, verrichten Sie Ihre Besorgungen zu Fuß statt im Wagen. Dies wird zudem Ihre Freude am täglichen Leben vertiefen und fördert Ihre eigene Gesundheit und die Gesundheit Ihrer Gemeinde.

Während die meisten von uns sich immer wieder bewußt Impulse geben müssen, damit wir genügend üben, gibt es auch Leute, die zu viel üben; durch ein überdimensioniertes Training nimmt das Osteoporoserisiko ebenfalls zu. Bei Leistungssportlerinnen zum Beispiel, die in einem Übermaß trainieren, oder auch bei Frauen mit Eßstörungen kann die Menstruation ausfallen, und sie stehen in Gefahr, an Osteoporose zu erkranken. Ein vorzeitiger Ausfall der Menstruation ist stets ein Signal dafür, daß noch junge Knochen gefährdet sind.

Der Yoga schützt vor Sturz, da er das Gleichgewicht verbessert

Der Yoga stärkt nicht nur die Knochen, er vermindert konkret auch die Gefahr eines Sturzes. Denn er verbessert das Gleichgewicht, die Koordination, die Haltung und die Reaktionen. Sollte eine ältere Person zufälligerweise stolpern oder stürzen, so reduziert der Yoga die Härte des Schlags und die Wahrscheinlichkeit von Brüchen, da dank des Yoga die Muskeln gestärkt werden und der Körper beweglicher reagiert. Gestärkte Muskeln können den Aufprall bei einem Sturz besser kontrollieren und auffangen. Ältere Menschen, die Yoga praktizieren, fühlen sich stärker und beweglicher und besitzen mehr Selbstvertrauen; bei einem Sturz kommen sie leichter wieder auf die Beine als Menschen, die schwach und ängstlich sind.

Während all der Jahre habe ich mehrere Yoga-Schüler kennengelernt, die mit schweren Gleichgewichtsstörungen in den Yoga-Unterricht kamen und auf Krücken angewiesen waren. Verständlicherweise fühlten sich diese Leute in der Mitte des Raums unsicher. Aber auch sie konnten starten: mit Übungen im Stehen, unterstützt durch die Wand, gelegentlich auch durch Wandriemen. Und zu Hause konnten sie üben, indem sie sich an einem festen, rutschsicheren Tisch festhielten (vgl. die Hinweise in Kapitel 3). Es ist entscheidend wichtig, daß Yoga-Schülerinnen mit Gleichgewichtsproblemen nicht in den Rollstuhl verbannt werden, denn wenn sie sich den Übungen, die den Körper belasten, nicht mehr aussetzen, sind genau sie die Anwärter auf den Rollstuhl.

Der Yoga schützt vor dem Verlust an Körpergröße

Nach den Ausführungen von Christiane Northrup in ihrem Werk *Frauenkörper. Frauenweisheit* muß der Verlust an Körpergröße nicht immer mit dem Verlust an Knochensubstanz zusammenhängen. Eine falsche Körperhaltung über Jahre hinweg, ein Mangel an Dehnung, aber auch das Gefühl, von den Belastungen des Lebens niedergedrückt zu werden, können dazu führen, daß ältere Menschen ihre ursprüngliche Größe verlieren. Bei vielen Fällen, sogar wenn die Knochendichte in Ordnung ist, ist dies auch darauf zurückzuführen, daß der Raum zwischen den Bandscheiben abnimmt. Christiane Northrup betont, daß sie den geringsten Verlust an

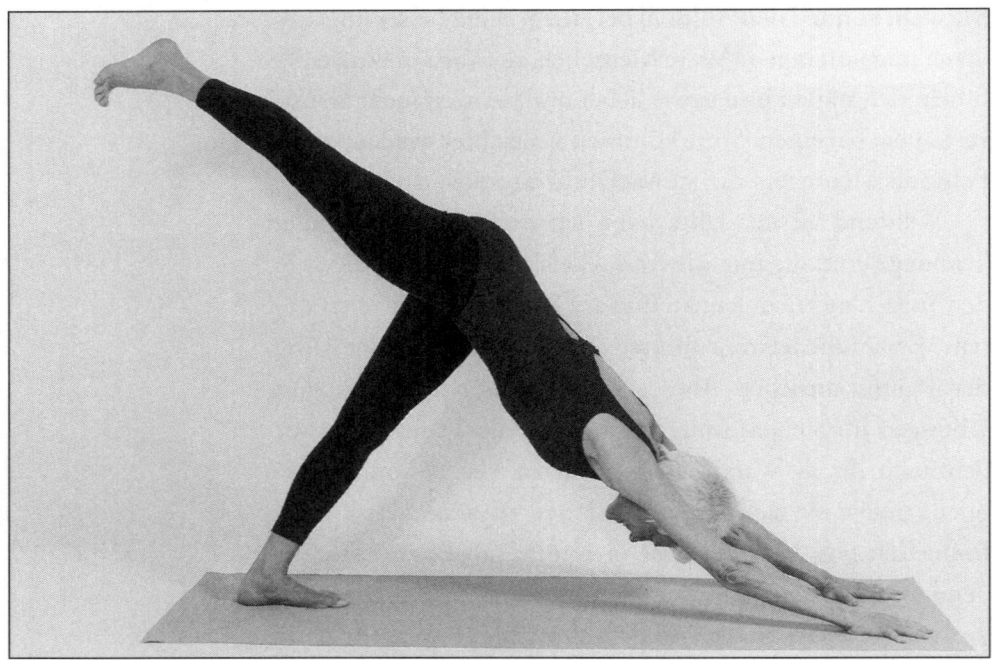

Die Stellung des Hundes mit dem Kopf nach unten, Variante mit nur einem Bein. Die positiven Wirkungen der Stellung werden in dieser Variante noch erhöht, da das Gewicht von den vier Gliedern auf drei übertragen wird.

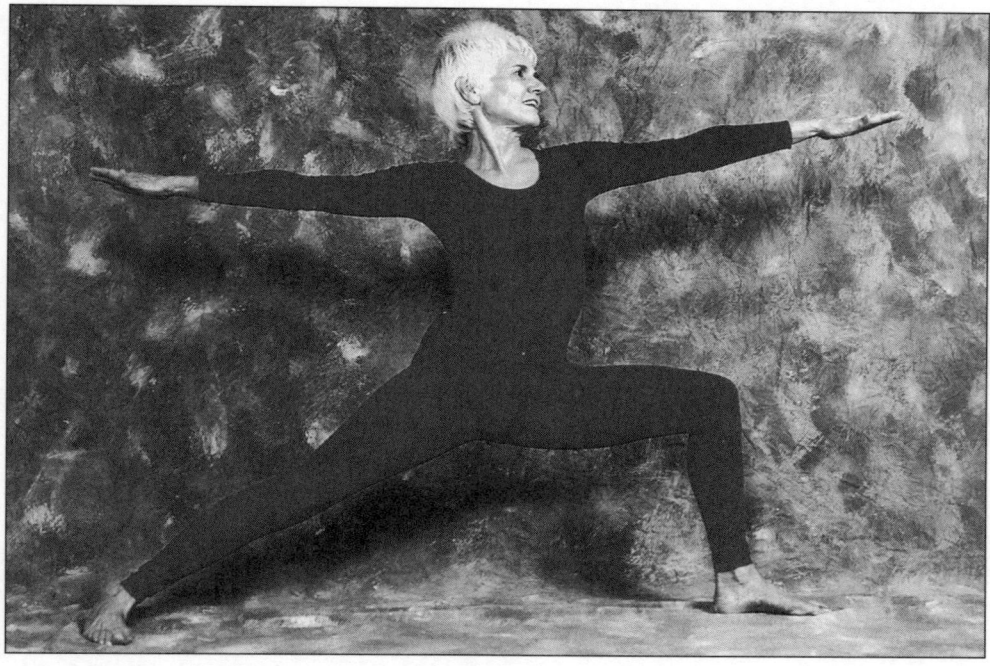

In der Heldenstellung fühlen Sie sich äußerst wach und voller Selbstvertrauen.

es, um dem Knie Stabilität und Halt zu geben. Wenn die weicheren Gewebeteile des Gelenks anschwellen, hat dies Druck zur Folge und eine weitere Verminderung des Gelenkraums.

Stellungen im Stehen wie etwa die Stellung des rechten Winkels sind entscheidend, um in der Beugung eingeschränkte Gelenke wieder zu dehnen und zusätzliche Kraft für die Hüft, Gesäß- und Oberschenkelmuskeln zu gewinnen. Wenn bei den Stellungen im Stehen der Kopf des Oberschenkelknochens in der Hüftpfanne bewegt wird und wenn bei den Übungen um den Bewegungsumfang gerungen wird, wird jene Gelenkschmiere verteilt, die die Oberfläche der Gelenke ölt.

Die Stellungen im Stehen, die für die Hüftgelenke empfohlen werden, helfen auch bei der Heilung der Knie. Sie ermöglichen die Dehnung, lösen die Einschränkungen auf,

schaffen im Kniegelenk mehr Raum für die Gelenkschmiere
und fördern die Kraft in den Oberschenkel- und Wadenmus-
keln, so daß sie das Kniegelenk besser stützen. Ebenso wichtig sind auch die psychischen Wirkungen: Sie erfahren, wie
Ihre Kraft wieder zunimmt und sich Ihre Standfestigkeit verbessert. Die Fähigkeit, «auf den eigenen Füßen zu stehen»,
darf in ihrer Bedeutung nicht unterschätzt werden.

Der Heldensitz, Variante

Leicht zugängliche Varianten von Stellungen, die die Beugung des Knies verlangen, wie etwa der Heldensitz oder *Vira-
sana,* sind wichtig für die allmähliche Wiederherstellung der
Beweglichkeit des vorderen Oberschenkelmuskels (Quadri-
zeps). Stellungen wie der Heldensitz lösen auch Druck auf die
weichen Teile des Kniegelenks aus, ein Druck, der Schwellungen abbaut. (Für die genaue Anleitung vgl. Kapitel 5.)

Dehnstellungen für die Hände

Wenn sich die Arthritis in den Händen ausbreitet, verändern
sich die normalen Bewegungen; die Finger verlagern ihre
Richtung zur Seite des kleinen Fingers hin. Da das Anschwellen die Gelenkstrukturen überdehnt, führt die Entzündung
oft zu Gelenkverrenkungen. Oft verlieren die Finger und
Handgelenke auch ihre natürliche Farbe. Manchmal wirkt
sich die Verkürzung der Muskeln so aus, daß jemand die
Hand nicht mehr ganz öffnen oder die Finger nicht mehr
spreizen kann. Schwellungen im Handgelenk bewirken
Schmerzen und Gefühllosigkeit in der Hand.

  Achten Sie darauf, daß Sie bei den folgenden Übungen
die Hände und Handgelenke nie in eine Position bringen, die

die krankhafte Verformung fördern könnte. In jedem Augenblick sollte es darum gehen, die Hand wieder zur normalen Haltung zurückzubringen.

Die *Namaste*-Haltung (Gebetshaltung)

Im Sitzen oder Stehen pressen Sie die beiden Handflächen in der *Namaste*-Haltung gegeneinander. Diese Haltung unterstützt die Dehnung der Handmuskeln und streckt die Finger.

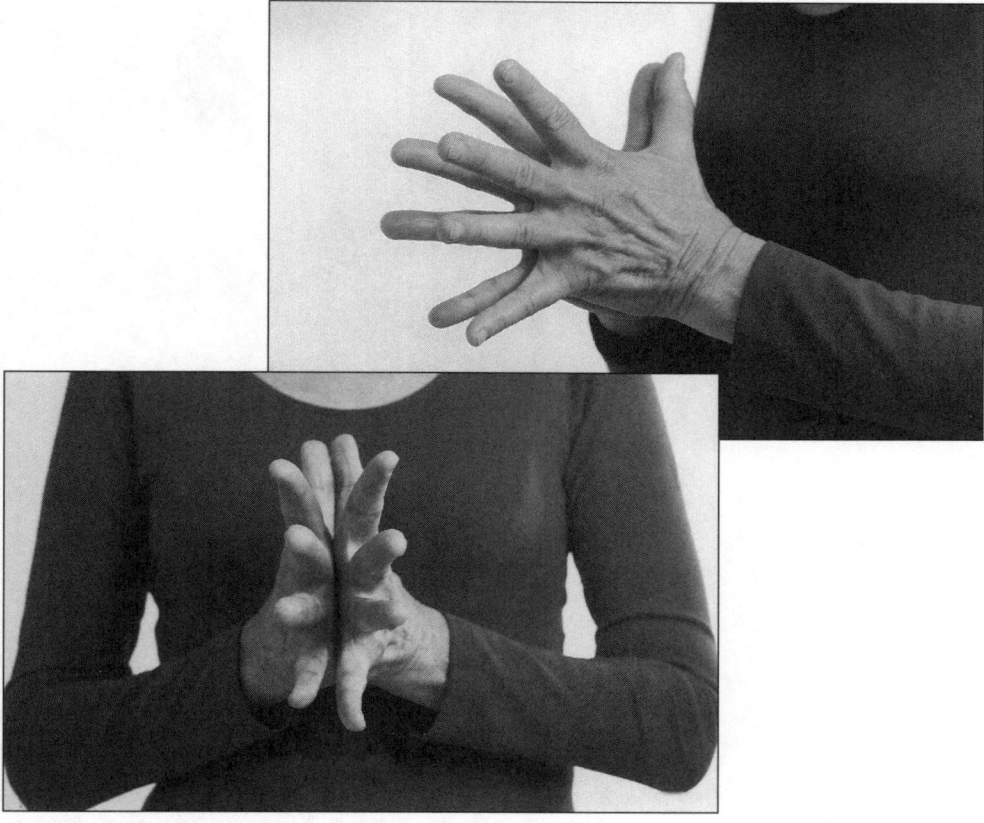

Dieses Dehnen der Hände in der Gebetshaltung richtet die Finger gerade.

Falls Sie unter Arthritis leiden, legen Sie für die Übung auch die Vorderarme zusammen.

1. Pressen Sie die Handflächen und die Finger der beiden Hände gegeneinander. Lassen Sie sich ruhig und ausgeglichen atmen. Ermutigen Sie die Finger, sich in Richtung des Daumens zu verlagern, und halten Sie diese Spannung während einiger Atemzüge durch. Bauen Sie dann während

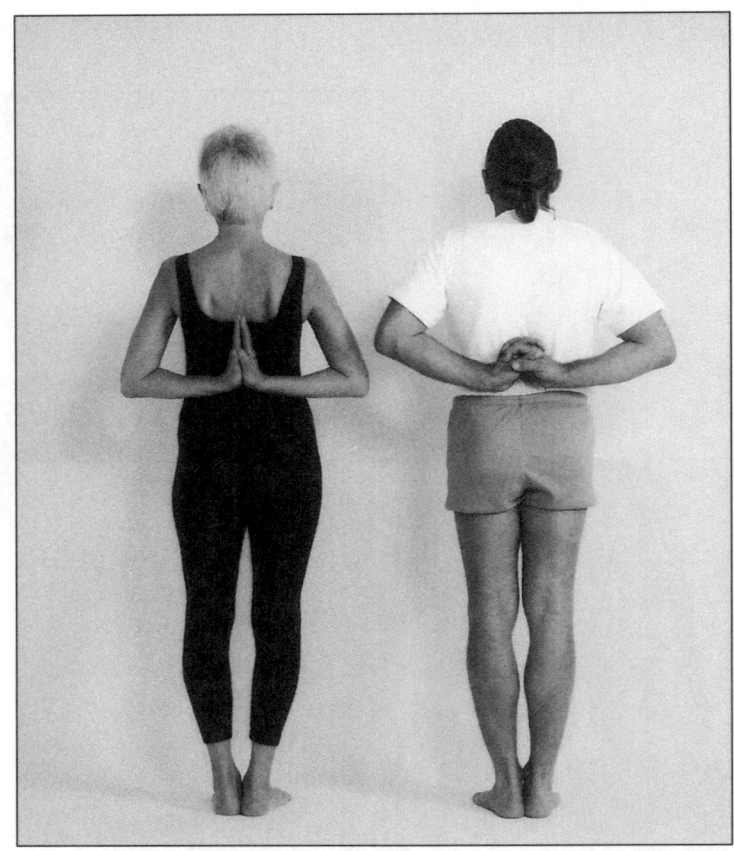

Wenn Sie Namaste vollziehen oder einfach die Hände auf dem Rücken zusammenlegen, tun Sie etwas zur Verbesserung Ihrer Körperhaltung. Diese Stellungen wirken prophylaktisch gegen steife Hände und Handgelenke.

ein paar weiteren Atemzügen die Spannung etwas ab, halten Sie die Hände aber zusammen. Wiederholen Sie dann noch drei-, viermal diese Spannung.

2. Pressen Sie die Handflächen vorsichtig, fest und ausgeglichen gegeneinander. Öffnen Sie vorsichtig die Finger, und spreizen Sie sie so weit wie möglich. Versuchen Sie die Finger in einer harmonischen Weise zu spreizen und sie wiederum mehr und mehr Richtung Daumen zu verlagern. Halten Sie die Spannung während einiger Atemzüge durch, entspannen und wiederholen Sie anschließend.

3. Pressen Sie die Handflächen fest und ausgeglichen gegeneinander, vor allem jene Bereiche der Handflächen, die gleich unterhalb der Finger liegen. Dehnen Sie dann die Finger nach hinten, voneinander weg, lassen Sie den V-förmigen Raum zwischen den Fingern größer werden. Ermutigen Sie Ihre Finger ein weiteres Mal, sich Richtung Daumen zu verlagern. Ermutigen Sie Ihre Finger während drei oder vier Atemzügen zur Dehnung. Entspannen Sie, und wiederholen Sie die Übung noch drei- oder viermal.

Das Arthrose-Programm einer Yoga-Schülerin für ihre Knie und ihre Hüften

«Ich könnte im Rollstuhl sein oder noch ärger», sagt eine 78jährige Yoga-Schülerin, die pro Woche zwei- oder dreimal in den Yoga-Unterricht kam. Zwei Jahre bevor sie mit dem Yoga begann, lautete die Diagnose: Arthrose in den Knien. Sie hatte Schmerzen in ihrer linken Hüfte, Stifte in ihrer rechten Hüfte, das linke Bein war kürzer als das rechte, hinzu kamen Probleme im Ohr, die sich auf das Gleichgewicht auswirkten. In den ersten Yoga-Lektionen mußte sie sich jeweils hinsetzen oder sich festhalten, wenn es darum ging, für eine Übung auf einem Bein zu stehen.

Diese Yoga-Schülerin vollzog die Stellungen im Stehen vorerst mit Hilfe der Wand, eines Stuhls und Wandriemen. Zu Hause übte sie mit Hilfe der Anrichte oder eines Tisches. Als sich ihr Gleichgewicht besserte, vollzog sie die Stellungen auch mitten im Raum, allerdings ohne die Beine auseinanderzustellen, denn es fiel ihr noch schwer, das Gleichgewicht zu halten, und ihre Beine und Hüften waren steif. Drei Jahre später kann sie für die Übungen die Füße weit auseinanderstellen, ihr Gleichgewicht und ihre Körperhaltung sind wunderschön. Es macht ihr sichtbar Freude, in den Stellungen zu verweilen. Sie ist meistens die letzte der Yoga-Gruppe, die wieder aus der Stellung zurückkehrt.

Zum Programm dieser Yoga-Schülerin zählen Übungen mit starken Heilwirkungen: Stellungen im Stehen wie die Stellung des rechten Winkels, die Stellungen des Hundes mit dem Kopf nach unten und mit dem Kopf nach oben, die Stellung mit den Beinen an der Wand, zudem Stellungen im Liegen und Sitzen. Während des ersten und zweiten Jahres vollzog sie sie meistens im Kontakt mit der Wand, sie lehnte den Rücken an die Wand und hielt sich an Wandriemen fest. Als ihr Gleichgewicht Fortschritte machte, übte sie zwar noch in der Nähe der Wand, war aber nicht mehr von der Wand abhängig. Nun übt sie mitten im Raum. Meistens beginnt sie ihr Yoga-Training, indem sie ihre Beine an der Wand hochstellt, und zwar in ganz verschiedenen Varianten: die Beine gerade durchgestreckt oder weit auseinandergestellt, die Fußsohlen aneinandergelegt oder die Fußgelenke locker überkreuzt. Diesen Varianten der Stellung mit den Beinen an der Wand folgt die Stellung des Kindes, die Stellung des Hundes mit dem Kopf nach unten und die Stellung des Hundes mit dem Kopf nach oben. Die Stellung, die sie am meisten fordert, das Knien im Heldensitz, kommt meistens am Ende des Trainings: Sie sitzt mit einem Polster unter ihrem Hintern und einer Polsterung auch unter ihren Füßen. Mit Freude genießt sie auch die Vorwärtsbeugungen im Sitzen, die Stellung der Brücke, Drehungen im Liegen, den Schulterstand an der Wand und, seit neuestem, den Handstand im rechten Winkel.

Nellie Eder:
Die Erfahrungen einer 89jährigen Lehrerin mit Yoga und Arthritis

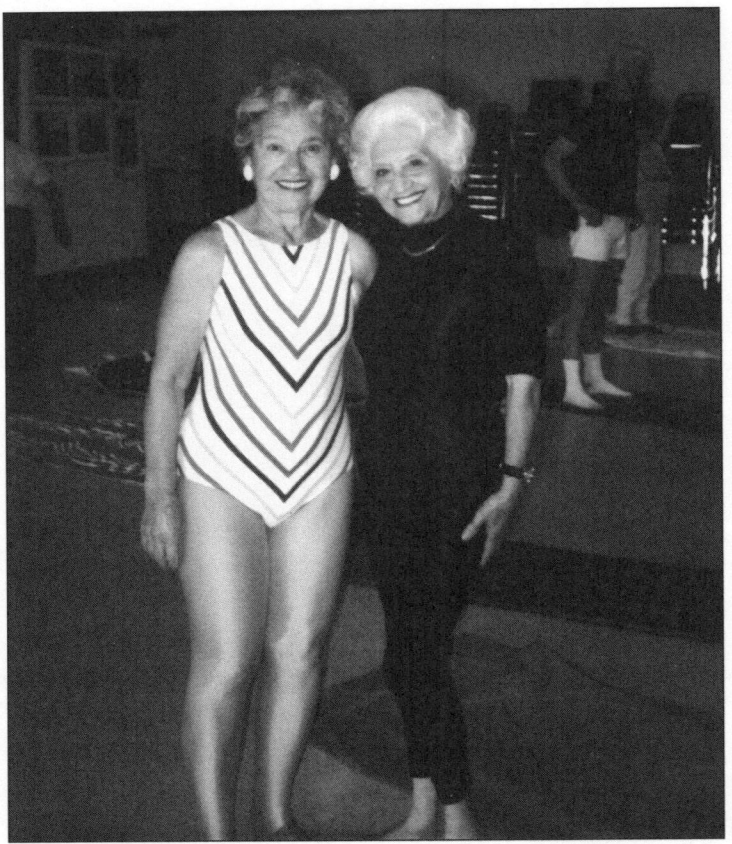

Nellie Eder (rechts) mit einer ihrer vielen Yoga-Schülerinnen. Mit ihren 89 Jahren inspiriert sie nach wie vor Menschen aller Altersgruppen.

In diesen Jahren begegnete ich mehreren Personen, die mit Yoga als einer Therapie gegen Arthritis begannen. Sie setzten zur Wiedergewinnung ihrer Gesundheit ihr Vertrauen auf diese vorsichtigen Dehnübungen und verbanden mit ihnen chiropraktische Hilfen, die Umstellung in der Ernährung, Programme zur inneren Reinigung des Körpers (zum Beispiel Fasten mit Fruchtsäften, Hydrotherapie des Dickdarms). Nellie Eder, eine 89jährige Yoga-Lehrerin in Palm Springs, Kalifornien, be-

gann sich mit Yoga zu beschäftigen, als sie 50 war: Sie kämpfte gegen eine fortgeschrittene rheumatoide Arthritis, die begonnen hatte, als sie 30 war und nun zu Lähmungserscheinungen führte.

«Der Schmerz war so furchbar», erzählte sie mir, «daß ich jeweils aus dem Raum ging, einfach um zu schreien.» Durch den ständigen Schmerz wurden ihre körperlichen und gesellschaftlichen Aktivitäten stark eingeschränkt. Ihre Ärzte verschrieben ihr Schmerzmittel. Inzwischen war sie 50 geworden und befand sich in einem fortgeschrittenen Stadium der Arthritis; sie lebte auf den Rollstuhl hin.

Zu dieser Zeit freundete sie sich mit einer Frau an, die sie über natürliche und ganzheitliche Heilmethoden informierte, Konzepte, die damals noch nicht so anerkannt waren wie heute. Nellie sagt, es sei ihr allmählich klargeworden, daß die Schmerzmittel und die anderen Medikamente nur töten würden.

«Diese Freundin erzählte mir auch vom Yoga und von der vegetarischen Ernährung. Ich nahm alle Pillen und warf sie weg. Ich änderte meine Ernährung, aß kein Fleisch und keinen Zucker mehr. Ich unternahm eine Hydrotherapie des Dickdarms und eine reinigende Diät, die sich hauptsächlich aus frischen Früchten und Gemüse zusammensetzte. Ich hatte den Eindruck, daß die Yoga-Übungen dem Körper guttaten und die Meditationen die Schmerzen linderten und mich befähigten, den Körper noch besser zu kontrollieren.»

In den vergangenen Jahren hat Nellie in verschiedenen Seniorenzentren Yoga gelehrt. In einem Pflegeheim traf sie auf eine 94 Jahre alte Frau, die den Rollstuhl nicht mehr verlassen konnte. Nellie arbeitete geduldig und vorsichtig mit ihr. Sie zeigte ihr, wie sie ihre Atmung verbessern, ihre Beine dehnen und strecken konnte. Nach Nellies Aussagen konnte diese Frau nach drei Monaten wieder ohne Stock selber gehen.

Die temperamentvolle 89jährige lehrt ihre Schülerinnen auch die Reflexzonenmassage an den Händen und Füßen. Sie betrachtet sie als äußerst hilfreich, gerade für ältere Menschen. Sie ist der Überzeugung, daß die älteren Leute statt auf die üblichen Medikamente viel stärker auf die natürlichen, ganzheitlichen, die Ernährung miteinbeziehenden Therapien setzen sollten.

Bei einem Sturz erlitt Nellie Eder einen Beckenbruch und eine schwere Verstauchung im Bereich des Kreuzbeins. Vor kurzem konnte sie zum erstenmal wieder gehen. «Der Orthopäde der Klinik sagte mir: ‹Es tut mir leid, aber Sie werden nie mehr gehen können.› Und ich antwortete ihm: ‹Ach, wissen Sie, dies ist bereits das zweite Mal, daß Ärzte mir *beibringen wollen, ich würde nie mehr gehen können.'» Nellie schaut mich an, als ob sie einen Tanzwettbewerb gewinnen könnte.*

Nellie bringt ihren Schülern bei: «Kommt erst zu mir, wenn ihr wirklich jeden Tag übt. Niemand kann euch helfen, solange ihr nicht bereit seid, etwas wirklich durchzuziehen.»

Lolly Font:
Ältere Menschen reagieren ausgezeichnet
auf Yoga

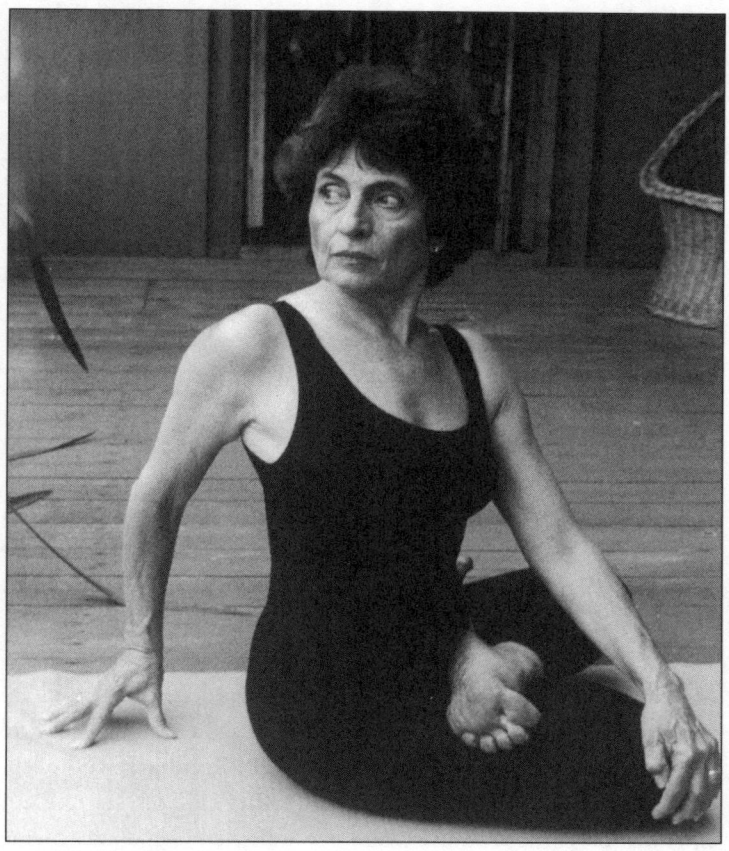

Lolly Font in einer Drehstellung im vollen Lotus-Sitz.

Lolly Font ist eine Yoga-Lehrerin mit dem Master-Titel in Erziehung. Im Alter von 43 Jahren, nachdem sie fünf Kinder großgezogen hatte, wurde sie gelähmt: Arthritis in der Wirbelsäule, im Nacken, in den Schultern und in den Händen. Der Yoga erwirkte ihr eine heilende Frist.

Was ich damals noch nicht wahrnehmen konnte, aber heute: Ich befand mich mitten in einem Prozeß tiefer Verwandlung. Auf wunderbare Weise entdeckte ich den Yoga und brach, je mehr die *Asana*-Praxis ihre Kraft durch mein Wesen fließen ließ, den Teufelskreis der Lähmung und Steifheit in meinem Körper auf. Obwohl ich nie an Sport interessiert war, wurde ich nun von der Schönheit der Stellungen und von diesem Gefühl der Erfüllung und Befriedigung, das sich nach dem Vollzug einer Stellung in einem ausbreitet, überwältigt. Die volle Atmung, die Dehnübungen, die Ausrichtung des Körpers und das Gleichgewicht forderten meine arthritischen Gelenke heraus und schenkten mir ein neues Leben.

Im Laufe von vier Jahren zerbrach meine Ehe. Das ging nicht ohne Erschütterung. Die Schmerzen in meinen Gelenken und der Schmerz in meinem Herzen wurden geheilt in einer langen, stürmischen Phase, in der ich im Üben immer tiefer kam.

Lolly Font studierte am Iyengar Yoga Institute in San Francisco, arbeitete in den USA und in Griechenland mit Yoga-Lehrern dieser Richtung zusammen, die sich auf den Yoga für ältere Menschen spezialisiert hatten, reiste nach Indien, wo sie unter der Leitung von B. K. S. Iyengar weiterstudierte. Anschließend erwarb sie den Master-Titel in der Transpersonalen Psychologie und leitet nun Seminare in der Traumarbeit. Gemeinsam mit drei anderen Lehrern eröffnete sie ein Yoga-Zentrum. Sie ist nun 70 Jahre alt, Großmutter von acht Enkeln und leitet Yoga-Kurse auf Hawaii.

Als ich am Anfang der Yoga-Lehrer-Ausbildung stand, bat ich in der täglichen Meditation um Führung. Und ich sah eine alte, gebeugte Frau mit einem runden Rücken. In diesem Augenblick wußte ich, daß ich alte Menschen zu unterrichten hatte. Und ich startete mit einer Seniorengruppe im Zentrum der jüdischen Gemeinde. Meine Yoga-Schülerinnen erwiesen sich als meine größten Lehrer. Sie belehrten mich über die Wirkungen des Alterns auf den Körper und wie Yoga die üblichen Altersprobleme abwenden konnte. Lernen im Vollzug liegt mir, und genau dies tat ich.

Ältere Menschen werden nicht sehr oft berührt. Deshalb reagieren sie auf wundervolle Art, wenn ich ihnen bei den Stellungen helfe. Da sie in ihrem Körper schon viel Zeit verbracht haben, werden ihnen kleine Veränderungen gar nicht mehr bewußt. Wenn sich diese kleinen Veränderungen aber häufen, können sie zu großen Problemen werden. Ich konnte ihnen diese körperlichen Probleme nahebringen und ihnen helfen, gewisse Folgen aufzuheben oder zu verkleinern. Ältere Menschen haben oft körperliche Probleme, Schwierigkeiten mit den Händen zum Beispiel, mit den Füßen, beim Gehen, mit den Augen, Störungen beim Essen oder Schlafen. Im Rahmen des Yoga-Unterrichts können sie darüber sprechen und von der Lehrerin oder von der Gruppe Hilfe bekommen. Das Zusammentreffen in der Gruppe schafft zudem eine angenehme soziale Umgebung und ermutigt zu Freundschaften mit den Gleichgesinnten über die Unterrichtsstunden hinaus.

9

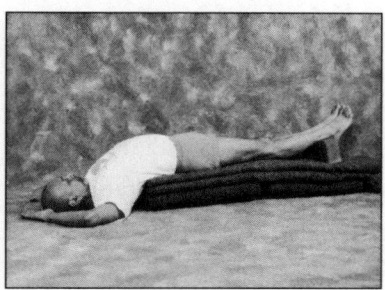

Yoga öffnet das Herz

Ihr Herz – der Ort, an dem sich Körper, Seele und Geist treffen

«Eine ganze Menge von Leuten schwören auf Yoga, sie lieben ihn mehr als alles andere. Er besteht aus einer eigenen Form von Bewußtheit und bietet zudem die Vorteile, daß er Verkümmerungen wieder rückgängig macht und dem Körper wieder seine Gestalt verleiht. Mit seinem Übungsprogramm stärkt und formt er das Skelett, aber auch das ganze Muskelsystem. Die Yoga-Stellungen leiten den Energiefluß in den Körper und die Seele. Wenn wir den Yoga als Zugang zum Körperbewußtsein einsetzen, lehrt er uns alle möglichen Dinge. Wir lernen unseren eigenen Körper ganz von innen her kennen... Wenn wir Yoga üben, lassen wir Spannungen los, aber diese Spannungen sind gar nicht immer die Spannungen des Körpers, sie können auch im Herzen liegen, in der Seele oder auf der Ebene unserer Gefühle. Wenn wir diese

*Spannungen lösen, können wir mit uns selber in Kontakt kom-
men, und zwar auf einer sehr tiefen Ebene. Es ist wie die innere
Erfahrung, nach Hause zu kommen.»*

Jon Kabat-Zinn, in einem Interview mit Bill Moyers

Die westlichen Mög-
lichkeiten wie Medika-
mente und chirurgische
Eingriffe sind in einem
Notfall sehr hilfreich,
aber sie haben ihre
Grenzen ... Die Yoga-
Techniken für den
richtigen Umgang mit
dem Streß richten sich
an die grundsätzlichen
Muster, die uns letztlich
krank werden lassen.
Und da der Yoga ein
sehr kraftvolles System
für den richtigen
Umgang mit dem Streß
ist, wirkt er zugleich
noch viel tiefer, nämlich
als Werkzeug der
Transformation.
Dean Ornish, Arzt,
*Dr. Dean Ornish's Program for
Reversing Heart Disease*

D ie Herzkrankheiten gehören in den wohlhabenden
Ländern zu den häufigsten Todesursachen. In den USA
bedeuten «Herzkrankheiten» meistens die Verengung oder
Blockierung der Herzkranzgefäße, die das Blut zum Herzen
leiten. Die körperlichen Faktoren, die die Herzkrankheiten
auslösen, erklären die Erkrankung nur zum Teil; zu diesen
Faktoren zählen: vererbte Risikofaktoren, Diabetes, hoher
Blutdruck, erhöhter Cholesterinspiegel, Ablagerungen in den
Herzkranzgefäßen, Rauchen, ungenügende Ernährung, Man-
gel an Bewegung, Überforderung im Beruf, Streß und andere
Erkrankungen, die mit dem Lebensstil zusammenhängen.

Wenn die Herzkranzgefäße blockiert sind, werden die
Blutzufuhr zum Herzen und damit auch die Menge an Sauerstoff, den das Herz erhält, vermindert, und die normale Tätigkeit des Herzens wird beeinträchtigt. Wie es aber zu einer
eigentlichen Erkrankung des Herzens kommt, ist individuell
ganz unterschiedlich. Jemand mit einer verhältnismäßig ge-
ringen Blockierung der Herzkranzgefäße kann durch eine An-
gina pectoris außer Gefecht gesetzt werden oder an Schmerzen
im Brustraum leiden, und jemand anderer, dessen Herzkranzgefäße bedeutend mehr verstopft sind, spürt überhaupt
nichts. Es gibt Leute, die mit zu 85 Prozent verstopften Herzkranzgefäßen noch Marathonläufe absolviert haben, während
wiederum andere ohne jegliches Anzeichen von Arteriosklerose an einem Herzschlag gestorben sind. Allein von den
körperlichen Ursachen her ist es schlechtweg nicht möglich,
die Herzkrankheiten zu erklären.

Schon vor dreihundert Jahren wußte William Harvey, der

Begründer der modernen Herzphysiologie, daß die Seele, unsere Gefühle, die Gesundheit des Herzens beeinflussen. Er betonte: «Jede Gemütsbewegung unserer Seele, die mit Schmerz oder Freude, Hoffnung oder Furcht verbunden ist, bewirkt eine Erregung, deren Einfluß bis zu unserem Herzen reicht.»

Für unsere Zeit hat Norman Cousins – nachdem er einen schweren Herzschlag überstanden hatte – es in seinem Werk *Der Arzt in uns selbst* zum Ausdruck gebracht:

> «Das Herz des Menschen ist von den unzähligen Vorgängen, die sich im Körper abspielen, keineswegs losgelöst. Es ist vielmehr der Höhepunkt, die Anlaufstelle all dessen, was im Körper als ganzem nicht oder nur halb funktioniert. Das Herz ist von einer grenzenlosen Verletzlichkeit, und dies angesichts all der Ängste, Beleidigungen und Angriffe, denen Geist, Seele und Körper ausgesetzt sind.»

Das Rezept von Dr. Dean Ornish zur Heilung der Herzkrankheiten

«Ihr Herz ist der Ort, an dem sich Ihr Körper, Ihre Seele und Ihr Geist treffen», schreibt der Arzt Dean Ornish in seinem Werk *Dr. Dean Ornish's Program for Reversing Heart Disease.* Dieser berühmte und anerkannte Arzt weist darauf hin, daß die Gesundheit des Herz-Kreislauf-Systems alle Aspekte des Menschen umfaßt, die körperlichen, emotionalen und geistigen Aspekte.

Dean Ornishs «Rezept» für einen gesunden Lebensstil, das auch Yoga-Stellungen und Meditationsübungen umfaßt, erhielt zu Beginn der neunziger Jahre auch die Unterstützung der offiziellen Medizin, denn eine der größten Krankenversicherungen der USA, die Mutual of Omaha, gab bekannt, daß sie 5000 Dollar, die jährlichen Kosten seines Programms, übernehmen würde.

Mit Schwung und mit Zeit kannst du jeden Schmerz heilen. Wenn du es nicht versuchst, wird daraus eine brüchige Gesundheit, und dies raubt deine Energie. Wut, Haß und Rachegefühle sind die größten Mörder.
Elisabeth Kübler-Ross

Das «Rezept» von Dean Ornish besteht aus den folgenden Vorschriften: eine fettarme, vegetarische Ernährung, mit dem Yoga verwandte Techniken zum Umgang mit dem Streß – dazu gehören Dehnübungen, Meditationen, Atem- und Entspannungsübungen –, ein Entwöhnungsprogramm für Raucher, Zusammenkünfte von Unterstützungsgruppen, Kommunikationsseminare und Hinweise für sichere und ausgeglichene Körperübungen.

Sein Programm bildet einen Wendepunkt in den Forschungsarbeiten und gibt diesem ganzheitlichen Zugang seine Bedeutung. Schon nach einem Jahr Teilnahme an diesem Programm ist bei seinen Patienten eine meßbare Verminderung der Blockierungen in den Herzkranzgefäßen und eine genügend große Erleichterung von den Symptomen nachweisbar, so daß Gefäß- oder Bypass-Operationen nicht mehr notwendig sind.

In einem Interview des *New Age Journal* hat Dean Ornish klargestellt:

> «Eine Bypass-Operation: Sie zerschneiden die Drähte der Feueralarmanlage und legen sich wieder schlafen, während Ihr Haus brennt, oder: Sie wischen rund um den Spülstein, der überläuft, trocken, stellen aber den Wasserhahn nicht ab. Es ist heute bekannt, daß fünf Jahre nach der Operation die Hälfte, nach sieben Jahren sogar 80 Prozent der Bypass-Arterien wieder verstopft sind. Eine neuere Form der Gefäßchirurgie, bei der ein kleiner Ballon in die Arterie eingeführt und dann aufgeblasen wird, damit er die Blockierung öffnet, bringt auch keine besseren Resultate. Nach Ablauf von vier bis sechs Monaten ist schätzungsweise ein Drittel der behandelten Arterien bereits wieder geschlossen.»

In den USA werden für die Behandlung der Herzkrankheiten mehr Gelder ausgegeben als für jede andere Krankheit – die Schätzungen gehen von 78 Milliarden bis 94 Milliarden Dollar

---

Forschungsergebnisse zeigen, daß Übungen und Meditation die biologischen Signale des Alterns – die Dichte der Knochen, die Kraft der Muskeln, der Blutdruck, die Ausdauer und andere – rückgängig machen können. Es ist heute anerkannt, daß du einen 97jährigen Mann oder eine Frau auswählen und dem entsprechenden Übungsprogramm aussetzen und dann nachweisen kannst, wie der Alterungsprozeß gestoppt wird. Wenn Menschen regelmäßig meditieren, steigt der Spiegel jenes Hormons wieder, das sonst im Laufe der Jahre sinkt. Der Blutdruck sinkt, der Cholesterinspiegel gleicht sich aus, Gehör und Sehkraft verbessern sich.

Deepak Chopra, Arzt, *Die Körperseele*

jährlich. Mehr als sieben Milliarden Dollar werden jährlich allein schon für Bypass-Operationen ausgegeben. Wenn ein Chirurg eine Bypass-Operation durchführt, kostet dies die Krankenkasse alles in allem 30 000 Dollar, wenn er die oben beschriebene neue Methode anwendet, hat die Krankenkasse etwa 7500 Dollar zu bezahlen. Würde der Arzt dieselbe Zeit einsetzen, um einen Patienten über die Ernährung und den richtigen Umgang mit dem Streß zu informieren, müßte die Versicherungsgesellschaft bedeutend weniger bezahlen.

Das besondere Konzept von Dean Ornishs Programm besteht in der folgenden Überlegung: Je weiter wir in der Ursachenkette zurückgehen und in der Behandlung ansetzen können, desto erfolgreicher und dauerhafter ist die Heilung. Er beschreibt, wie die traditionellerweise als Risikofaktoren gehandelten Ursachen – Cholesterin, Blutdruck, Alter, Geschlecht, Erbfaktoren, Rauchen, Diabetes, Übergewicht, das viele Sitzen usw. – nur zur Hälfte erklären können, weshalb die einen Personen herzkrank werden und die anderen nicht.

Seine Therapie, die auf chirurgische Eingriffe und Medikamente verzichtet und über die Lebensweise das große Problem der Herzkrankheiten angehen möchte, wurde durch die American Heart Association und die President's Task Force on Health Reform unterstützt. Das «Herz» dieser Therapie besteht aus einer Stunde Übungsprogramm täglich: Dehn- und Atemübungen, Tiefenentspannung und Meditation. Seine Therapie anerkennt die Bedeutung einer täglichen Entspannungszeit als Prophylaxe gegen Herzkrankheiten. Sie empfiehlt die aufbauenden Yoga-Stellungen im Sinn von Streßabbau und Hinführung zu einem ausgeglicheneren Leben.

Sich täglich zu strecken, sich zu entspannen und zu meditieren ist entscheidend für Menschen, die bereits unter hohem Blutdruck leiden oder herzkrank sind. Dean Ornish, aber auch andere Gesundheitsspezialisten, die für den Einsatz von Yoga-Übungen plädieren, heben hervor, daß Herzkrank-

Es stimmt: Yoga ist eine jahrhundertealte östliche Philosophie und Lebenskunst, die von verschiedenen Zivilisationen übernommen wurde. Aber der Yoga ist zugleich die feinste und anpassungsfähigste Form von körperlicher und geistiger Erneuerung, die heute gefunden werden kann.
Dawn Groves,
Yoga for Busy People

Wenn du meinst, daß du auf keinen Fall zwanzig Minuten am Tag aufbringen kannst, um dich zu dehnen und zu entspannen, kann ich dir auf jeden Fall garantieren, daß du genau derjenige bist, der dies am meisten braucht.
Judith Lasater,
Yoga-Lehrerin und Autorin,
Relax & Renew: Restful Yoga for Stressful Time

heiten ganz individuell verlaufen und daß unsere Fähigkeit, auf gesundheitliche Probleme richtig zu reagieren, zunimmt, wenn wir lernen, die Seele und den Körper bewußt zu beruhigen und zu entspannen.

Chronische Spannung und Herzkrankheiten: die faszinierende Kampf-oder-Flucht-Reaktion

Der Arzt Herbert Benson prägte den Ausdruck «Entspannungsreaktion». Darunter versteht er die körperlichen und seelischen Reaktionen, die sich bei einer bewußten Entspannung einstellen. Nach ihm besteht die «Entspannungsreaktion» in einer «körperlichen Verfassung, die sich durch eine Verlangsamung des Herzrhythmus, des Kreislaufs und des Atemrhythmus, durch eine Senkung des Blutdrucks und durch eine Verlangsamung der Gehirnströme auszeichnet». Der Entspannungsreaktion gegenüber steht jene körperliche Verfassung, die den Herzschlag ansteigen läßt, den Blutdruck in die Höhe treibt und zu einer schnellen und oberflächlichen Atmung führt. Sie ist bekannt als «Streßreaktion» oder als «Kampf-oder-Flucht-Reaktion».

Die Kampf-oder-Flucht-Reaktion hat mit unserem Instinkt zu tun und ist unserem Nervensystem tief eingeprägt. Sie hilft uns, mit einer plötzlich auftretenden Gefahr oder mit akutem Streß fertig zu werden. Erinnern Sie sich an eine solche Reaktion in den letzten Wochen? Wir alle kennen diese Erfahrung; Wut und Angst lösen sie aus.

Wenn Sie verstärkt beobachten, wie Sie auf gewisse Ereignisse in Ihrem Leben reagieren, werden Ihnen Ihre Reaktionsmuster auf bestimmte Emotionen wie Furcht, Wut und Angst bewußter. Wenn Sie wütend oder voller Angst sind, verändert sich Ihre ganze Person: Ihre Atmung wird schneller und flacher, denn sie muß Sie vermehrt mit Sauerstoff versorgen, sei es für den Kampf, sei es für die Flucht. Nehmen Sie wahr, wie Ihre Muskeln sich zusammenziehen. Dies ist die natürliche Vorbereitung für den Kampf beziehungsweise für den Selbstschutz. Ihre Kreislauf und Ihr Herzrhythmus legen zu und fördern dadurch Ihre Kraft und Ihre Energie. Die Blutmenge, die mit jedem Herzschlag in Umlauf gesetzt wird, nimmt zu.

Wenn Sie in der nächsten Zeit merken, daß Sie wütend werden, versuchen Sie wahrzunehmen, wie die Verdauungstätigkeit an Intensität verliert, so daß mehr Blut und Energie für jene großen Muskeln zur Verfügung stehen, die Sie für einen Kampf oder eine Flucht brauchen. Wenn sich Ihre Wut voll entfaltet, verengen sich die Blutbahnen in Ihren Armen und Beinen; auch die chemische Zusammensetzung des Blutes verändert sich: die Gerinnungsfähigkeit wird verstärkt, damit, sollte es zu einer Verwundung kommen, der Blutverlust nicht zu groß wird.

Nach den Herz- und Streßspezialistinnen sind unsere Körper bestens darauf vorbereitet, mit einer akuten Streßsituation fertig zu werden, auf den ständigen Streß unseres modernen Alltagslebens aber sind sie nicht eingestellt. Wenn der Überlebensmechanismus dauernd aktiviert wird, kommt es, sowohl im Bereich der inneren Organe als auch auf der Ebene des Nervensystems, zu einer Erschöpfung. Die Blutbahnen verengen sich nicht nur in den Armen und Beinen, sondern auch im Herzen und im Gehirn. Es bilden sich in den Herzkranzgefäßen und in den Gehirnarterien vermehrt Blutgerinnsel, dies führt zu erhöhtem Blutdruck und kann eine Thrombose in der Kranzarterie oder einen Schlaganfall zur Folge haben.

Bei einer gefühlsgeladenen Streßsituation ziehen sich die Skelettmuskeln zusammen, eine Folge davon sind Schmerzen und Spannungen im Nacken, in den Schultern und im Rücken. Hinzu kommt die Verspannung des weichen Muskels, der die Herzkranzgefäße schützend umschließt; dies führt zu Krämpfen des Herzmuskels selber. Dean Ornish beschreibt die Wirkungen einer andauernden Streßsituation auf das Herz mit den folgenden Worten:

> «Bei ständigem, intensivem Streß können sich auch die Muskelfasern des Herzens so stark zusammenziehen, daß der normale Bau dieser Muskelfasern zerstört und das Herz als solches angegriffen wird. Für mich ist dies ein eindrückliches Bild: Wenn das Herz nicht mehr fähig ist, sich zu entspannen, bewirkt dies eine Anspannung der Muskelfasern, und zwar in einem solchen Ausmaß, daß das Herz sich selbst schadet – es ist, als ob Sie Ihre Faust so lange und so kraftvoll zusammenballen würden, daß die Knochen und die Gelenke Ihrer Hand zu zerbrechen beginnen.»

Ganz offensichtlich ist der Streßabbau nichts Luxuriöses, im Gegenteil: Er ist eine Methode, die die Gesundheit fördert und das Leben möglicherweise verlängert. Stellen Sie sich jetzt auf die Wahrnehmung Ihrer Atmung ein, nehmen Sie sich Zeit, langsam, ruhig und ausgeglichen zu atmen. Dies ist der erste Schritt in Richtung Entspannung.

Erleuchtung: Der stärkste Schutz gegen Streß

Der Yoga kann die Streßsymptome abbauen, da er den Körper immer wieder zur «Entspannungsreaktion» bringt. Doch die alten Yogis, die weisen Männer und Frauen der vergangenen Jahrhunderte, lehrten, daß es nicht genügt, lediglich zu lernen, wie man sich mit Streßsituationen arrangieren kann. Sie betonten, daß es darum geht, unsere Lebensereignisse in einem Licht zu sehen, das das Aufkommen von Streß von Anfang an verhindert. Denn sehr oft ist der Streß, den wir äußeren Faktoren zuschreiben, hausgemacht: das Produkt unserer eigenen Gefühle.

Wenn wir mit Spannungen richtig umgehen wollen, ist es wichtig, zu begreifen, daß der Streß nicht nur von den Ereignissen unseres täglichen Lebens kommt, sondern auch von unserer Art und Weise, auf sie zu reagieren. Wir alle wissen darum: Auf dieselbe Situation können Menschen ganz unterschiedlich reagieren; die eine Person läßt sich stressen, während eine andere bloß lächelt und antwortet: «Das ist unwichtig. Davon lasse ich mich nicht unter Druck setzen.» Falls Sie merken, daß Sie zu jenen Menschen gehören, die den Streß durch Ihre Gefühlsreaktionen noch verstärken, haben Sie die Möglichkeit, mit der Art und Weise zu experimentieren, wie Sie die Dinge betrachten. Die Perspektive, die Bewertung der Dinge, zu verändern kann bedeuten, andere Prioritäten zu setzen; fragen Sie sich, was für Sie wirklich von Bedeutung ist, ob Sie sich um diese Sache noch kümmern werden in einer Woche, in einem Monat oder in einem Jahr. Falls Sie gern mit bildhaften Vorstellungen arbeiten, zeichnen Sie ein Bild der Situation, wie Sie sie jetzt sehen, und bringen Sie sich, mit irgendeinem Zeichen, auch selbst ins Bild. Verrücken Sie dann Ihr Zeichen allmählich aus der Mitte an den Rand des Bildes. Was empfinden Sie dabei? Solche positiven Verhaltensweisen können eingeübt werden, bis sich unsere Empfindungen verändern: Wir befinden uns schließlich nicht mehr mitten im Zentrum dieses Sturms, des täglichen Leben, sondern beobachten, nehmen zwar aktiv daran teil, bleiben aber im Frieden.

Die Yoga-Praxis ist eine der Möglichkeiten, unseren eigenen Ruhepunkt zu finden. Im Maß, wie wir die Freude an der Meditation im Sitzen oder an den Stellungen im Stehen entdecken, wird uns auch bewußt, daß sich etwas verändert: Wir erleben eine Art stiller Freude und eine neue Perspektive. Einer meiner Yoga-Schüler brachte es mit den Worten zum Ausdruck: «Es war, als ob ich vor einem Büfett mit unbekannten, nie gekosteten Speisen stehen würde.» Da die Yoga-Praxis ihre Wirkung allmählich entfaltet und in jedem Augenblick wie-

Alle Religionen ermutigen zum Selbstopfer, aber wenn wir krank werden, beten wir dann doch wieder zu Gott, er soll uns gesund machen. Wie inkonsequent! Einfach zu sein, zu akzeptieren, was uns geschenkt wurde, zum eigenen Leib Sorge zu tragen, ist ein Akt der Demut...
Bekämpfe nie deinen eigenen Körper! Und lade dir nicht die ganze Welt auf die Schultern wie Atlas! Laß diese schwere Last, eine unnötige Bürde, fallen, und du wirst dich besser fühlen.

Vanda Scaravelli,
Awakening the Spine

der anders ist, können wir diese feinen Empfindungen und neuen Einsichten in unserem Leben immer wieder erfahren. Doch bevor sich die Erleuchtung einstellt, ist es auf jeden Fall hilfreich, zu lernen, wie wir atmen, uns dehnen und entspannen können, damit wir seelische und körperliche Ängste aufzulösen vermögen.

Sie können den Wert und die Wirkung von Entspannungstechniken besser verstehen, wenn Sie sich das folgende vor Augen halten: Gespannte, zusammengezogene Muskeln und eine flache, schnelle Atmung sind für das Gehirn die hauptsächlichsten Streßsignale. Wenn Sie nun in einer Streßsituation spüren, daß Ihr ganzes sympathisches Nervensystem angeregt wird (d. h.: Zunahme der Pulsfrequenz, des Blutdrucks und der Muskelspannung), verlangsamen Sie den Atem und dehnen die verspannten Muskeln. Sie werden sofort wahrnehmen, wie dadurch die entgegengesetzten Signale der Entspannung ausgesandt werden: Es beruhigt sich nicht nur Ihr Gemüt, sondern es entspannt sich auch Ihr Herz, Ihr Blutdruck gleicht sich aus, der Cholesterinspiegel sinkt, alle Funktionssysteme des Körpers kehren in einen gesünderen Zustand zurück.

Der Herzanfall am Montagmorgen

«Wenn Sie gesund leben wollen, gilt folgende Tatsache: Solange Sie um ein gesundes Leben ringen, ohne gleichzeitig um ein sinnvolles Leben zu ringen, führen Sie einen Kampf, ohne die Hände dafür frei zu haben.» Diese Worte stammen von Larry Dossey, einem Arzt, einem Spezialisten der psychosomatischen Medizin.

«Sie können den Blutdruck behandeln, das Rauchen lassen, Ihren Cholesterinspiegel senken – und zwar auf perfekte

Art –, dies berührt die eigentliche Ursache nicht. Wir wissen heute, daß die meisten Amerikaner unter 50 Jahren, die ihren ersten Herzanfall erleiden, keinen dieser Risikofaktoren aufweisen. Sie kommen bei den Untersuchungen bestens weg. Mit anderen Worten: Die rein körperliche Abklärung ist bedeutungslos und erklärt für den Großteil der ersten Herzanfälle nichts.»

Die Bücher von Larry Dossey greifen in eindrücklicher Weise die am stärksten verwurzelten Vorstellungen der modernen Medizin an, etwa daß es sich beim Körper um eine Maschine handelt, eine Maschine, die automatisch funktioniert, daß Gedanken, innere Haltungen und Gefühle körperlich kaum Konsequenzen haben, daß das Bewußtsein lediglich ein Produkt der Gehirnchemie darstellt, daß zuoberst die Schaltungen im Gehirn stehen, daß mit dem Tod des Körpers alles zu Ende ist.

Nach den Vertretern eines ganzheitlich ausgerichteten, psychosomatischen Heilens basiert die Schulmedizin auf Annahmen, die bei einer philosophischen oder wissenschaftlichen Überprüfung sehr fragwürdig werden. Larry Dossey betont, daß die meisten von uns durchs Leben gehen, ohne die fundamentalen Fragen nach Leben und Sterben je wirklich gestellt zu haben.

Ein interessantes Signal dafür, daß wir die Gesundheit unter ganz verschiedenen Blickwinkeln betrachten sollten, war für Larry Dossey das Phänomen des Herzanfalls am Montagmorgen. In den USA kommt es am Montagmorgen zwischen acht und neun Uhr zu mehr Herzattacken als zu jeder anderen Zeit. In einer Studie zu Beginn der siebziger Jahre legte Larry Dossey bereits Wert darauf, daß der untrüglichste Hinweis auf eine mögliche Herzattacke nicht in den sogenannten größten Risikofaktoren zu finden ist – Rauchen, hoher Blutdruck, Diabetes, Cholesterin –, sondern im Grad der Befriedigung durch den Beruf. In seinem Buch *Wahre Gesundheit*

Ich bin überzeugt: Das ganzheitliche Heilen der Zukunft wird sowohl das enorme Wissensgebäude der auf Analyse angelegten herkömmlichen Medizin als auch das auf Synthese bedachte Wissen der höheren Körperenergiesysteme umfassen. Das ganzheitliche Heilen der Zukunft wird in der Diagnose wie auch in den Heilungsimpulsen gleichzeitig die Energiekörper und den physischen Körper miteinbeziehen, und zwar in dem Maß, wie ein Patient dies braucht, es geht auf den inneren und äußeren Heilungsprozeß aus. Ärzte, Chiropraktiker, Homöopathen, Heiler, Therapeuten, Akupunkteure usw., sie alle wirken zusammen, um den Heilungsprozeß zu unterstützen.
Barbara Ann Brennan, *Licht-Arbeit. Das große Handbuch der Heilung mit körpereigenen Energiefeldern.*

finden stellt er die Fragen: «Welchen Stellenwert hat für einen Menschen der Beruf? Was stellt der Beruf in der Psyche dar, was symbolisiert er? Wenn wir diese Bedeutung nicht anerkennen, können wir die häufigste Todesursache in unserer Gesellschaft, die Herzerkrankung, nicht verstehen.»

Larry Dossey behauptet, der erste Schritt zur Gesundheit bestünde darin, daß wir anerkennen und respektieren, daß wir ein bedeutungsvolles Leben brauchen, und spüren, wie wertvoll unsere Anstrengungen sind, ja daß sogar unsere Krankheiten ihre Bedeutung haben. «Von diesem Punkt aus kann man starten. Es ist bei keinem einzigen menschlichen Leben möglich, darzulegen, was alles daraus werden kann. Wie sollte eine Person je ans Ende ihrer Bedeutung kommen?»

Können Sie sich vorstellen, daß Sie für einen Cholesterintest ein medizinisches Labor aufsuchen und die Assistentin Sie fragt, ob Sie mit Ihrem Leben zufrieden sind oder nicht? Es ist tatsächlich einfacher, sich auf den Cholesterinspiegel, den Blutdruck oder den Herzanfall zu konzentrieren. Und der Arzt braucht seine Zeit ja schon zur Genüge, um den Patienten zum Üben, zur Diät und zu all den körperlichen Notwendigkeiten zu bringen... Wenn wir uns der recht fordernden Aufgabe der seelischen, emotionalen und spirituellen Selbstbeobachtung widmen, erkennen wir anhand der psychoneurologischen und immunologischen Reaktionen, daß Gedanken eben nicht nur ätherische Schwingungen des Gehirns sind. Unsere Gedanken durchdringen den Körper und wirken sich auf alle wichtigen Körpersysteme aus – speziell auf das Herz-Kreislauf- und auf das Immunsystem –, und zwar in einem größeren Ausmaß als Ernährung und Körperübungen.

Weitere wissenschaftliche Untersuchungen haben den Wert von Übungswegen wie dem Yoga belegt. Eine der wirksamsten Möglichkeiten, den Cholesterinspiegel zu senken, besteht zum Beispiel darin, sich zweimal am Tag für zwanzig

Minuten hinzusetzen und den Geist zu klären und zu beruhigen. Der Cholesterinspiegel sinkt dadurch um etwa ein Drittel. Dean Ornish hält fest: «Nur schon wenige Minuten Meditation am Tag zeigen eine positive Wirkung.»

Wie die Körperhaltung die Gesundheit des Herzens beeinflußt

Nehmen Sie wahr, wie Sie jetzt, im Moment Ihrer Lektüre, sitzen! Verändern Sie Ihre Haltung nicht, bleiben Sie beim Beobachten. Lassen Sie sich nun bewußt und so stark wie möglich nach vorne zusammensacken, bis Sie spüren, wie Ihre inneren Organe gegenseitig aufeinander Druck ausüben. Wie atmen Sie jetzt? Welche Empfindungen steigen auf? Solche Beobachtungen vermitteln Ihnen, wie Ihre normale Haltung – die Art und Weise, wie Sie sitzen, stehen und gehen – auf Ihre Atmung, Ihren Kreislauf und die Befindlichkeit Ihres Herzens einwirkt. Eine chronisch schlechte Haltung beeinträchtigt den Kreislauf in allen Ihren Organen.

Wenn der Brustraum zusammengepreßt wird, kann sich das Zwerchfell während des Einatmens kaum hinreichend senken. Dadurch werden Sie daran gehindert, wirklich tief einzuatmen. Und die sogenannte «Brustraum-Pumpe» ist für den Rückfluß des Blutes zum Herzen keine Hilfe mehr. Wenn der Brust- und der Bauchraum ständig zusammengepreßt werden, können die Lymphgefäße, die Arterien und Venen, die für die Organe im Bauchraum zuständig sind, nicht mehr oder nur noch teilweise funktionieren. Dies verringert in den entsprechenden Geweben die Reinigung und gefährdet den Transport der lebenswichtigen Nährstoffe zu den Zellen und die Zirkulation der wichtigen Hormone, die die Körpervorgänge steuern. Es kommt zu einer Beeinträchtigung der Gesundheit, auch der Gesundheit des Herzens.

Eine sehr schnell spürbare Wirkung des Yoga besteht in der Verbesserung der Körperhaltung. Unabhängig vom Alter atmen die Yoga-Schülerinnen jeweils erleichtert auf, wenn sich der Brustraum öffnet und der Atem frei fließen kann. Für Personen mit gerundeten Schultern und einer chronisch gebeugten Haltung sind die Grundstellungen im Stehen hilfreich: Sie öffnen den Brustraum und geben der Atmung mehr Raum. Die anspruchsvolleren Stellungen wie der Hund mit dem Kopf nach oben und mit dem Kopf nach unten, sowohl in der klassischen Form auf dem Boden als auch in den Varianten mit Wandriemen, dehnen die Muskeln auf der Vorderseite des Körpers noch ausgiebiger, dehnen den Brustraum und verstärken die Atemkapazität, zudem verleihen sie den Muskeln des Rückens, des Brustraums und der Schulter Kraft.

Die eher sanften Rückwärtsbeugungen (unterstützt von Hilfsmitteln) und die verschiedenen aufbauenden Stellungen weiten den Brustraum, die Lungen und die Rippen, ohne Anstrengung aus. Diese passiv vollzogenen Stellungen sind für alle gut, ich empfehle sie aber besonders den Menschen, die sich von einer Herzoperation erholen; sie sollten unter der Anleitung einer gut ausgebildeten Lehrerin ausgeführt werden.

Der ungehinderte Atem und die tiefe Entspannung bauen Streß ab

Betrachten Sie die Abbildung auf S. 306: Die Decken unter dem Kopf und entlang der Wirbelsäule sind so hingelegt worden, daß sich der Brustraum öffnet und der Körper die Möglichkeit bekommt, den Atem frei fließen zu lassen und tief zu entspannen.

Alle psychosomatischen Übungswege lehren, daß der

Atem den Körper und den seelischen Bereich miteinander verbindet. Die meisten der heutigen Techniken zum Streßabbau gehen von diesem Grundsatz aus. Das bewußte ruhige Atmen ist eine der einfachsten und doch wirkungsvollsten Methoden, das Bewußtsein für den Körper mit dem Bewußtsein für den geistigen und emotionalen Zustand zu kombinieren. Die Atmung ist zudem ein kraftvolles Hilfsmittel zur Entspannung des sympathischen Nervensystems, das für die Streßreaktion zuständig ist, und zur Verstärkung der heilenden Wirkung des parasympathischen Nervensystems, das für die Entspannungsreaktion zuständig ist.

Wenn wir den Atem bewußt wahrnehmen und ihn auf sanfte und beruhigende Art steuern – diese Technik wird im folgenden Abschnitt beschrieben –, wirkt dies auf die Seele und das Nervensystem wie ein direkter Impuls zur Entspannung.

Die folgende Atemübung wird von B. K. S. Iyengar gelehrt. Sie kann im Sitzen oder im Liegen vollzogen werden. Die vier Übungsschritte wirken zwar sehr einfach, aber ich möchte Sie doch bitten, die Anweisungen mehrfach zu lesen, bevor Sie mit der Übung beginnen. Beachten Sie, daß die kleine Pause im Anschluß an das Ausatmen diese Atemübung von unserem gewohnten Atmen ganz stark unterscheidet.

> Die Atmung ist ein wesentlicher Bestandteil des Yoga, und zwar das natürliche Atmen, ohne Anstrengung. Keinerlei Druck, keinerlei Behinderung, nichts sollte diese einfache, gezeitenartige Bewegung unserer Lungen stören, wenn wir ein- und ausatmen... Die Atmung macht den wichtigsten Teil unserer Yoga-Praxis aus.
>
> Vanda Scaravelli, *Awakening the Spine*

Eine Atemübung zur seelischen Beruhigung und zum Streßabbau

1. Atmen Sie langsam und leicht durch die Nase ein, vermeiden Sie jegliche Anstrengung.
2. Atmen Sie langsam und leicht durch die Nase aus, wiederum ohne jegliche Anstrengung.
3. Lassen Sie eine kurze Pause entstehen, ohne daß Sie sich angestrengt bemühen, den Atem zu blockieren.

4. Wiederholen Sie die Schritte 1, 2 und 3. Verweilen Sie für mehrere Minuten bei dieser ruhigen, einfachen Art der Atmung.

Noch einmal: Jedesmal, nachdem Sie ausgeatmet haben und bevor Sie wieder einatmen, legen Sie, möglichst ohne Anstrengung, für ein oder zwei Sekunden eine Atempause ein. Bei diesen kurzen Pausen im Anschluß an das Ausatmen werden Sie vermutlich eine Art spontaner, natürlicher, selbstverständlicher Fortsetzung des Ausatmens erleben. Diese zusätzliche Portion Atemluft rundet das echte, normale Ausatmen ab. Denn bei unserer gewohnten Art zu atmen bleibt das Ausatmen meistens unvollständig, vor allem wenn wir angespannt sind. Wir beginnen jeweils das Einatmen, ohne daß wir dem vorausgehenden Ausatmen erlauben, seinen natürlichen Abschluß zu finden. Wenn Sie diese neue Form des Atmens regelmäßig üben, wird sich Ihr Atem in einer natürlichen und ungezwungenen Art und Weise vertiefen. Sie werden sich selber ruhiger und entspannter erleben, sogar in Momenten, die Ihnen früher als Streßsituationen vorkamen.

Beobachten Sie in Ihrem Alltag immer wieder den Atem. Und während Sie seinen Fluß beobachten, lassen Sie ihn durch die Nase ruhig ein- und ausströmen. Versuchen Sie nicht, Ihren natürlichen Atem willentlich zu vertiefen. Wenn Sie mit Ihrem Atem bewußt verbunden sind und sich nach dem Ausatmen die Pause gönnen, werden Sie einen ganz natürlichen Impuls zu einem tieferen und freieren Einatmen verspüren. Geben Sie diesem Impuls Raum, ohne daß Sie ihn willentlich ausbauen oder übertreiben, und kehren Sie dann zu Ihrem normalen Atmen zurück. Versuchen Sie, diese Art zu atmen einzusetzen, wenn Sie ruhiger und entspannter werden möchten, wenn Sie zum Beispiel im Verkehr feststecken oder in einer Schlange stehen oder im Warteraum des Arztes sitzen, wann immer Sie ängstlich oder durcheinander sind.

Ich habe schon von der Bedeutung der Atmung während der Geburt gesprochen, aber die wenigsten Leute anerkennen, daß die Atmung auch während des Sterbens von Bedeutung ist. Wenn ich bei jemandem bin, der krank ist und vor dem Sterben steht, spreche ich nicht mehr viel. Dafür beginne ich für mich die dreiteilige Atmung. Ich kann nicht erklären, was sich genau abspielt, aber diese Atmung wirkt auf die Leute, die im Raum sind. Vielleicht kann unsere eigene Entspannung auch den anderen helfen, sich zu entspannen und loszulassen.
Mary Dale Scheller, *Growing Older, Feeling Better in Body, Mind and Spirit*

Wenn Sie im Liegen entspannen, schließen Sie bitte die Augen, und richten Sie Ihren Blick Richtung Herz. Erlauben Sie auch Ihren Augen, sich zu entspannen. Wenn Sie Ihren Blick nach unten, Richtung Brustkorb, lenken, so wirkt dies auf Ihr Gehirn entspannend. Um tiefer entspannen zu können, ist es von Vorteil, wenn Sie Ihre Augen bedecken, zum Beispiel mit einem Augenkissen oder mit einem feuchten, zusammengefalteten Waschlappen. Der leichte Druck einer Auflage vermindert die unwillkürlichen Bewegungen der Augen und entspannt den Bereich der Augen und der Stirn.

Wenn Sie zur Unterstützung Ihres Körpers Decken oder *Pranayama*-Kissen einsetzen, wie dies im Kapitel über die Hilfsmittel beschrieben wird, so achten Sie bitte darauf, daß der Aufbau der Decken den Brustraum dehnt und öffnet und die natürlichen Krümmungen der Wirbelsäule stützt und fördert. Normalerweise reagiert unser Körper mit Wohlbefinden und Erleichterung, wenn wir uns auf die Decken oder die länglichen, festen Kissen legen. Ich betrachte die Decken und Kissen für jemanden, der lernen möchte, frei zu atmen und tief zu entspannen, als sehr wichtig.

Ein paar Fakten zur Atmung

– Veränderungen in Ihrem Körper wirken sich auch auf die Atmung aus. Wenn Sie gehen oder einen Berg besteigen oder sich auf eine andere Weise körperlich anstrengen, brauchen Sie mehr Sauerstoff. Sie atmen deshalb schneller und tiefer.
– Seelische Veränderungen wirken sich auch auf die Atmung aus. Wenn Sie voller Angst auf den Zahnarzt und seinen Bohrer warten oder eine Rede halten müssen, wird Ihr Atem schneller und flacher. Wenn Sie hingegen auf einem Aussichtspunkt sitzen und den Sonnenuntergang ge-

nießen, eine Massage erhalten oder Ihren Hund streicheln, neigen Sie zu einem langsamen und tiefen Atmen.

– Veränderungen in Ihrer Atmung wirken sich auch auf den Körper aus. Sportlerinnen, Judoka, Sängerinnen, Tänzer und Turnerinnen, sie alle setzen Atemtechniken ein, um ihre Auftritte zu verbessern.

– Veränderungen in Ihrer Atmung wirken sich auch auf die seelische Verfassung aus. Wenn Sie beunruhigt sind, genügen ein paar tiefe Atemzüge, und Sie gewinnen wieder Ihre Ruhe. Ein tiefes Atmen hilft auch bei seelischer Müdigkeit.

– Veränderungen in Ihrer Körperhaltung wirken sich auf die Atmung besonders stark aus. Es ist unmöglich, tief und frei zu atmen, wenn Ihr Körper in sich zusammengesunken ist.

Es gibt viele Bücher und Methoden, wie man mit Atemtechniken Streß abbauen kann. Der erste Schritt besteht immer darin, sich so zu sammeln, daß man wahrnimmt, wie man atmet, und zwar in Entspannungs- und in Streßsituationen. Ich selber bin der Ansicht, daß Veränderungen in der Atmung nur vorsichtig und schrittweise angegangen werden sollten. Wenn Sie versuchen wollen, Ihren Atem zu vertiefen, gelten die folgenden Regeln: Brechen Sie ab, sobald Sie merken, daß Sie sich anstrengen, lassen Sie sich während mehrer Atemzüge ganz natürlich atmen, bevor Sie wieder mit der Übung einsetzen. Achten Sie darauf, daß Ihre Lippen geschlossen bleiben, atmen Sie durch die Nase.

Der Streß und das Immunsystem

Der Streß zehrt die Lebensenergien des Körpers auf. Der Streß hat zudem die Tendenz, den Stoffwechsel derart anzuregen, daß es für uns unmöglich wird, uns daraus zu lösen und zu entspannen, sogar wenn wir die Gelegenheit dazu hätten. Bei der Einführung in die Tiefenentspannung des Yoga entdecken viele Menschen, daß sie körperlich und seelisch zuerst wieder lernen müssen, was eine echte, tiefe Entspannung ist.

Prägen Sie sich den folgenden Grundsatz ein, er kann zum Lebensretter werden: Die Art und Weise, wie wir auf Streß reagieren, beeinflußt unser Abwehrsystem mehr als das aktuelle, stressige Ereignis selber. Von jenen Charaktermerkmalen einer Person, die einer Krankheit wenig Widerstand entgegensetzen, wirken die Gefühle der Hilflosigkeit am verheerendsten. Nur schon zu wissen, daß Sie, wenn das Leben Sie überrollt, konstruktiv etwas tun können, kurbelt Ihr Immunsystem an. Auch wenn die konkrete Situation gar nicht groß verändert werden kann, bricht die Tatsache, daß Sie zur Entspannung Yoga-Stellungen einnehmen und friedvoll den Atem beobachten, den Teufelskreis des Stresses auf und erlaubt Ihrer Seele und Ihrem Körper, wieder zu Kräften zu kommen und ein Gleichgewicht herzustellen.

Mein Lebensstil muß sich immer wieder mit dem Streß auseinandersetzen. Und Streß macht alt. Yoga und Meditation helfen mir, gemeinsam mit meinem inneren Selbst, mehr, als wenn ich auf Spannung mache. Ich will Körperübungen und Fitneßtraining nicht schlechtmachen. Aber für mich ist es eine Erfahrungstatsache, daß sie mir nicht im selben Maß helfen, geistig und körperlich präsent zu sein, wie der Yoga und die Meditation es tun.
Raquel Welch

Alice Stevens:
Heranreifen zu einem befriedigenden
Lebensstil

Alice Stevens ist im Rahmen der American Heart Association als Yoga-Lehrerin tätig. Sie lehrt auch eine Methode der Herz-Lungen-Wiederbelebung (CPR) als Teil eines Rehabilitationsprogramms. Sie betont, daß heute leider immer mehr junge Männer und Frauen unter Herzkrankheiten leiden.

Der Yoga hat meine Fähigkeiten gefördert, hat aber auch den Sinn für meine Schwächen verfeinert. Er half mir auf dem Weg zu einem befriedigenden Lebensstil. Er vermittelt viel Energie und wertvolle Impulse, um ein volles und glückliches Leben zu führen.

Ältere Yoga-Schüler brauchen gelegentlich Ermutigung, damit sich ihr Vertrauen wieder erholt und sie sich mit Freude auf den Yoga-Unterricht einlassen. So viele ältere Männer und Frauen erwartet im Yoga-Unterricht eine ganz und gar abenteuerliche Reise in ihren Körper, und ich wünsche mir, daß diese Reise für sie zu einer guten Erfahrung wird. Zu Beginn sind sie schnell eingeschüchtert; doch wenn sie sich zu Hause fühlen und die Stellungen ihnen vertraut sind, fordern sie sich stärker. Es ist herrlich zu sehen, wie sie aufblühen.

Ich habe herausbekommen, daß die Stellung des Hundes mit dem Kopf nach unten für ältere Leute die geeignetste Stellung ist, um ihre Körperhaltung, die Kraft und Beweglichkeit im Oberkörper wiederzufinden oder aufzubauen und die Muskeln der Oberschenkel zu dehnen. Ich bin begeistert, wenn mir eine elegante ältere Frau stolz erzählt, daß sie ihrem Mann diese Stellung beigebracht hat, damit er wieder eine anständige Haltung besitzt.

Ina Marx:
Solange Ihr Leben ein Ziel hat, können Sie nicht alt werden

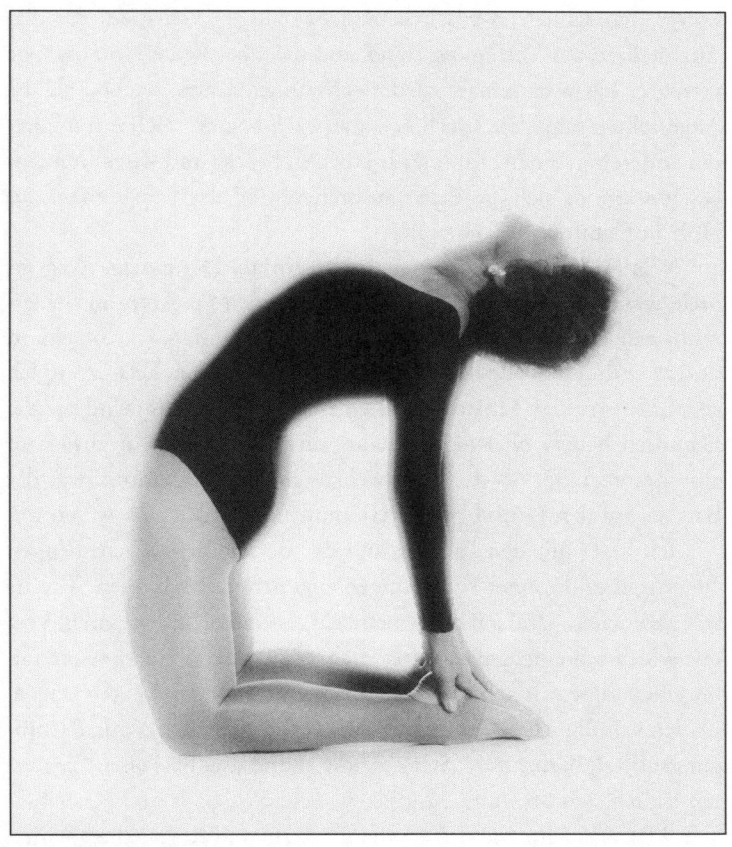

Ina Marx genießt die belebende Dehnung in der Stellung des Kamels.

Ina Marx, 76 Jahre alt. Durch einen Unfall wurde sie schwer verletzt und arbeitsunfähig. Doch sie widmete sich einem intensiven Yoga-Training.

Mein Leben ging erst ab 40 aufwärts. Ich hatte überhaupt kein Selbstvertrauen. Liebe zu mir selber oder Selbstverwirklichung waren Wörter, die ich nicht kannte. Ich hatte mich Zeit meines Lebens mit den wenigen Möglichkeiten abgemüht, die mir zur Verfügung stan-

den, und schlug mich durch, so gut es eben ging. Mein Leben schien
aus einer endlosen Reihe von persönlichen Tragödien zu bestehen.

Als ich 30 war, arbeitete ich an den Wochenenden in einem
Luxushotel, während mein Mann zu Hause war und die Kleine
hütete. Ich schlief jeweils in einem baufälligen Gebäude, das den
Angestellten zur Verfügung stand und das über keine Notausgänge
verfügte. Ich war damals wieder schwanger. Eines Nachts, als die
Angestellten schliefen, brach Feuer aus. Ich befand mich mit mehreren anderen in einem Zimmer im dritten Stock, und wir waren ein-
geschlossen, da sich das Feuer ausbreitete und das Treppenhaus aus
Holz in Flammen aufgehen ließ.

Was mich rettete, waren meine Instinkte. Der einzige Weg ins
Freie waren die Fenster. Doch von den beiden Fenstern im Schlaf-
raum war das eine nicht zu öffnen, und das andere war blockiert,
und zwar durch die Leute, die es, von Panik ergriffen, belagerten. Ich
zertrümmerte das Fenster, das sich nicht öffnen ließ. Und als die
Flammen bereits unerträglich nahe waren, sprang ich und fiel auf
eine Betonstraße. Als der Feuerwehrwagen endlich eintraf, war der
Bau bis auf den Grund niedergebrannt, und zehn Leute waren tot.

Ich hatte mir den Rücken und das Becken gebrochen, Rippen
angerissen und innere Verletzungen zugezogen. Auch meine Psyche
war gebrochen. Und ich hatte mein ungeborenes Kind verloren. Vorerst wurde ich eingegipst, später stieg ich zu einem Stahlkorsett auf,
und man sagte mir, ich müßte es für den Rest meines Lebens tragen.
Da ich ständig unter Schmerzen litt, verabreichte man mir Beruhigungsmittel, Barbiturate, Schmerzmittel und drei Päckchen Zigaret-
ten täglich. Ich litt unter Müdigkeit, Schlaflosigkeit und Fettleibigkeit. Ich verbrachte meine Zeit damit, Ärzte und Körpertherapeuten
aufzusuchen. Das Leben besaß für mich keinen Sinn mehr, und ich
dachte öfters an Selbstmord.

Nach zwei Selbstmordversuchen erhielt ich psychiatrische Be-
treuung. Das half mir etwas mehr, doch es kam wieder zu einem Zu-
sammenbruch. Ich kam zu einem neuen Therapeuten, und meine
seelische Haltung besserte sich. Körperlich war ich nach wie vor ein
Wrack, aber ich war entschlossen, alles einzusetzen und jede Heilmethode zu versuchen, von der ich hörte. Und eines Tages sagte mir
jemand: «Versuch es mit Yoga!» Ich packte zu, als ob es sich um die
letzte Chance handeln würde. Zu Beginn sah es recht hoffnungslos
aus, ich konnte mich in keine Richtung beugen. Aber ich war ent-

schlossen, weiterzumachen, denn ich hatte den Schimmer einer hoffnungsvolleren Zukunft wahrgenommen.

Was weiterhalf, waren die Disziplin und ein eisernes Üben; eine große Durchhaltekraft belebte mich. Ich widmete noch nicht mein ganzes Leben dem Yoga, ich mußte ja noch für meine Familie sorgen, doch ich übte ganz bewußt mindestens eine Stunde pro Tag. Mein Rücken wurde stärker. Nach drei Monaten zog ich mein Korsett aus. Meine Körperhaltung verbesserte sich, ich wurde gesunder und kraftvoller. Das erste Mal seit vielen Jahren schlief ich wieder problemlos ein. Ich verabschiedete allmählich die Beruhigungsmittel und Barbiturate, die einen wichtigen Bestandteil meiner «Ernährung» ausmachten. Ebenfalls problemlos und schmerzlos hörte ich zu rauchen auf.

Mit dem Körper veränderte sich auch meine innere Einstellung. Sowohl meine Maßstäbe änderten sich als auch mein Verhalten gegenüber den Leuten. Ich entwickelte mehr Geduld, Freundlichkeit und Toleranz. Mit 40 ging mir auf, daß ich für mich selber verantwortlich war und daß ich jedes Ziel, das ich mir wünschte, auch erreichen konnte.

Ich verzichtete darauf, mich vom Gesetz der Wahrscheinlichkeit besiegen zu lassen, und trotzte dem Satz des Arztes: «Sie werden lernen müssen, mit dem Schmerz zu leben.» Ich widersetzte mich der Vorschrift des Orthopäden, der mir den lebenslänglichen Rollstuhl verschrieb. Auch wenn meine Rückenverletzungen wieder zusammengewachsen sind, so ergeben die genauen Untersuchungen doch, daß mehrere Bandscheiben geschädigt bleiben und meine Wirbelsäule ihre angeborene Verkrümmung weiter behalten hat. Alle, die meine Röntgenbilder sehen, finden es unverständlich, daß ich überhaupt gehen kann. Doch mein Rücken ist kräftig, weich und schmerzfrei.

Nach den medizinischen und gesellschaftlichen Vorstellungen bin ich alt. Wenn ich mich um eine Lebensversicherung oder eine Anstellung bemühen würde, würde ich vermutlich abgewiesen. Doch ich bin überzeugt, daß das sogenannte Alter nichts besagt. Ich erlebe mich jünger und gesünder, verfüge über mehr Kraft, Energie, Vitalität und Optimismus als in meinen früheren Jahren. Wie ich mich den allgemeinen Vorstellungen von Alter nicht anpasse, so giere ich auch nicht nach Jugend. Den äußeren Zeichen des Alterns können wir nicht entkommen. Das Alter hat mit einem Bewußtseinszustand zu tun, der verändert werden kann: Solange Ihr Leben ein Ziel hat, können Sie nicht alt werden.

Robert Whiteside:
Beweglich mit 80, flink mit 90

Ich denke, was die Menschen im Zusammenhang mit dem Alter am meisten fürchten, sind die Schmerzen und Krankheiten oder an einen Rollstuhl gefesselt zu sein, eine Last für einen selber und für die anderen.

Ich selber und viele andere haben bewiesen, daß das Alter nicht so aussehen muß – wenn wir die Gesetze der Natur beachten, uns gut ernähren, üben und eine positive Lebenshaltung pflegen.

Ich bin nun 80 und jogge noch jeden Morgen vor dem Frühstück gut vier Kilometer und spiele mehrmals in der Woche Tennis. Ich stehe nach wie vor in einer beruflichen Tätigkeit und verbringe ein Drittel meiner Zeit auf Reisen.

Falls ich mein Buch noch einmal zu schreiben hätte, würde ich noch mehr für den Yoga einstehen und für frische Gemüsesäfte.

Es machen sich sofort Spuren von alten Krankheiten bemerkbar, wenn ich mich nicht benehme und nicht täglich Yoga übe, um alles beweglich und instand zu halten. Es ist ein Wunder, wozu der menschliche Körper fähig ist, wenn wir ihm auch nur eine halbe Chance geben.

Diese Weisheit des Körpers – er versteht es, Alarm zu schlagen, Energie aufzuladen, Reparaturen zu verrichten, die Muskeln zu stärken, Schläge zu heilen, einen gebrochenen Knochen zusammenwachsen zu lassen – läßt den besten Computer steinalt aussehen.

Sobald Sie mit Yoga begonnen haben, geht es aufwärts. Schämen Sie sich nicht, falls der Anfang bescheiden ist, beginnen Sie! Und lassen Sie sich nicht entmutigen, falls etwas Dringendes Sie daran hindert, das ganze Programm durchzuziehen. Halten Sie sich an den Satz meines Yoga-Lehrers: Fahren Sie am nächsten Tag dort weiter, wo Sie aufgehört haben.

Und sollten Sie einmal versucht sein aufzugeben, denken Sie über die Alternative nach. Mein Schwiegersohn formuliert sie etwas ironisch: «Auf dem Hügel lebt es sich besser als unter dem Hügel.»

10

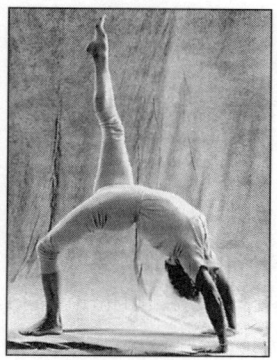

**Rückwärtsbeugungen öffnen
unsere Körperhaltung,
regen die Lebensgeister an und
erweitern unseren Blick**

*«Die Absicht, das eigentliche Ziel, besteht darin, ganz in Fluß zu
kommen, ganz und gar fließend und geschmeidig zu sein. So
wollte ich sein, ich wollte alle Möglichkeiten meines Körpers aus-
schöpfen. Das bedeutet nicht, daß ich das Alter fürchte. Ich will
nur in einer bestimmten Weise alt werden: Ich will anmutig alt
werden. Ich möchte eine gute Körperhaltung haben. Ich möchte
gesund und für meine Kinder ein gutes Beispiel sein.»*

Sting, in einem Interview mit Ganga White, in:
Yoga Journal, November/Dezember 1995

«Leute, die in Sachen Spiritualität nur reden, Bücher lesen und Vorträge besuchen, sind für mich wie Menschen, die lernen möchten zu schwimmen, ohne ins Wasser zu gehen. Es ist augenfällig, daß du ins Wasser gehen mußt, wenn du entdecken willst, daß du ihm vertrauen kannst, daß es dich trägt; nur dann kannst du lernen zu schwimmen ... Die Praxis ist der Schritt ins Wasser – das Handeln, das mehr bringt, als von spirituellen Dingen nur zu hören, zu sprechen und zu lesen ...»

George Jaidar, *The Soul: An Owner's Manual, Discovering the Life of Fullness*

Gesundheit ist Freiheit... Wie die Sonne die Blumen liebevoll öffnet, Blatt um Blatt, so öffnen die Yoga-Übungen und die Atmung den Körper während eines langsamen und sorgfältigen Trainings. Wenn der Körper geöffnet ist, ist auch das Herz offen. Es kommt zu einer Veränderung in den Zellen des Körpers. Sie wirken nun in einer anderen Weise, und ein neues Wachstum wird möglich.
Vanda Scaravelli,
Awakening the Spine

Mit den Rückwärtsbeugungen können wir einige Veränderungen auffangen, von denen man annimmt, sie würden natürlicherweise zum Altern gehören. Wenn wir älter werden, degeneriert unsere Wirbelsäule, und wir verlieren an Länge. Und ein runder Rücken, die sogenannte Kyphose, ist in unserer Zivilisation bei den älteren Menschen so stark verbreitet, daß man allgemein davon ausgeht, er würde unvermeidlich zum Altern gehören. Doch wenn der Rücken nach vorne gebeugt wird, sinkt der Brustkorb in sich zusammen und werden die Lungen mindestens teilweise zusammengedrückt: Die Atmung wird beeinträchtigt. Dies wiederum wirkt sich auf alle Körperfunktionen negativ aus, vor allem auf das Herz-Kreislauf-System.

Die Rückwärtsbeugungen wirken dieser Tendenz entgegen. Damit wir frei atmen können, müssen wir die Spannungen im Brustbereich loslassen: Der Brustraum muß sich voll ausdehnen und die Muskeln im Rippenbereich müssen sich frei strecken können. Rückwärtsbeugungen befreien den Brustraum, öffnen die Rippen und ermöglichen eine gesunde Atmung. Durch eine Abfolge von Rückwärtsbeugungen erhält der ganze Körper Sauerstoff; dies schenkt uns eine außerordentliche Lebensenergie.

Die Rückwärtsbeugungen stärken und erfrischen den ganzen Körper. Vorsichtige, allmählich gesteigerte Beugungen nach hinten schenken der ganzen Wirbelsäule Länge und Form, sie öffnen die Schultergelenke, dehnen die Muskeln, Sehnen und Bänder der Schultergelenke und regen die Produktion der Gelenkflüssigkeit an. Kalziumablagerungen, Gelenkentzündungen und die Grundspannung, die die meisten von uns im oberen Bereich des Rückens, im Nacken, in den Schultern und Armen mit sich tragen, können mit Rückwärtsbeugungen abgebaut werden. Bei Rückwärtsbeugungen, die mit dem Körpergewicht arbeiten, werden zudem die Arme, Handgelenke und Beine gestärkt und wird die Durchblutung des Beckenraums und seiner Organe angeregt. Hinzu kommt, daß die Rückwärtsbeugungen auch die Nieren und Nebennieren massieren sowie die Leber bearbeiten und anregen.

Was immer beweglich und im Fluß ist, wird wachsen, was immer verhärtet und blockiert ist, wird welken und vergehen.
Tao Te Ching

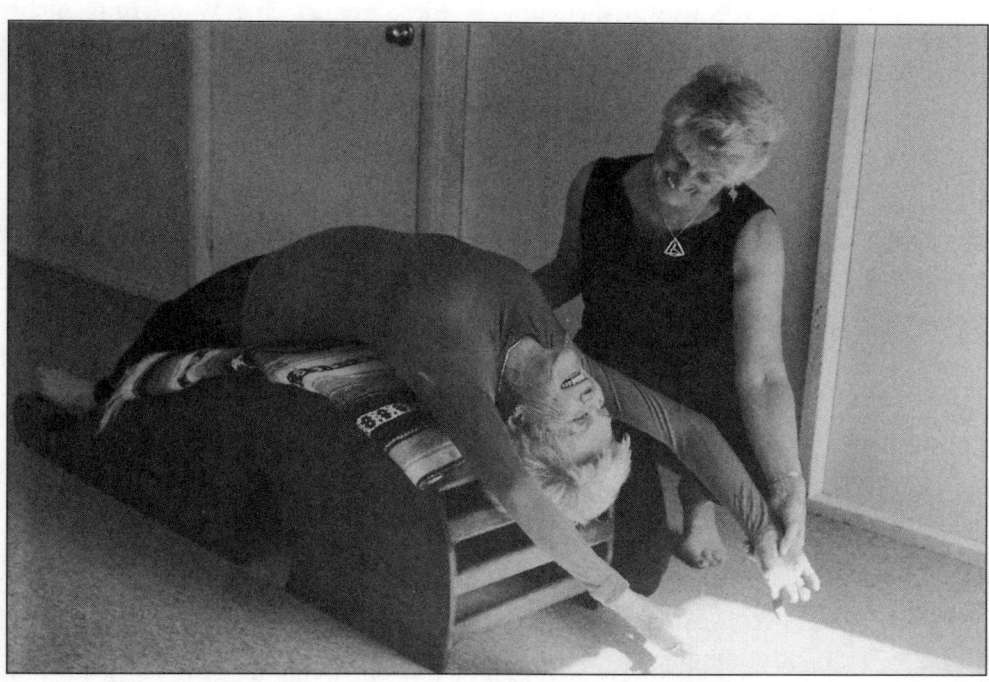

Rückwärtsbeugungen fördern die Durchblutung der Bandscheiben und Nerven der Wirbelsäule.

Bei einer Rückwärtsbeugung wird die Vorderseite des Körpers möglichst stark gedehnt, vor allem der Brustbereich. Die Öffnung des Brustraums wirkt sich auch auf das Herzchakra aus, d. h.: Rückwärtsbeugungen können bei Depressionen eine Hilfe sein, da sie das Schweregefühl auflösen, das sich einstellt, wenn wir bedrückt sind. Uns nach hinten zu beugen erhebt uns innerlich, verändert unseren Blickwinkel und bewirkt, daß wir uns körperlich und seelisch leicht und frei fühlen.

Lassen Sie sich mit den Rückwärtsbeugungen Zeit. Wenn Sie noch steif sind, erzwingen Sie keine Rückwärtsbeugung; bereiten Sie den Körper langsam darauf vor, indem Sie die Stellungen im Stehen einnehmen und sich vorerst auf die Rückwärtsbeugungen einlassen, bei denen Sie sich durch Hilfsmittel unterstützen. Wie immer: Gehen Sie vernünftig vor! Sie starten ein Yoga-Übungsprogramm ebensowenig mit Rückwärtsbeugungen, wie Sie auch eine Wanderung nicht gleich mit einem zehnstündigen Aufstieg auf einen Berggipfel beginnen. Falls Sie Bandscheibenprobleme haben oder unter zu hohem Blutdruck leiden, einen Schlaganfall oder Herzstörungen oder eine andere ernsthafte Erkrankung hinter sich haben, gehen Sie die strengeren Rückwärtsbeugungen am besten nur unter der Anleitung einer qualifizierten Lehrerin an. Auch während der Schwangerschaft sollten keine Rückwärtsbeugungen vollzogen werden.

Die Stellung der Brücke zur Stärkung des Rückens (*Setu Bandha Sarvangasana*)

Diese Stellung wird im Rahmen von chiropraktischen und ärztlichen Programmen zur Stärkung des Rückens oft empfohlen. Sie wirkt am stärksten, wenn sie ganz langsam und sorgfältig, mit einer großen Bewußtheit für den Atem vollzo-

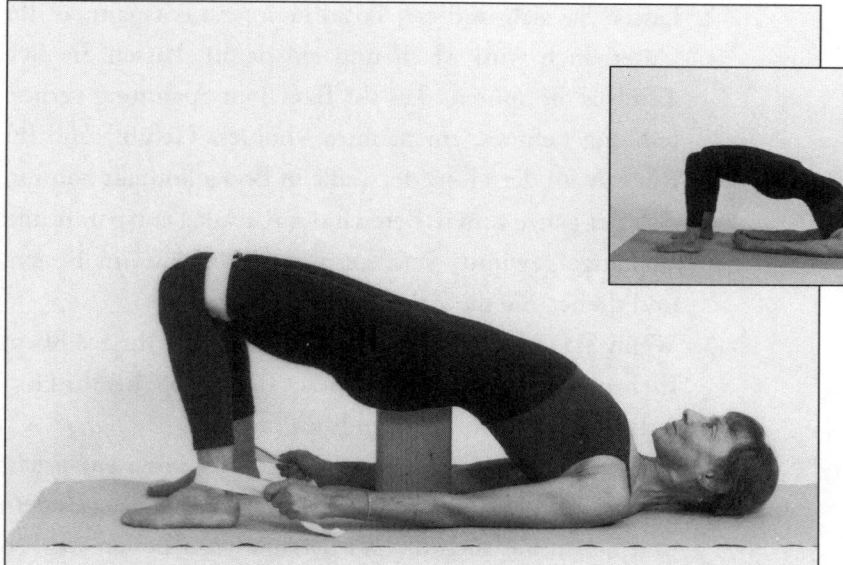

*Die Stellung
der Brücke.*

*Diese Rückwärtsbeugung für Anfänger stärkt den Rücken und öffnet den
Brustraum.*

gen wird. Bloß mechanisch wiederholt, nützt sie nicht viel.
Diese Stellung gehört wie die Stellung des Hundes mit dem
Kopf nach unten und die Stellungen im Stehen zum Haupt-
teil eines Yoga-Programms für Leute über 50.

Diese Stellung kann nach den Stellungen im Stehen eingenommen werden, oder sie wird mit anderen Stellungen im
Liegen verbunden. Für Yoga-Schülerinnen, die bereits geübt
sind, kann sie auch als Vorbereitung für schwierigere, aktive
Rückwärtsbeugungen dienen. Eigentlich können sich alle
und in jedem Alter mit Freude auf die Stellung der Brücke
einlassen, und zwar von den ersten Übungstagen an.

1. Legen Sie sich auf den Boden oder auf eine rutschsichere
   Matte. Beugen Sie die Knie, und stellen Sie Ihre Füße auf,
   hüftbreit auseinandergestellt und möglichst nahe am Hintern.

2. Lassen Sie sich in dieser Position vorerst entspannen. Ihr Unterbauch wird weich und entspannt. Lassen Sie sich Zeit, bis Sie spüren, daß Ihr Bauch an Spannung verliert (ein angenehmes, entspanntes, «hohles» Gefühl) und Ihr Rücken auf der Höhe der Taille in Bodenkontakt kommt, sich der ganze untere Bereich des Rückens entspannt und an Länge gewinnt. Verankern Sie Ihre Füße im Boden, und drehen Sie die Zehen leicht einwärts.

3. Wenn Sie sich entspannt fühlen, ziehen Sie Ihr Steißbein Richtung Ferse, bleiben bei dieser Bewegung, bis Ihr Hintern allmählich vom Boden hochkommt.

4. Pressen Sie Ihre Füße – die Stellung der Füße entspricht der Lage der Hüftgelenke – noch stärker Richtung Boden, und heben Sie auch die Wirbelsäule vom Boden weg, so weit es ohne Anstrengung geht.

5. Pressen Sie Ihre Füße weiterhin Richtung Boden. Bleiben Sie so lange in der Stellung, daß Sie wahrnehmen können, wie Kraft in Ihren Rücken, Ihr Gesäß und Ihre Oberschenkelmuskeln fließt. Während eines Ausatmens entspannen Sie die Wirbelsäule, und legen Sie sie auf den Boden zurück.

6. Entspannen Sie sich, und wiederholen Sie dann die Übung, versuchen Sie dabei, noch weitere Teile der Wirbelsäule, vielleicht bis hinauf zu den Schultern, vom Boden wegzuheben.

Wenn Sie einen Riemen um Ihre Füße und Knie schlingen (vgl. die Abbildung auf S. 267), kann Ihnen dies helfen, Ihre Füße noch aktiver einzusetzen, sie wirklich Richtung Boden zu pressen, und Ihre Knie parallel und ausgerichtet auf die Hüftgelenke zu halten. Die Abbildung zeigt auch, wie Sie sich einen Holzblock zu Hilfe nehmen können: Ziehen Sie Ihre Füße nahe an den Hintern, heben Sie das Becken so weit nach oben, wie es nur geht, und stellen Sie den Holzblock vorsichtig unter Ihr Kreuzbein. Der Einbezug von Hilfsmitteln ist bei der Stellung der Brücke immer empfehlenswert, legt sich aber vor allem bei Einsteigern über 50 nahe.

Eine leichte, durch Hilfsmittel unterstützte Rückwärtsbeugung, die Atemraum schafft

Eine gesunde Durchblutung und Atmung sind für den Erhalt der Gesundheit ausschlaggebend. Die Rückwärtsbeugungen, wie viele andere Yoga-Stellungen, wirken anregend und stärkend auf diese beiden Funktionssysteme ein, die den ganzen Körper ernähren, reinigen und beleben.

Die sanften, passiven und durch Hilfsmittel unterstützten Rückwärtsbeugungen, bei denen mit Polstern, Decken und Yoga-Hilfsmitteln wie etwa dem Backbench (vgl. die Abbil-

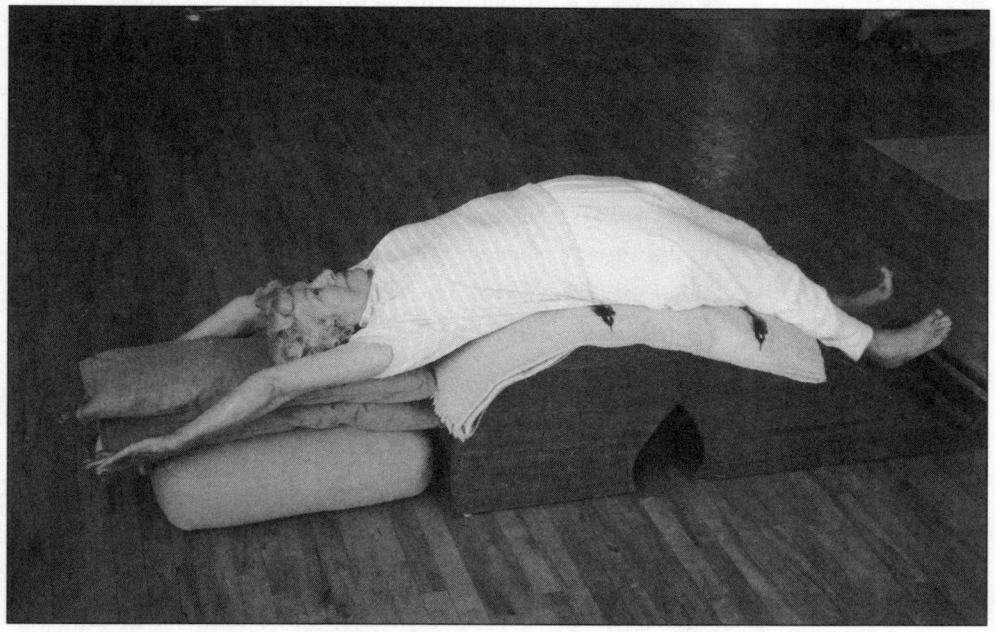

Eine 84jährige Yoga-Schülerin in einer passiven Rückwärtsbeugung.

Ein junger, ein alter, ein greiser, ja sogar ein kranker und schwacher Mensch erlangen dank Yoga Vollkommenheit, wenn sie ständig üben. Der Erfolg ist bei dem, der übt, und nicht bei dem, der nicht übt. Im Yoga wird der Erfolg nicht durch die verstandesmäßige Lektüre von heiligen Texten erlangt. Der Erfolg wird auch nicht dadurch erlangt, daß jemand das Gewand eines Yogi oder eines Eremiten anzieht oder darüber spricht. Allein die ständige Übung ist das Geheimnis des Erfolgs. Wahrlich, in dieser Hinsicht gibt es keine Zweifel.

Hatha Yoga Pradipika 1,64–66

dung auf S. 269) gearbeitet wird, können im Normalfall problemlos auch von Leuten mit hohem Blutdruck, Herzkrankheiten, Atemschwierigkeiten und anderen streßbedingten Erkrankungen eingenommen werden. Diese Stellungen wirken gerade für solche Leute sehr wohltuend.

Die Rückwärtsbeugungen erleichtern die Atmung, da sie den Brustkorb öffnen und die Muskeln des Brustraums auf passive Art strecken und längen.

Sowohl die strengeren aktiven als auch die sanfteren passiven Rückwärtsbeugungen dehnen den Bauchbereich und schaffen Raum für die Bauch- und Beckenorgane. Sie fördern zudem die Durchblutung dieses Bereichs. Wenn der Körper in eine passive, durch Hilfsmittel unterstützte Rückwärtsbeugung gebracht wird, werden die Muskeln gedehnt, die Rippen des Brustraums öffnen sich, und das Atmen wird leichter; es kommt zur «Entspannungsreaktion», die erholsam wirkt.

Der eigentliche Wert der sanften, passiven Rückwärtsbeugungen wird deutlich, wenn wir uns vor Augen halten, wie sich unsere Atmung verändert, wenn wir während Jahren die Körperhaltung vernachlässigt haben und sich Krankheiten – Emphysem, Asthma, Atmungsschwierigkeiten – melden. Wenn sich bei Lungenerkrankungen der Brustraum verengt, verlieren die Lungen ihre natürliche Elastizität, und es braucht mehr Muskelkraft, um die Bewegung des Luftstroms zu garantieren. Wenn der Brustkorb fest, gespannt und unbeweglich geworden ist und das Atmen schwerfällt, werden die Nacken- und Schultermuskeln (die nicht zu diesem Zweck geschaffen sind) eingesetzt, um wenigstens so viel Atemluft zu bekommen, wie es zum Überleben braucht.

Wenn die falsche Körperhaltung chronisch wird und der Kopf nach vorne gestreckt und der Schulterbereich rund wird, bleiben die Nacken- und Schultermuskeln ständig in einer teilweisen Anspannung. In dieser Dauerspannung verlangen die Muskeln des Nackens, der Schultern und der oberen Rückenpartie nach mehr Sauerstoff und Energie, dabei nimmt aber gerade in diesem Bereich die Durchblutung ab. Dadurch bildet sich in den Geweben Milchsäure, dies führt zu Entzündungen und Versteifungen der Muskeln, und die Atmung wird noch schwieriger.

Der Körper kontrolliert unablässig den Blutdruck, den Sauerstoffgehalt des Blutes und die Muskelspannung. Eine flache Atmung vermindert nun aber den Sauerstoffgehalt des Blutes, die Gewebe und Zellen bekommen nicht genug. Wenn nun die Muskeln dauernd verspannt sind, interpretiert der Körper diese Signale als Notsituation und antwortet mit der Streßreaktion (vgl. das Kapitel 9). Die passiven Rückwärtsbeugungen wirken dieser Reaktion entgegen und machen die Haltungs- und Atmungsprobleme rückgängig, denn sie führen zu einer tiefen Entspannung der Muskeln und zur

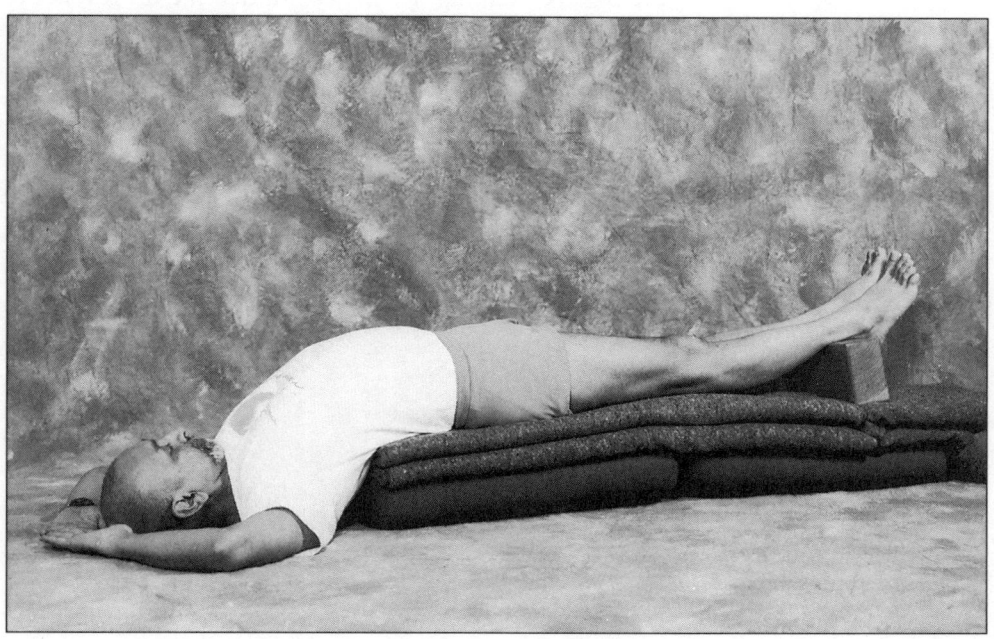

Der Yoga-Lehrer Ramanand Patel zeigt die Stellung der Brücke mit den entsprechenden Hilfsmitteln.

Öffnung des Brustraums. Sobald die Muskelspannung verschwunden ist, verbessert sich die Durchblutung. Die tiefe Entspannung, die sich während einer passiven Rückwärtsbeugung, auch wenn man sie nur für kurze Zeit einnimmt, einstellt, heilt und verjüngt den ganzen Körper.

Betrachten Sie die Abbildung der Stellung der Brücke mit Hilfsmitteln auf der Seite 271 genau. Sie zeigt Ihnen, wie die Decken hingelegt werden sollten, damit sie der Länge des Körpers angepaßt sind. Die Höhe der Unterlage hängt von der Länge des Körpers und von der Beweglichkeit des Rückens ab. Anfänger sollten mit einer oder zwei Decken beginnen und allmählich weitere Decken hinzulegen. Für die meisten Leute ist eine Höhe von 15 bis 30 Zentimeter ideal. Größere Personen können die Unterlage durch eine oder zwei weitere Decken erhöhen. Sie können zudem einen Holzblock unter die Füße legen (vgl. die Abbildung). Die Einzelheiten über die passive Stellung der Brücke finden Sie im Kapitel 6 auf der Seite 183.

B. K. S. Iyengar:
Für die Yoga-Praxis ist es nie zu spät

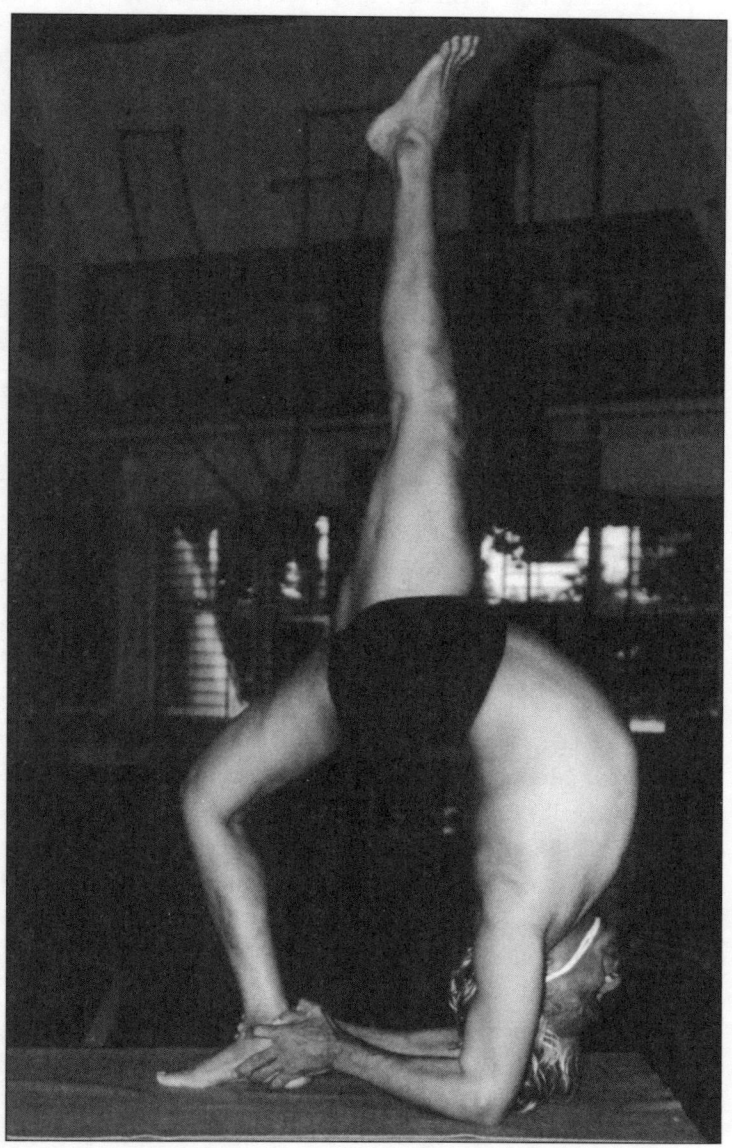

Sie sind so jung, wie Ihre Wirbelsäule beweglich ist.

B. K. S. Iyengar, geboren am 12. Dezember 1918, ist in unserem Jahrhundert einer der wichtigsten Vertreter des Yoga. Er ist der Autor der Bücher Licht auf Yoga, Licht auf Pranayama, Der Baum des Yoga *und vieler anderer Bücher. Er unterzieht sich einem täglichen Yoga-Programm, das für jeden anderen Menschen, und zwar jeden Alters, eine Herausforderung darstellt.*

Im Leben ist es für die Yoga-Praxis nie zu spät. Denn wenn dem so wäre, so hätte ich meine Yoga-Praxis schon lange aufgeben müssen. Aber warum sollte ich dies tun? Es gibt zwar indische Yogis, die an einem bestimmten Punkt ihres Lebens sagen, sie hätten nun *Samadhi* [den höchsten Zustand der spirituellen Entwicklung] erreicht und müßten nicht mehr weiter üben. Ich selber habe das bisher noch nie gesagt. Und warum nicht? Lernen ist doch eine Freude, und es gibt sehr viele Freuden, die durch eine Yoga-Praxis erreicht werden können. Ich übe heute allerdings nicht mehr aus diesem Grund. Früher war die Freude das Ziel der Yoga-Praxis, heute spielt sie nur noch eine Nebenrolle. Es geht viel mehr um die Sensibilität, die man durch Einsicht erreicht; und was man in diesem Bereich erreicht hat, sollte man nicht mehr verlieren. Deshalb übe ich weiter.

Wenn du ein Messer hast, es aber nicht brauchst, was passiert dann? Es wird rostig, nicht wahr? Wenn du ein Messer ständig einsatzbereit haben willst, mußt du es regelmäßig wetzen. Wenn du es regelmäßig wetzt, kannst du seine Schärfe für immer bewahren. Ähnlich ist es mit der *Samadhi*-Erfahrung. Wenn du *Samadhi* erfahren hast, wie willst du wissen, ob du nun immer wach und achtsam bleibst? Wie kannst du sagen, du würdest diesen Zustand behalten, ohne weiter zu üben? Du kannst diesen Zustand vergessen und dich an deinem Leben wieder erfreuen wie früher. Kann ein Tänzer oder ein Musiker eine gute Aufführung garantieren, wenn er zuvor nicht jahrelang geübt hat? Für den Yogi gilt dasselbe. Auch wenn jemand den höchsten Grad erreicht hat: In dem Moment, da er glaubt, das Ziel erreicht und das Üben nicht mehr nötig zu haben, beginnt er zu schwanken. Damit die Sicherheit bleibt, muß das Üben weitergehen. Die Sensibilität braucht Sicherheit. Und diese stellt sich nur bei einer regelmäßigen Praxis ein.

Vielleicht bist du 50, vielleicht bist du 60 Jahre alt und fragst dich, ob es jetzt nicht zu spät ist, noch mit Yoga zu beginnen. Etwas in dir sagt: «Ich will es versuchen.» Und ein anderer Teil von dir zweifelt. Was für ein Teil in dir ist das eigentlich, der zweifelt? Ist es die Furcht? Aber woher kommt die Furcht? Der Geist spielt mit drei Tricks: Da gibt es den Teil, der es versuchen will, dann den Teil, der zweifelt, und schließlich den dritten, der Furcht produziert. Der eine Geist bringt alle drei Möglichkeiten hervor. Der Stamm ist derselbe, aber der Baum hat ganz unterschiedliche Äste. Der Geist ist derselbe, aber die Inhalte des Geistes sind widersprüchlich. Hinzu kommt, daß auch dein Gedächtnis seine Tricks hat, so daß deine Einsicht keinerlei Chance besitzt, zum Zuge zu kommen.

Weshalb vergnügt sich auch ein alter Mann noch am Sex? Warum denkt er in diesem Fall überhaupt nicht an sein Alter? Wenn er eine junge Frau sieht, kommt sein Geist in Fahrt, auch wenn körperlich bei ihm nichts mehr los ist. Aber wenn du nun diesem selben alten Mann vorschlägst, ein wenig Yoga oder irgend etwas anderes für seine Gesundheit zu tun, antwortet er: «Oh, nein, ich bin sehr alt.» Unser Geist ist es, der aufbauend oder zerstörend wirkt. Auf der einen Seite baut der Geist dich auf, auf der anderen Seite zerstört er dich. Und es ist an dir, die zerstörerische Seite des Geistes zum Schweigen zu bringen – dann kannst du lernen.

Die Furcht sagt dir, daß du zu alt bist und nun Krankheiten und Leiden zunehmen. Dein Geist sagt dir, daß du mit Yoga früher hättest beginnen müssen oder Yoga in der Jugend nicht hättest aufgeben, sondern damit hättest weiterfahren sollen. Und nun, ganz wichtig, deine Antwort! Du sagst: «Ja, ich bin sehr alt, und vielleicht ist es zu spät, ich spüre mein Zögern. Aber doch ist es besser, zu beginnen und, wenn ich schon begonnen habe, auch regelmäßig zu üben.»

Zu einem bestimmten Zeitpunkt zerfällt der Körper, und wenn du nichts dagegen unternimmst, fließt immer weniger Blut in jene Bereiche des Körpers, die vorher noch durchblutet waren. Wenn wir die Yoga-Stellungen einnehmen, lassen wir das Blut sowohl in unsere Extremitäten, aber auch in die Tiefe unseres Körpers fließen, so daß die Zellen gesund bleiben. Wenn du allerdings behauptest: «Nein, ich bin zu alt», wird natürlich die Durchblutung schwächer. Wenn es keinen Regen mehr gibt, kommt es zu einer Dürre und als Folge davon zu einer Hungersnot. Wenn du nicht Yoga übst – deinem Körper den Regen nicht zuführst –, kommt es im Körper in Form von unheilbaren Krankheiten zu einer Dürre und einer Hungersnot, und du bist damit einverstanden und bereitest dich aufs Sterben vor. Weshalb solltest du mit einer Dürre einverstanden sein? Du kannst den Körper doch bewässern! Wenn du ihn überhaupt nicht bewässern könntest, wäre es was anderes. Aber wenn eine Bewässerung möglich ist, mußt du etwas unternehmen. Wenn du nichts unternimmst, können sich die Angriffskräfte verstärken, und du schwächst zudem die Verteidigungskräfte. Eine Krankheit ist eine Angriffskraft; und die innere Energie ist eine Verteidigungskraft. Wenn wir älter werden, nehmen unsere Verteidigungskräfte ab, und die Angriffskraft verfügt über mehr Stärke. Dies ist der Grund, weshalb Krankheiten in unser System eindringen. Ein Körper, der sich mit dem Yoga aufbaut, ist wie eine Festung, die ihre Verteidigungskraft aufrechterhält, so daß die Angriffskraft in Form von Krankheiten nicht durch die Haut eindringen kann. Der Yoga ermöglicht es, die Stärke der Verteidigungskraft auf dem höchsten Niveau zu halten – wir bezeichnen dies normalerweise als Gesundheit.

Ich habe nun mehr als fünfzig Jahre lang Yoga praktiziert und viele Tausende von Yoga-Schülern auf allen Kontinenten dieser Erde unterrichtet. Dummerweise gibt es Yoga-Lehrer, die von Yoga nichts verstehen und dennoch unterrichten. Dieses Problem ist nicht ein Problem des Yoga, sondern kommt daher, daß die Lehrer über keine Erfahrung verfügen und die Schüler ungeduldig sind. Wenn jemand, der nicht einmal stehen kann, zu gehen versucht, wird er sich ein Bein brechen. Dasselbe gilt beim Yoga. Im Westen vor allem, da wollen alle Leute *Padmasana,* den Lotus-Sitz, einnehmen. Zu ihrem Unglück will es zwar der Kopf, aber ausführen sollten es die Knie. Wenn du keinen Sinn für die Intelligenz der Knie hast und sie zwingst, die Gedanken deines Kopfs in die Tat umzusetzen, gehen die Knie kaputt. Wenn du hingegen Sinn hast für die Steifheit und die Beweglichkeit der Knie und du ganz langsam vorwärtsgehst, die Steifheit auflöst und den Radius der Beweglichkeit vergrößerst, besteht keine Gefahr. Wenn es im Yoga zu Unfällen kommt, sind sie nicht auf den Yoga, sondern auf das Draufgängertum der Yoga-Schüler zurückzuführen.

Es können alle Yoga üben. Die belgische Königin begann im Alter von 86 Jahren mit dem Kopfstand. Und es passierte ihr nichts. Ich hoffe, daß das, was ich gesagt habe, klar genug ist. Du kannst Yoga üben, aber übe vernünftig und im Rahmen deiner Möglichkeiten. Wenn du mich nachahmst, wird das weh tun, denn ich übe Yoga schon bald ein Jahrhundert lang. Du mußt noch etwas warten, bis du so weit bist. Den Yoga kann man nicht im Sturm erobern.

11

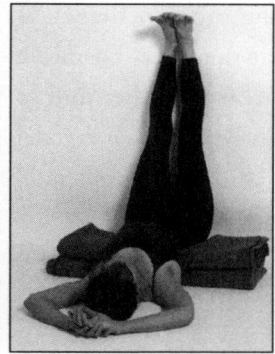

Erholsame Umkehrstellungen – eine Quelle der Lebenskraft

«Ich begann Yoga in einer schlimmen Phase; ich hatte meinen Mann verloren und war übermüdet. Mit dem Yoga konnte ich überleben … Es ist wirklich ein Schock, wenn jemand aus dem engsten Lebenskreis stirbt. Yoga half mir. Ich wußte allerdings nicht, ob mir Yoga helfen würde, denn ich praktizierte Yoga, wie ich Tennis oder ein anderes Spiel spielte – es tat mir gut. Doch es ging viel tiefer, als ich damals verstehen konnte. Ich nahm dies erst später wahr… Es wurde mir ein neues Leben geschenkt. In der Natur blühen die Blumen im Frühjahr und nochmals im Herbst. Genau dies erlebte ich.»

Vanda Scaravelli, in einem Interview mit
Esther Myers und Kim Echlin, *Yoga Journal*, Mai/Juni 1996

Die Stellung mit den Beinen an der Wand

All die guten Wirkungen der Stellung mit den Beinen an der Wand bestätigen die Weisheit der alten Formulierung: «die Beine hoch lagern». Es ist nichts einfacher und erfrischender, als nach einem Tag auf den Beinen sich auf den Rücken zu legen und die Beine an der Wand aufzustellen.

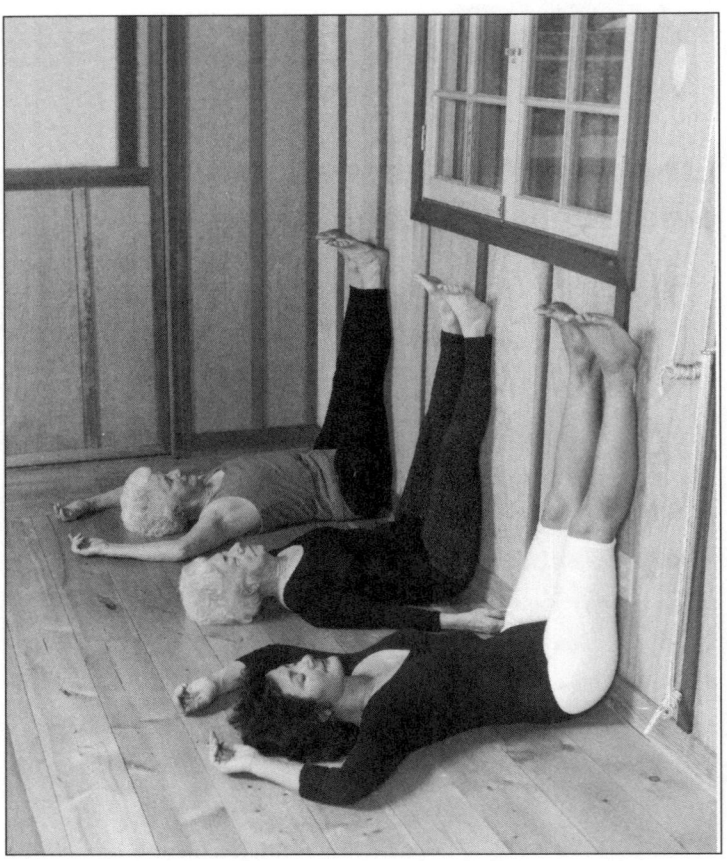

Diese erholsame Stellung empfehle ich allen, eine reine Wonne!

Diese Art von Entspannung, die Beine an der Wand hochgestellt, ist ein sicherer und sanfter Weg, den Körper an die Umkehrstellungen zu gewöhnen. Ich habe diese Stellung vielen Menschen beigebracht, auch Leuten, die Mühe hatten, sich auf dem Boden niederzulassen und mit ihrem Körper an die Wand heranzurutschen. Sollte es für Sie tatsächlich nicht möglich sein, sich an eine Wand hinzulegen, so kann eine Freundin oder Begleiterin die Wand zu Ihnen bringen, und zwar am besten in der Form eines hohen, rutschsicheren Stuhls mit einer geraden Rückenlehne. Legen Sie Ihre Beine an die Rückenlehne. Und sollte es für Sie auch nicht möglich sein, sich auf dem Boden niederzulassen, so veranlassen Sie, daß Ihr Bett an einer kahlen Wand steht. Dann können Sie auf Ihrem Bett liegen und Ihre Beine hochstellen.

Der Vollzug der Stellung mit den Beinen an der Wand

1. Sie sitzen am Boden, vor der Wand, die Knie angezogen. Die eine Körperseite (Schulter – Hüfte) ist mit der Wand in Kontakt.
2. Verlagern Sie nun Ihr Gewicht auf die andere Körperseite, schwingen Sie sich herum, und bringen Sie Ihre Beine nach oben an die Wand. Sie liegen nun auf dem Rücken. Anfängern passiert es bei ihren ersten Versuchen oft, daß sie sich aus Versehen mit ihrem Schwung von der Wand entfernen. Sollte dies auch Ihnen passieren, schaukeln Sie sich auf dem Gesäß an die Wand heran. Die meisten Leute fühlen sich wohler, wenn ihr Hintern einige Zentimeter von der Wand entfernt liegt, vor allem, wenn sie noch ganz steife Beine haben. Suchen Sie sich Ihre Stellung; Ihr Rücken und Ihre Beine sollten entspannen können. In meinem Yoga-Zentrum lernen die Yoga-Schülerinnen

diese Stellung in Reichweite der Wandseile; sie ziehen sich an diesen Seilen näher an die Wand heran.

3. Kontrollieren Sie, ob Ihr Becken entspannt auf dem Boden liegt und sich Ihr Rücken wohl fühlt. Wenn Sie sich mit dem Hintern direkt an der Wand nicht wohl fühlen, rutschen Sie einige Zentimeter zurück, bis Ihr Körper gut liegt. Sie können auch versuchen, die Knie leicht zu beugen, so daß die Spannung auf der Rückseite der Beine nicht zu stark wird.

Wie bei anderen Übungen im Liegen ist es wichtig, daß Sie sich im Kopf- und Nackenbereich wohl fühlen. Kontrollieren Sie, ob Ihr Kopf nicht nach hinten fällt und Ihr Kinn dadurch höher liegt als Ihre Stirn. Sollte dies der Fall sein, legen Sie eine zusammengefaltete Decke unter Nacken und Kopf, so daß Ihre Stirn leicht höher liegt als das Kinn. Wenn Sie noch mit einem Augenkissen oder etwas anderem Ihre Augen bedecken, wird sich Ihre Erfahrung der Entspannung noch vertiefen.

Bleiben Sie vorerst etwa fünf Minuten in der Stellung, und dehnen Sie diese Zeitspanne allmählich aus. Ihre Aufmerksamkeit folgt dem Kommen und Gehen des Atems. Lassen Sie zu, daß sich Ihre Atmung verlangsamt und vertieft – wie es im Kapitel 9 über die Atmung und das Herz beschrieben wurde. Wenn Sie bereit sind, aus der Stellung wieder zurückzukommen, entfernen Sie das Augenkissen und bleiben für ein paar weitere Atemzüge noch liegen, jetzt mit offenen Augen. Dann ziehen Sie die Knie an den Körper heran, drehen sich zur Seite und nehmen, mit Hilfe der Arme, eine Sitzhaltung oder die Stellung des Kindes ein.

Im Anschluß an die Stellung mit den Beinen an der Wand und bevor Sie sich aufsetzen, kann es sinnvoll sein, sich noch für ein paar Minuten aktiv zu strecken und zu dehnen. Dehnen Sie zum Beispiel die Innenseite der Oberschenkel, indem

Sie langsam die Beine öffnen, oder vollziehen Sie, im Liegen, jene Stellung, bei der Sie die Knie beugen und die Fußsohlen aneinanderlegen. Oder Sie überkreuzen die Fußgelenke und lassen die Wand Ihre Füße stützen. Die meisten Leute liegen bei diesen Übungen bequemer, wenn Sie eine Decke unter ihren Hintern legen.

Wenn Sie mit der Stellung mit den Beinen an der Wand Ihr Yoga-Programm beginnen, können Sie, da Sie ja diese Stellung im Knien abschließen, mit der kraftvollen Stellung des Hundes mit dem Kopf nach unten weiterfahren. Wenn Sie diese Stellung aber am Ende Ihres Yoga-Programms einsetzen, fügen Sie am besten noch die Stellung der Tiefenentspannung (Kapitel 12) oder eine andere Entspannungsübung an.

Ich unterrichte nun seit zwanzig Jahren Leute aus allen Altersschichten und mit allen möglichen Erkrankungen, und ich bin noch nie jemandem begegnet, der die Wohltat dieser einfachen Umkehrstellung nicht wahrgenommen hätte. Leute, die bettlägerig waren, an Inkontinenz litten, erlebten die Stellung als eine große Erleichterung, besonders wenn ihre Beine wegen des gestauten Wassers geschwollen waren. Für Menschen, die eine lange Zeit im Bett oder im Rollstuhl verbringen müssen, ist die Stellung speziell wichtig. Sollte jemand sie nicht einnehmen können, so kann man auch einfach die Fußsohlen aneinanderlegen und die Lage der Füße durch eine Reihe von breiten, starken Kissen oder durch eine Reihe von zusammengefalteten Decken erhöhen, dies verschafft eine ähnliche Erleichterung wie die Stellung mit den Beinen an der Wand.

Vorsicht! Menschen mit Herz- und Nackenproblemen, mit erhöhtem Augendruck, Netzhautgeschichten oder einem Bruch sollten bei allen Umkehrstellungen vorsichtig vorgehen. Die Stellung mit den Beinen an der Wand wird allerdings für Leute mit leicht erhöhtem Blutdruck sogar empfohlen, denn sie wirkt ausgleichend auf den Blutdruck. Solche

> Der Yoga lädt ein zur Regelmäßigkeit. Solange ich Yoga übe, kann ich mein Metamucil wegwerfen. Aber sobald ich nicht mehr übe, brauche ich es wieder...
>
> Ein 80jähriger Yoga-Schüler über seine Erfahrungen mit den Umkehrstellungen

Personen sollten die Zeitspanne, die sie in der Stellung verbringen, allmählich ausdehnen, bis sie schließlich für mindestens fünfzehn Minuten täglich die Stellung einnehmen.

Yoga-Anfänger, die unter zu hohem Blutdruck, unter Herzproblemen oder anderen Krankheiten leiden, tun gut daran, ihren Körper ganz langsam an die Umkehrstellung zu gewöhnen; sie sollten sich regelmäßig in die Rückenlage begeben und ihre Beine hoch lagern, zum Beispiel auf der Sitzfläche eines Stuhls, oder, falls sie im Bett üben, auf einer Beige von Kissen oder zusammengefalteten Decken. Diese Stellung kann mehrere Wochen lang geübt werden, dann können sie allmählich zur eigentlichen Stellung mit den Beinen an der Wand übergehen.

Diese sehr einfachen Umkehrstellungen sind eine große Wohltat für Menschen, die viel stehen müssen, deren Beine und Füße leicht anschwellen, und natürlich für Menschen mit Krampfadern.

Die Stellung mit den Beinen an der Wand (*Viparita Karani*), Variante mit Decken

Viparita bedeutet im Sanskrit «umgedreht», und *Karani* bezeichnet eine spezielle Form von Übung. Diese Stellung gilt oft auch als eine Variante des Schulterstands.

Viparita Karani ist eine sanfte, passive Umkehrstellung, bei der die Beine wiederum an der Wand hochgestellt werden. Sie kann von fast allen Leuten eingenommen werden. Da es sich um eine sichere und ungefährliche Stellung handelt, können die meisten Leute sie genügend lang durchhalten, so daß die Schwerkraft zum Zuge kommt und das Blut aus den Extremitäten zu den Organen zurückfließen läßt. Diese Stellung eignet sich im allgemeinen gut für jene Leute, die für andere Umkehrstellungen zu schwach und zu entkräftet sind. *Vipa-*

rita Karani empfiehlt sich vor allem für Zeiten, in denen wir uns müde, energielos, krank und unter Druck fühlen.

Die sanfte Art und Weise, wie diese erholsame und belebende Stellung den Körper «umdreht», geschieht so ohne Anstrengung, daß der Körper unweigerlich mit einer tiefen Entspannung reagieren muß. Ihr «Einsatz» liegt bei dieser Übung nur darin, daß Sie Ihren Körper richtig hinlegen; doch wenn der Körper einmal in der richtigen Stellung liegt, beschränkt sich Ihr Einsatz im Loslassen jeglicher Anstrengung, im Genuß der Entspannung.

Viparita Karani gilt unter den belebenden Yoga-Stellungen als diejenige mit der stärksten Heilwirkung. Wenn wir den Körper umdrehen, hilft die Schwerkraft – die normalerweise mit schuld ist, daß das Blut in den Beinen liegen bleibt – dem venösen Blut, leicht zum Herzen zurückzufließen. Bei Leuten mit erhöhtem Puls, verursacht durch eine ungenügende Blutzufuhr, senkt *Viparita Karani* den schnellen Puls, da der Rückfluß des Blutes in den Brustraum gefördert wird. Bei dieser sanften, passiven Umkehrstellung, natürlich auch bei den aktiveren Umkehrstellungen, übt das Gewicht des Blutes in den Füßen, Beinen und im Becken einen Druck auf die für den Blutdruck verantwortlichen Rezeptoren im Nacken und Brustraum aus, d.h.: Im ganzen Körper werden die Arterien entspannt, und dies führt zur Senkung des Blutdrucks.

Zum Teil hängt die beruhigende Wirkung dieser Stellung auch mit der leichten Rückwärtsbeugung des Rückens zusammen. Wenn Sie die Abbildung auf der Seite 284 genau betrachten, sehen Sie, wie die Decken, die unter das Becken gelegt werden, dem Rücken zu einer sanften Rückwärtsbeugung verhelfen, während die Beine an der Wand hochgestellt werden. Wenn wir in dieser Stellung liegen, können wir uns vorstellen, daß sie eine ganze Reihe von inneren Wasserfällen auslöst: Von den Füßen fällt es durch die Beine nach unten in

Die geistige Klarheit basiert auf einem sauberen Dickdarm und einer aufgerichteten Wirbelsäule.
Indisches Sprichwort

den Beckenraum, der das Wasser zum Brustraum weiter-
fließen läßt und von dort Richtung Herz. Das Blut fällt wie
ein lieblicher Wasserfall zum Herzen, und zwar in einem weichen, kontrollierten Fluß. Die bildhafte Vergegenwärtigung
dieses Wasserfalls schafft eine friedvolle, besänftigende Empfindung.

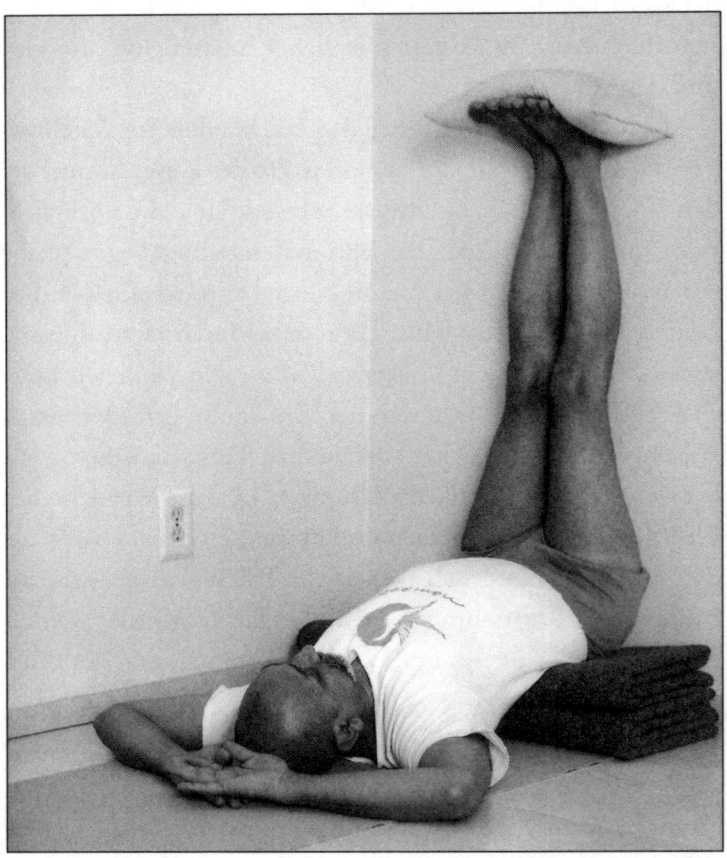

*Viparita Karani: Wenn Sie sich einen Sandsack auf die Fußsohlen legen
lassen, vertieft sich Ihre Empfindung von Entspannung.*

Die Schritte zur Ausführung von *Viparita Karani*

1. Legen Sie drei feste Decken oder Yoga-Polster oder andere feste Kissen in Ihre Nähe. Wenn Sie mit Decken oder Sofakissen arbeiten, überprüfen Sie sie, ob sie als Stütze genügend fest sind. Die Breite der Decke hängt von Ihrer Körpergröße und Ihrer Beweglichkeit ab. Im Normalfall sollte die Decke bis zur Taille reichen, dadurch gerät der Rücken in eine Beugung, bei der der untere Lendenbereich noch geschützt wird. Achten Sie darauf, daß die Decken den Hintern so stützen und anheben, daß der Brustraum geöffnet wird. Sie sollten sich im Brustbereich offen fühlen, so daß die Atmung frei fließen kann.

2. Die Erfahrung zeigt, daß es hilfreich ist, wenn Sie sich zuerst mit der Stellung mit den Beinen an der Wand vertraut machen. Setzen Sie sich, Ihre eine Körperseite hat Kontakt zur Wand, die Decken liegen in Reichweite. Ihr Hintern bleibt möglichst nahe bei der Wand, und Sie schwingen Ihre Beine nach oben; stützen Sie sich ab mit Ihren Ellbogen und Vorderarmen. Wenn Ihr Hintern an der Wand liegt, entspannen Sie Ihre Arme, und bleiben Sie in der Rückenlage. Bei der Beschreibung der Stellung mit den Beinen an der Wand habe ich bereits darauf hingewiesen: Die meisten Leute liegen bequemer, wenn ihr Hintern etwa zehn Zentimeter von der Wand entfernt ist, vor allem wenn ihre Beine noch steif sind. Suchen Sie Ihre Stellung, Sie sollten sich in Ihrem Rücken und in Ihren Beinen entspannt fühlen.

3. Falls Sie Anfängerin sind, sollten Sie bei dieser Übung bleiben, bis Sie sich in ihr wohl fühlen. Der nächste Schritt besteht darin, daß Sie eine oder zwei Decken unter Ihr Gesäß legen, so daß der untere Teil des Rückens abgestützt wird. Wenn Sie sich dabei wohl fühlen, können Sie eine dritte oder sogar vierte Decke dazulegen; dadurch wird der

Brustraum noch stärker geöffnet. Experimentieren Sie mit der Anzahl der Decken oder Polster; die Höhe muß für Ihren Körper stimmen – nicht zu hoch und nicht zu tief. Wenn Sie sich im Nacken- oder Schulterbereich nicht wohl fühlen, legen Sie probeweise ein zusammengefaltetes Tuch unter den Kopf oder die Schultern. Der Nacken muß wirklich bequem liegen, es darf im Genick zu keinerlei Enge oder Druck kommen. Denn wenn der Blutstrom zum Kopf blockiert wird, kann das Gehirn nicht entspannen.

4. Schließen Sie die Augen, und legen Sie ein weiches, gefaltetes Tuch oder ein Augenkissen auf die Augen. Beobachten Sie das Kommen und Gehen des Atems. Lassen Sie sich im Herzbereich, im Brustraum entspannen und offen werden. Bleiben Sie mindestens fünf Minuten in der Stellung, wenn Sie sich zehn oder fünfzehn Minuten Zeit nehmen, ist es noch besser. Vermutlich nicken Sie während der Stellung ein.

5. Wenn Sie bereit sind, die Stellung abzuschließen, beugen Sie ihre Knie und rutschen mit dem Körper von der Wand weg. Bleiben Sie noch ein paar Atemzüge lang liegen, dann drehen Sie sich zur Seite und nehmen langsam eine Sitzhaltung ein.

Viparita Karani erfrischt Herz und Lunge, weckt die Lebensenergie und schafft sogar Energievorräte. Diese Stellung schenkt in spannungsvollen Streßzeiten Entspannung und verstärkt das Immunsystem. Wenn wir uns in dieser Stellung aufhalten, lösen sich Unruhe und Müdigkeit, die typischen Begleiterscheinungen von Streß, auf.

Der Schulterstand *(Salamba Sarvangasana)*, mit Unterstützung

Der Schulterstand, der oft als die Königin oder die Mutter der übrigen Yoga-Stellungen bezeichnet wird, ist eines der größten Geschenke, die uns die alten Yogis zurückgelassen haben (vgl. die Abbildungen im Kapitel 6 auf den Seiten 172–173 und die Abbildungen auf den folgenden Seiten). Diese Stellung vermittelt sowohl dem Geist als auch dem Körper Gesundheit, Glück und Harmonie. Der Schulterstand vergrößert unsere Energiereserven und schenkt die Erfahrung von Ruhe und Leichtigkeit. Wenn wir uns seine positiven Wirkungen auf den Kreislauf, die Atmung, die Ausscheidung und die Drüsentätigkeit vor Augen führen, können wir ihn als eine Art Patentrezept für fast alle Krankheiten des Körpers betrachten. Nach B. K. S. Iyengar hilft der Schulterstand den Stoffwechsel regulieren, da er auf die Schilddrüse und die Nebenschilddrüsen im unteren Bereich des Kehlkopfs einwirkt – ein Bereich, der bei dieser Stellung einen sanften Druck erfährt. Hinzu kommt, daß diese Stellung Flüssigkeit im Lungenbereich natürlich wegfließen läßt und den Brustraum stark ausweitet. Der Schulterstand ist für Leute, die unter Atemproblemen leiden, eine ausgezeichnete Übung.

Die Tatsache, daß sich der Körper im Schulterstand in einer Umkehrstellung befindet, ist der Hauptgrund, weshalb sich diese starken Wirkungen auf den Kreislauf einstellen. Wenn wir stehen, muß das Blut aus den unteren Extremitäten Richtung Herz hochgepumpt werden, und zwar gegen die Schwerkraft. Im Schulterstand nun fließt das Blut ohne Anstrengung, ohne Belastung des Herzens und ohne Verengung der Arterien, Richtung Herz. Dank dieser Förderung des Kreislaufs kann der Schulterstand die Müdigkeit vertreiben.

Lesen Sie die Anweisungen für den Schulterstand mehrfach, bevor Sie die Stellung versuchen. Sie können selbstverständlich auch eine solche Stellung allein und mit Hilfe dieses Buches oder einer Cassette einnehmen; ich selber betrachte ein Buch und eine Cassette allerdings eher als ein Werkzeug, das Ihnen hilft, das in einer Yoga-Lektion Gelernte zu wiederholen und zu vertiefen. Vor allem wenn es um den sicheren Vollzug von Umkehrstellungen geht, kann ich nur immer wieder betonen: Die Anleitung durch eine Lehrerin ist eine unschätzbare Hilfe, wenn Sie diese heilenden und verjüngenden Stellungen einüben möchten. (Lesen Sie bitte auch die Regeln zur Vorsicht am Ende des Kapitels!)

Die Schritte zur Ausführung des Schulterstands, Variante mit Unterstützung und Einbezug der Wand

Der Einbezug einer Wand oder eines Stuhls, der den Kreuzbeinbereich stützt, trägt dazu bei, daß Ihr Rücken aufgerichtet und Ihr Brustraum geöffnet wird und daß es Ihnen leichter fällt, in der Stellung auch zu entspannen und länger zu verweilen. Wenn Sie den Schulterstand mit dem Stuhl ausprobieren wollen, ist es ratsam, die ersten Versuche unter der Aufsicht eines Lehrers zu starten, er kann Ihnen helfen und den Stuhl richtig plazieren. Ich rate Ihnen zudem, sich vor der Variante mit dem Stuhl mit der anderen Variante, mit dem Einbezug der Wand, vertraut zu machen.

Beim Schulterstand liegt der Hinterkopf auf dem Boden auf, und die Schultern sollten ungefähr drei Zentimeter vom Rand der Decke entfernt liegen. Daß die Lage der Schultern durch Decken erhöht wird, dient dem Schutz Ihres Nackens. Achten Sie darauf, daß Ihr Nacken weich und entspannt bleibt. Die Halswirbel, die schmalsten und schwächsten Teile der Wirbelsäule, sind im Schulterstand sehr ausgesetzt. Die Decken sollen den Nacken, die verletzbaren Halswirbel, vom

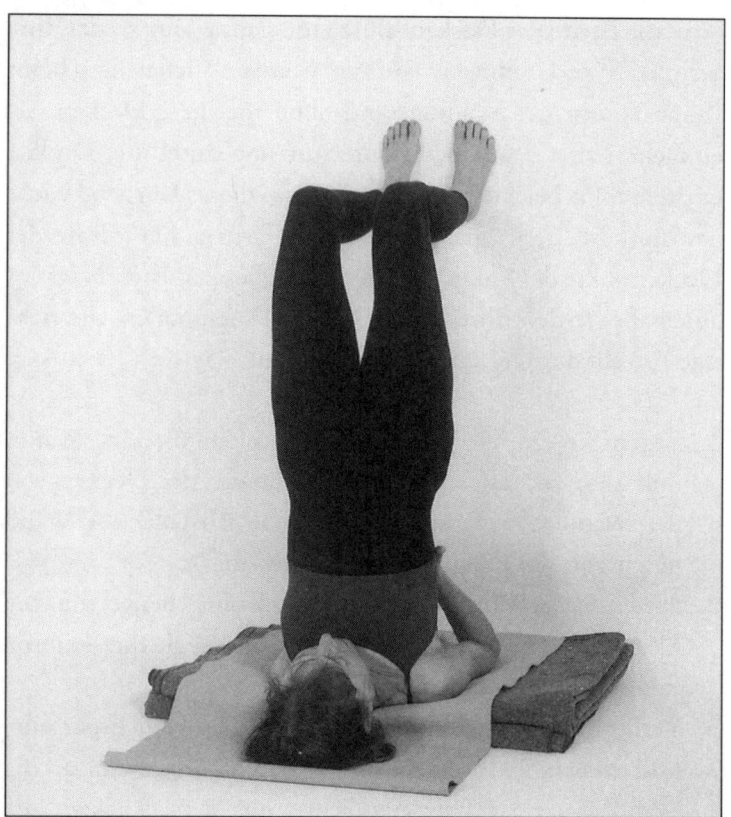

Versuchen Sie, während des Schulterstands Ihre Füße gegen die Wand zu stellen, dies richtet Ihren Rücken auf und hilft Ihnen, in der Stellung das Gleichgewicht zu finden.

Boden abheben. Ihre Schultern liegen ganz am Rande der Decke und Ihr Hinterkopf auf dem Boden, dadurch bewahrt der Nacken seine natürliche Kurve. Im Schulterstand sollten Sie Ihren Kopf nicht drehen, dies kann zu Verletzungen führen. Achten Sie darauf, daß Ihr Kinn in einer geraden Linie zum Brustbein verläuft.

Legen Sie drei oder vier gefaltete Decken bereit, die gefalteten Ränder der Decken sollten übereinander liegen. Normalerweise genügt eine Höhe von fünf bis sieben Zentimetern, die Breite der Decken sollte groß genug sein, so daß Ihre Schultern und Ellbogen gestützt werden. Vielleicht scheint Ihnen vorerst der Schulterstand ohne alle diese Decken viel einfacher; aber ohne diese Unterstützung durch die Decken entstehen im Nacken, der sich nicht an dieses Körpergewicht gewöhnt ist, gern Spannungen und Druck. Die Höhe der Decken sollte der Länge und der Beweglichkeit Ihres Nackens angepaßt werden, Ihre Lehrerin kann Ihnen helfen, die richtige Anzahl der Decken herauszufinden.

1. Legen Sie die festen, gefalteten Decken vor eine Wand, und zwar so, daß die gefalteten Ränder der Decken von der Wand wegschauen. Der genaue Abstand zur Wand hängt von der Länge Ihres Rumpfes ab.
2. Setzen Sie sich auf die Decken, die Knie gebeugt, die eine Körperseite in Kontakt mit der Wand (vgl. die Stellung mit den Beinen an der Wand).
3. Verlagern Sie nun Ihr Gewicht auf die andere Körperseite, und drehen Sie Ihren Rumpf, so daß Sie Ihre Beine an die Wand legen können: Sie liegen auf dem Rücken, die Schultern abgestützt durch die Decken, Nacken und Hinterkopf im direkten Kontakt mit dem Boden.
4. Anfänger rutschen, wenn sie den Schulterstand ein erstes Mal versuchen, oft von den Decken. Vielleicht müssen Sie, ähnlich wie bei der Stellung mit den Beinen an der Wand, mit dem Hintern näher zur Wand hinrutschen, so daß Ihre Schultern noch auf den Decken bleiben und Ihre Beine durch die Wand abgestützt werden. Sollte Ihr Hintern zwar an der Wand, Ihre Schultern aber nicht mehr auf den Decken liegen, so müssen Sie die Decken von der Wand etwas wegziehen, damit sie der Länge Ihres Rumpfes entsprechen.
5. Beugen Sie die Knie, und drücken Sie Ihre Füße gegen die Wand. Bringen Sie auf diese Weise Ihren Rücken, dann

auch Ihren Brustraum vom Boden weg, bis Ihr Rücken sich aufgerichtet anfühlt. Stützen Sie dann Ihren Rücken mit den Händen, die Ellbogen bleiben dabei nahe zusammen. Kontrollieren Sie, ob Ihre Schultern nach wie vor auf der Decke und Ihr Hinterkopf auf dem Boden liegen. Der Nacken sollte bequem liegen, ohne Druck und ohne Schmerz. Wenn Sie in der Stellung sind, vermeiden Sie weitere Bewegungen des Nackens. Wenn Sie sich im Schulterstand wohl fühlen, bleiben Sie mehrere Minuten in der Stellung, und dehnen Sie diese Zeitspanne allmählich aus. Wenn Sie bereit sind, aus der Stellung zurückzukommen, legen Sie Ihre Hände wieder hinter dem Rücken auf den Boden, beugen die Knie und bringen ganz langsam den Rücken und den Hintern auf den Boden zurück.

Sie können anschließend in der Stellung mit den Beinen an der Wand ein paar Minuten entspannen: Gleiten Sie auf den Decken zurück, bis Ihre Schultern Kontakt mit dem Boden haben. Wenn Sie bereit sind, sich aufzusetzen, beugen Sie die Knie, drehen sich zur Seite und setzen sich langsam auf. Sie können auch liegen bleiben und im Anschluß an den Schulterstand sich noch auf sanfte Drehstellungen einlassen.

Der Schulterstand und die Stellung des Pflugs, mit Einbezug von Stühlen

Schauen Sie sich die Abbildungen auf den folgenden Seiten gut an, achten Sie vor allem auf die Lage der miteinbezogenen Hilfsmittel. Wenn Sie den Yoga-Unterricht erst kurze Zeit besuchen, warten Sie, bevor Sie es selber versuchen, die Gelegenheit ab, daß die Lehrerin oder ein Yoga-Schüler die Stellung vorzeigt. Die Lehrerin kann Ihnen zudem helfen, die genaue Anzahl der Decken festzulegen, die für Sie gut ist. Zu

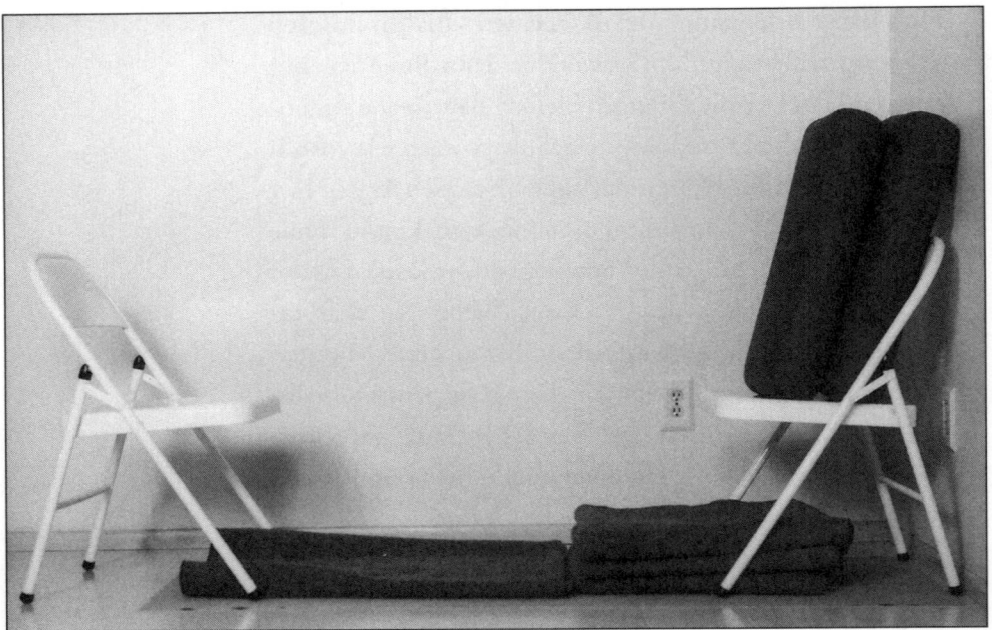

Zwei Stühle, Decken und Polster helfen Ihnen, den Schulterstand und den Pflug sicher zu vollziehen.

Beginn brauchen Sie vielleicht auch für die Anordnung der Stühle die Unterstützung der Lehrerin. Wenn Sie beim Schulterstand die Sicherheit erhöhen möchten, stellen Sie den Stuhl mit seinem Rücken gegen eine Wand. Wenn Sie noch zwei Polster auf die Sitzfläche legen (vgl. Abbildung), fördert dies Ihre Stabilität und Ihre Offenheit und ermöglicht es Ihnen, länger in der Stellung zu verweilen.

1. Legen Sie die gefalteten Decken so hin, daß später, wenn Sie sich hinlegen, Ihre Schultern noch auf den Decken liegen. Ihr Gesäß sollte in der Nähe des vorderen Randes des Stuhles liegen, und Ihre Waden ruhen auf der Sitzfläche des Stuhls. Sie sollten so nahe beim Stuhl liegen, daß Ihre Hände die Vorderbeine des Stuhls fassen können.

2. Stellen Sie einen zweiten Stuhl hinter sich. Er sollte so weit entfernt stehen, daß Ihre Füße auf der Sitzfläche ausruhen können, wenn Sie später Ihre Beine senken.

3. Beugen Sie die Knie, und stellen Sie Ihre Füße gegen den Rand der Sitzfläche. Drücken Sie Ihre Füße Richtung Stuhl, so daß Ihr Körper vom Boden wegkommt und Sie nur noch auf den Schultern aufruhen. Verflechten Sie die Finger ineinander, und strecken Sie Ihre Arme Richtung Stuhl. Wenn diese Verflechtung der Finger Sie daran hindert, Ihre Arme auf den Boden zu bringen, lösen Sie die Verflechtung, legen die Arme direkt auf den Boden und pressen die Handflächen Richtung Boden. Entspannen Sie den Nacken, die Kehle und das Gesicht.

4. Wenn Sie sich bereit fühlen, mit der Übung fortzufahren, stützen Sie mit Ihren Händen den Rücken, und zwar so nahe bei den Schultern wie nur möglich. Bringen Sie die Ellbogen möglichst nahe zusammen, sie sollten den Schultern entsprechen, und öffnen Sie den Brustraum.

5. Wenn Sie sich stabil und sicher fühlen, atmen Sie aus und heben gleichzeitig ein Bein Richtung Decke. Beim nächsten Ausatmen strecken Sie auch das zweite Bein Richtung Decke. Halten Sie die Stellung während ein paar Atemzügen, richten Sie dabei den Rücken möglichst gut auf.

6. Atmen Sie aus, und senken Sie ein Bein nach dem andern auf den Stuhl, der hinter Ihrem Kopf steht. Wenn Ihre Füße auf dem Stuhl sicher ruhen, lösen Sie Ihre Hände vom Rücken, und umfassen Sie die Stuhlbeine. Ziehen Sie den Stuhl näher zu sicher heran, bis er Ihren Rücken berührt.

7. Ihre Arme liegen zwischen den Stuhlbeinen und fassen nun die hinteren Stuhlbeine, und zwar oben, in der Nähe der Sitzfläche (vgl. die Abbildung auf S. 294). Wenn Sie sich bereit fühlen, mit der Übung fortzufahren, strecken Sie ein Bein nach dem anderen Richtung Decke und ziehen

gleichzeitig den Stuhl, an dessen hinteren Beinen Sie sich festhalten, zu sich heran. Strecken Sie Ihre Beine und Füße. Wenn Sie geübter sind, werden Sie noch weiter oben auf Ihren Schultern stehen und den Körper noch besser aufrichten. Sobald Sie sich in der Stellung wohlfühlen, verweilen Sie noch länger in dieser Variante des Schulterstands.

8. Senken Sie dann nacheinander Ihre Beine und Füße, bis Ihre Zehen die Sitzfläche des Stuhls berühren. Strecken Sie Ihren Hintern Richtung Decke, geben Sie Ihrer Wirbelsäule Länge. Halten Sie diese Stellung etwa eine halbe Minute lang, und dehnen Sie diese Zeitspanne allmählich aus.

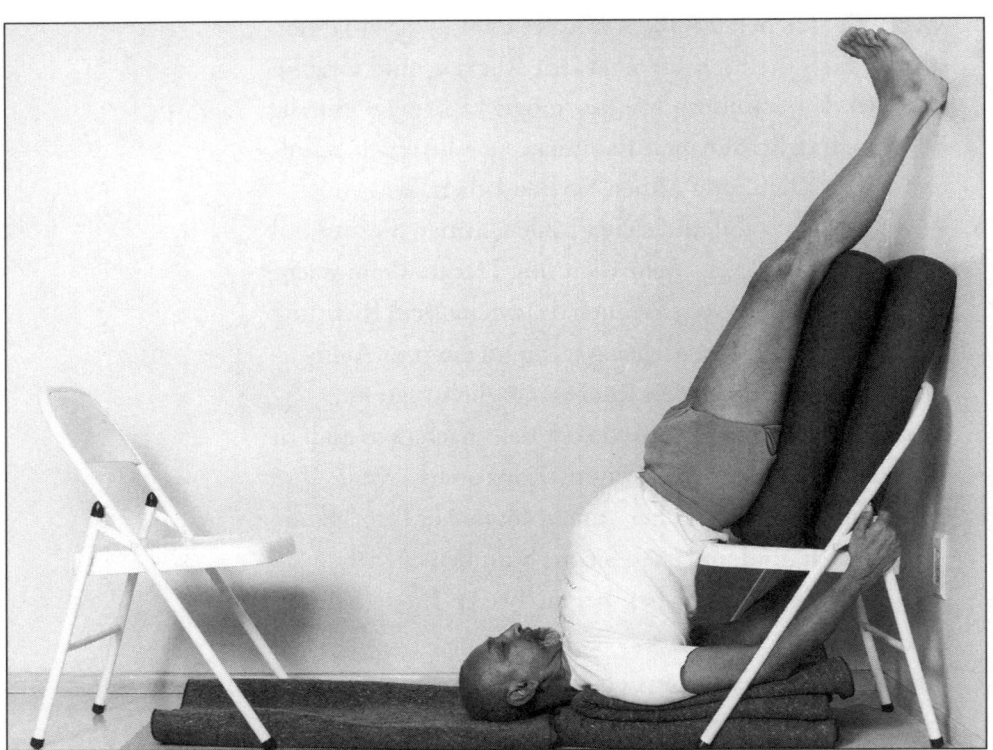

Wer die Wirkung der Schwerkraft umdreht, dreht auch den Alterungsprozeß um. Wenn Sie die Hüfte und die Rückseite der Beine stützen, fühlen Sie sich in der Stellung sicherer und können besser entspannen.

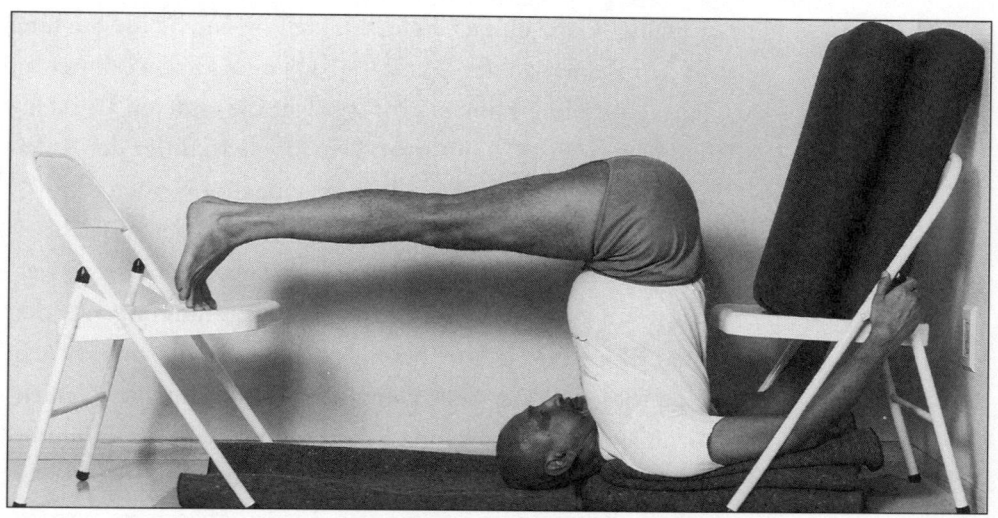

Achten Sie darauf: Der Rücken ist gerade aufgerichtet, der Rumpf und die Beine bilden einen Winkel von 90 Grad.

9. Man kann auf verschiedene Weise aus dieser Stellung zurückkommen. Solange Ihre Füße noch auf der Sitzfläche des Stuhls ausruhen, schieben Sie den anderen Stuhl, den Stuhl in Ihrem Rücken, von sich weg oder, falls er an einer Wand abgesichert ist, zur Seite. Legen Sie Ihre Hände hinter dem Rücken auf den Boden zurück, und kommen Sie langsam mit dem Rücken Richtung Boden. Achten Sie darauf, daß Ihr Kopf am Boden bleibt. Beugen Sie Ihre Knie, und stellen Sie Ihre Füße auf den Boden. Gleiten Sie auf der Decke so weit nach hinten, daß Ihre Schultern ganz auf dem Boden liegen. Entspannen Sie noch ein paar Minuten in dieser Stellung.

Vorsicht! Ich habe bereits im Kapitel 2 darauf hingewiesen, daß die Umkehrstellungen nur in dem Maß ungefährlich sind, als die Leute gelernt haben, mit den entsprechenden Hilfsmitteln umzugehen, das gilt sowohl für die Arbeit mit den Materialien in einem Übungsraum als auch für das Üben zu Hause. Ganz einfache Umkehrstellungen wie die Stellung mit den Beinen an der Wand und *Viparita Karani* können zu Hause und ohne Hilfe erlernt werden; die anderen Umkehrstellungen sollten, wenn irgendwie möglich, unter der Anleitung eines erfahrenen Yoga-Lehrers eingeübt werden.

Die Umkehrstellungen sollten nur unter der Aufsicht einer Ärztin oder eines erfahrenen Yoga-Lehrers vollzogen werden, wenn jemand unter den folgenden Erkrankungen leidet: hoher Blutdruck; grüner Star oder Netzhautablösung; Bruch; Herzprobleme oder Schlaganfall; Epilepsie, Anfälle, Gehirnstörungen; vorübergehende Erkrankungen wie eine akute Infektion im Ohr, Rachen oder in den Nebenhöhlen; Fettleibigkeit; Erkrankungen, die mit Aspirin therapiert werden; chronische Nackenprobleme, Peitschenschlagsyndrom oder Osteoporose. Personen mit Nackenverletzungen und Wirbelerkrankungen sollten auf Yoga-Stellungen wie den Kopfstand oder den Handstand verzichten, da bei ihnen die Wirbelsäule durch das Körpergewicht direkt belastet wird.

Indra Devi:
Yoga widersetzt sich dem Altern

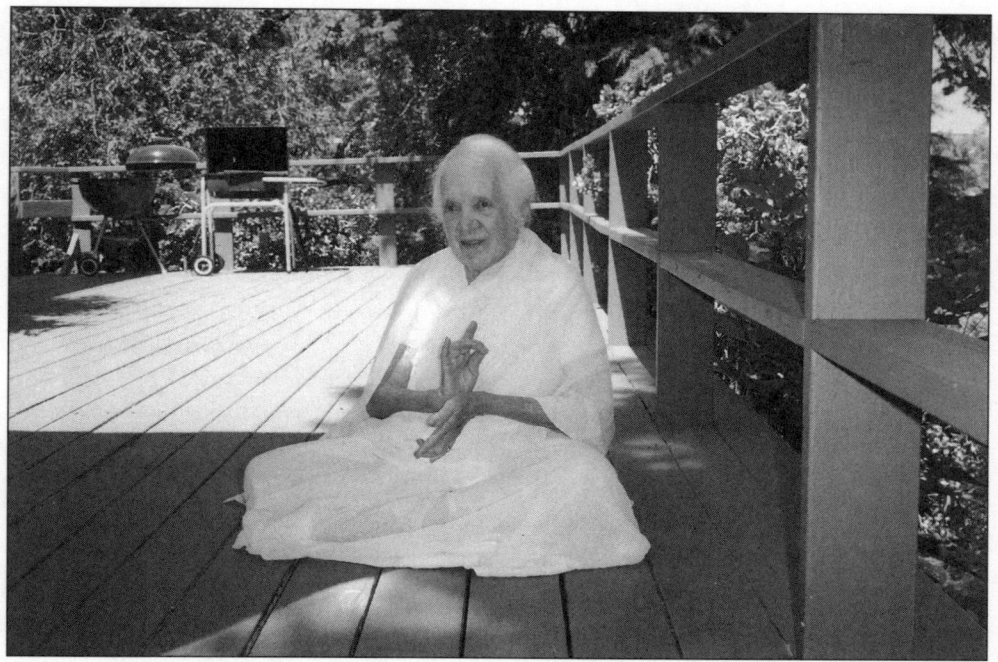

Indra Devi im Alter von 94 Jahren.

Nachdem ich es ein Jahr lang telefonisch vergeblich versucht hatte, gelang es mir schließlich doch noch, Indra Devi zu erreichen, eine der anerkanntesten und beliebtesten Yoga-Lehrerinnen dieses Jahrhunderts. Sie wurde am 12. Mai 1899 in Riga, einer damals russischen Stadt, geboren. Sie selber erzählt in der Einleitung zu ihrem Buch Forever Young, Forever Healthy, *daß sie schon als Kind unwiderstehlich von Indien angezogen wurde. 1920 verließ sie Moskau, wurde Schauspielerin und Tänzerin und reiste quer durch Europa. Auf diesen Reisen begegnete sie auch J. Krishnamurti. 1927 kam sie nach Indien. Auch hier reiste sie viel, vor allem in den ersten vier Monaten, sie traf sich mit Mahatma Gandhi und anderen führenden Persönlichkeiten des spirituellen und politischen Lebens. Nach vielen Pannen und Abenteuern wurde sie, zum eigenen Erstaunen, ein Star des indischen Films, und sie gab sich den neuen Namen Indra Devi.*

Sie heiratete einen Diplomaten der Tschechoslowakei, und ihre spirituellen Pläne blieben vorerst auf der Strecke; denn ihr Leben bestand nun hauptsächlich aus Partys und weltlichen Freuden. In dieser Phase kam es zu schweren gesundheitlichen Störungen, die längere Zeit andauerten und ihr fast den Tod gebracht hätten. Eine eindrückliche Serie von Ereignissen brachte sie dazu, sich mit dem Yoga zu beschäftigen; sie studierte die Yoga-Tradition unter der Leitung von T. Krishnamacharya, einem sehr anerkannten Yogi, der auch der Lehrer von T. K. V. Desikachar und B. K. S. Iyengar war. 1939 folgte Indra Devi ihrem Gatten nach Schanghai, China, wo sie ihre erste Yoga-Schule eröffnete.

In der Mitte der vierziger Jahre kehrte sie nach Indien zurück. Sie zog sich in den Norden, in die Nähe des Himalaja, zurück und schrieb ihr erstes Buch, dem noch eine ganze Reihe von Bestsellern folgte; ihre Bücher wurden in mehr als zehn Sprachen übersetzt. Von diesem Zeitpunkt an hielt sie auf der ganzen Welt Vorträge über Yoga. In den späten vierziger Jahren, als bei uns die Leute Yoga immer noch mit Yoghurt in Zusammenhang brachten, errichtete sie in Hollywood, Kalifornien, eine Yoga-Schule; und zu ihren Schülerinnen zählten Gloria Swanson und Olivia de Haviland.

Am Tag unseres Interviews kam ich eine halbe Stunde zu früh. Sie trug noch das Nachthemd und die Pantoffeln, ihr wildes weißes Haar war ungekämmt.

Sie lachte; ihre Augen funkelten und hatten den schelmischen Blick eines spitzbübischen Kindes, das in den Körper einer alten weisen Frau gekleidet war. «Oh, meistens kommen die Leute zu spät!» Die Tatsache, daß sie nicht gleich ins Badezimmer flitzte, um sich anzuziehen, gab mir das Gefühl, zum Freundeskreis oder zur Familie zu gehören. «Die First Lady des Yoga hat also nichts zu verbergen», dachte ich, «sie kümmert sich nicht groß um den ersten Eindruck.» Ich stellte auch erleichtert fest, daß sie ihre Fingernägel nach wie vor pink lackierte. Dies beruhigte meine Ängste, daß jemand, der den spirituellen Weg ging, allen weiblichen Schönheitsritualen zu entsagen habe. Ich war darauf gefaßt, nun zu warten, bis Indra Devi sich angekleidet und ihr Frühstück beendet hätte. Doch sie forderte mich auf, mich an den Tisch zu setzen und zu beginnen. Hier nun ein paar Ausschnitte von dem, was Indra Devi mir zu sagen hatte:

Ich weiß, daß Sie an einem Buch schreiben über Yoga für Leute, die älter werden. Vor ein paar Tagen wurde ich ebenfalls interviewt, und zwar gleichzeitig für die Zeitung, den Rundfunk und das Fernsehen. Der Radiomann fragte mich: «Wie fühlen Sie sich, jetzt, da Sie älter werden?» Ich sagte ihm: Ich weiß nicht, was ich fühlen soll. Fragen Sie jemand anderen, der wirklich älter wird. Über das Altern fällt mir nichts ein.

Die Leute sollten mit dem Yoga nicht erst beginnen, wenn sie älter werden. Aber leider verhalten sich die Menschen auf diese Art. Erst wenn sie etwas körperlich zu spüren bekommen, beginnen sie darüber nachzudenken. Die Leute lassen zu, daß ihr Körper alt wird, fett, steif oder was auch immer; und sie tun alles dafür, daß es falsch herauskommt, auf der Ebene der Bewegung, der Ernährung und des Denkens.

Wer von sich selber als von einem alten Menschen ausgeht, wird natürlich alt. Die Jugendlichkeit kommt von innen. Selbstverständlich kann der Yoga auch bei Menschen über 80, die sichtbar altern, noch eine Menge ausrichten und den Alterungsprozeß zum Stoppen bringen. Diese Leute können die Yoga-Übungen übernehmen, die alle anderen auch vollziehen. Aber es genügt nicht, sich nur den körperlichen Übungen des Yoga zuzuwenden. Man sollte sich auch den Übungen widmen, die geistig wirken. Man muß den Geist wie einen Pfeilbogen spannen und sich durch nichts ablenken lassen, wenn man noch etwas tun will.

Die Gesetzmäßigkeiten der sichtbaren Welt können auch auf die spirituelle Welt übertragen werden. Wenn Sie in dieser sichtbaren Welt Musikerin werden möchten, eine Pianistin zum Beispiel, was haben Sie dann zu tun? Sie haben Stunden und Stunden zu üben. Dasselbe gilt für die spirituelle Welt. Wenn Sie etwas zustande bringen möchten, müssen Sie sich entsprechend einsetzen, allerdings in einer anderen Art von Einsatz. Der Übungsweg des Yoga kann in seinem Wert kaum richtig eingeschätzt werden. Denn der Yoga wirkt auf allen unseren Ebenen: körperlich, geistig und spirituell.

Ich beginne jeweils auf der körperlichen Ebene: mit einer tiefen Entspannung und einem tiefen Atmen. Das tiefe Atmen braucht es als Übung, denn wir atmen nicht immer so tief, wie wir könnten. Am besten startet man mit fünf oder sechs tiefen Atemzügen, bei denen man die Lungen ganz füllt, und zwar beginnt die Atembewegung immer im unteren Teil. Leider nehmen sich nur wenige Menschen Zeit für diese Übung. Meistens brauchen wir nur ein Drittel des Fassungsvermögens unserer Lungen, den obersten Teil. Die meisten Leute wissen gar nicht, daß ihre Lungen auch über einen unteren Teil verfügen. Und dieser untere Teil ist nicht nur schmückende Zugabe. Am besten startet man mit fünf, sechs oder sieben tiefen Atemzügen. Man kann dies an der frischen Luft tun, zwei- oder dreimal am Tag. Mit der Zeit häufiger. Wer sich täglich sechzig tiefe Atemzüge leistet, bleibt garantiert gesund und in guter Laune.

Ich übe jeden Tag. Es gibt Leute, die sagen: «Oh, nach meinem Gefühl ist das nicht notwendig.» Ich verstehe diese Leute nicht. Sie atmen jeden Tag, sie essen jeden Tag. In derselben Art und Weise sollten sie auch die Yoga-Übungen vollziehen. Auch wenn man im Augenblick die Notwendigkeit nicht sieht, drei Jahre später wird man sie auf jeden Fall sehen... Yoga sollte man nicht nur üben, wenn man Schmerzen hat oder krank ist; denn dann läßt man Yoga wieder fallen, sobald die Schmerzen vorbei sind.

12

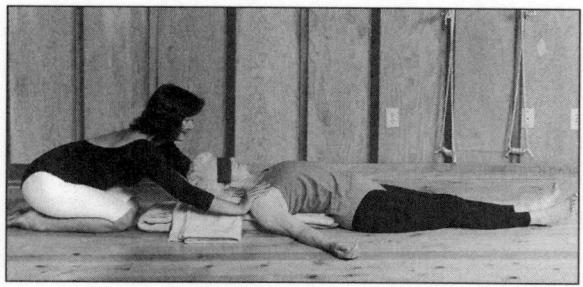

Savasana – die Stellung der tiefen Entspannung

«Als jemand aus meiner großen Familie starb, hatte ich die Kraft nicht, mich meinem gewohnten, eingespielten Yoga zu widmen. Ich wollte auf meine Trauer reagieren und beschloß, nur stärkende Stellungen einzunehmen; dies hielt ich Tag für Tag während eines ganzen Jahres durch. Ich bin überzeugt, daß mir der Vollzug dieser Stellungen während dieser sehr schmerzvollen Zeit geholfen hat. Sie öffneten mich, so daß es mir möglich wurde, meinen Schmerz zu akzeptieren und aus der Belastung und Erschöpfung zurückzufinden.»

Judith Lasater,
Relax & Renew: Restful Yoga for Stressful Times

D as Sanskritwort *Sava* oder *Shava* bedeutet «Toter», «Leiche». In dieser Stellung liegt der Körper auf dem Rücken und ist ganz entspannt, während das Bewußtsein wach und aufmerksam ist. Die Augen sind geschlossen, die Arme liegen entspannt neben dem Körper, die Handflächen leicht nach oben gedreht. Die Körper liegt so ruhig und bewegungslos wie eine Leiche.

«Der Einfluß dieses Asana auf den Körper und den Geist ist unglaublich. Er reicht von der Entspannung bis zur Hingabe, bis zum Tod und sogar über den Tod hinaus. Wenn du mehr als eine lebende Leiche sein willst, mußt du dem eigentlichen Ziel des Lebens Raum geben. Wenn du in deinem Leben nicht nur als Schmarotzer vorkommen, sondern aktiv an ihm teilnehmen willst, mußt du die Dynamik der gegenseitigen Abhängigkeit von Leben und Tod anerkennen. Die beiden müssen sich in einem direkten und konzentrierten Austausch begegnen können.

In Shavasana ist die Entspannung der erste Versuch zur Hingabe, zum Loslassen. Der Geist folgt dem Atemstrom, und die Bewegungen auf dem See des Geistes kommen zur Ruhe. Bei fortgesetzter Übung richten sich die Sinne nach innen und werden still. Leidenschaftlichkeit, Egozentrik und Überheblichkeit werden zur Ruhe gebracht. «Ruhe» wird ein ganz zentrales Wort; seine Bedeutung erweitert sich durch die Erfahrung. Shavasana, die Stellung der Leiche, vermittelt ein neues Verständnis des Todes, der notwendigen Hingabe. Der Körper kann während der Ruhe wieder Kraft schöpfen. Ist die Ruhe genügend lang, kann sich der Körper auch von den jagenden Mächten der Gefühle und den Wünschen des Geistes wieder erholen. Die positiven

Wirkungen gehen tief, auf der körperlichen, geistigen und emotionalen Ebene. In diesem Zustand von Frieden, Ruhe und innerer Harmonie kann uns ein Zugang zu jenem Licht geschenkt werden, das in beiden gegenwärtig ist, im Leben und im Tod.»

Swami Sivananda Radha,
Geheimnis Hatha-Yoga

Auch wenn *Savasana*, die klassische Stellung für eine tiefe Entspannung, auf den ersten Blick wie die leichteste Yoga-Stellung ausschaut, so erfahren jene, die sich eingehender mit der Kunst des Yoga befassen, daß sie zu jenen Stellungen gehört, deren Vollzug schwierig zu meistern ist.

In *Savasana* liegt der Körper ruhig und schweigend, d. h.: jeglicher Betrieb fällt weg, der Körper ahmt eine Leiche nach. Der Geist ist ganz im gegenwärtigen Moment, wach und aufmerksam, heiter, losgelöst; er beobachtet, während der Körper entspannt und losläßt. In diesem Zustand der bewußten Entspannung werden der Körper und der Geist wieder aufgeladen, erfrischt und verjüngt. Daß der Körper und der Geist sich tief erholen können, schenkt ihnen eine totale Ruhe und einen umfassenden Frieden.

Wenn Sie am Ende Ihrer Yoga-Übungen sich für wenigstens fünf Minuten hinlegen und bewußt entspannen, wirkt dies auf Ihre ganze Person heilsam. Die bewußte Entspannung befreit den Körper von Müdigkeit, beruhigt die Nerven und erfüllt das Bewußtsein mit einer wohltuenden Ruhe und Glück. Die tiefe Entspannung – sie hat nichts mit jenem Zustand zu tun, wenn wir uns vor dem Fernseher in einen Sessel plumpsen lassen und einschlafen – hat eine heilende Wirkung. Auf der körperlichen Ebene zeigt sich diese Wirkung durch einen langsameren Herzrhythmus, Stoffwechsel, Atemrhythmus, durch einen tieferen Blutdruck und durch eine Verlangsamung der Gehirnströme.

Die Kunst der echten Yoga-Entspannung, bekannt als *Savasana,* legt in genauen Schritten fest, wie Entspannung und Erholung Raum bekommen. *Savasana* ist eine Stellung, die äußerlich einen Leichnam nachahmt und innerlich zu einem Zustand des Todes führt, d. h., die Herzschmerzen und die Schocks, die der Körper als Erbe mit sich trägt, kommen zu einem Ende. Genau dies aber bedeutet Entspannung und Erholung. Es geht nicht darum, einfach auf dem Rücken zu liegen, nichts zu denken, irgendwohin zu starren und irgendwann zu schnarchen. Es ist eine der schwierigsten Yoga-Stellungen, wenn man sie richtig vollziehen will, aber sie erneuert und belohnt wie keine andere.

B. K. S. Iyengar,
Licht auf Pranayama

Die Kunst der bewußten Entspannung

Bewußt zu entspannen ist ein Lernprozeß und muß geübt werden. Wählen Sie sich dazu einen ruhigen Raum, wo Sie nicht gestört werden. Halten Sie bei kühlem Wetter eine zusätzliche Decke bereit, um sich zuzudecken, falls es nötig ist. Falls Sie Kontaktlinsen oder eine Brille tragen, legen Sie sie beiseite.

In dieser Stellung liegt Ihr Körper flach auf dem Boden. Sollte Ihr Kopf dabei nach hinten fallen oder unbequem liegen, legen Sie eine gefaltete Decke unter Kopf und Nacken, und zwar so hoch, daß Ihre Stirn leicht höher liegt als Ihr Kinn. Sie strecken Ihre Beine; falls Ihr Rücken dadurch unbequem zu liegen kommt, legen Sie ein Kissen oder eine gefaltete Decke unter Ihre Knie, das fördert die Entspannung, oder Sie legen Ihre Waden auf die Sitzfläche eines Stuhls.

1. Sie sitzen auf dem Boden, die Beine ausgestreckt. Sie lehnen sich zurück, abgestützt auf die Ellbogen. Kontrollieren Sie, ob der Rumpf Ihres Körpers und die Beine in einer Linie ausgerichtet sind. Sollte dies nicht der Fall sein, richten Sie die Stellung des Rumpfs und der Beine aufeinander aus: Ihr Kinn, das Brustbein, der Nabel und das Schambein liegen auf einer Geraden, die auf einen Punkt zwischen den Fersen ausgerichtet ist.

2. Lassen Sie sich mit dem Rücken auf den Boden. Legen Sie, falls notwendig, eine Decke unter den Kopf. Lassen Sie Ihren Rücken auf den Boden sinken.

3. Ihre Arme liegen neben dem Rumpf, die Handflächen leicht nach oben gedreht. Ziehen Sie die Arme aus dem Schultergelenk, und entspannen Sie sie. Lassen Sie Ihre Hände weich werden, in ihre natürliche Form finden.

4. Dehnen Sie Ihre Beine und Füße. Lassen Sie sie zum Boden sinken; die Füße kippen dabei nach außen. Lassen Sie Ihre Zehen weich werden.

5. Schließen Sie die Augen, entspannen Sie die Lippen und die Zunge. Der Unterkiefer ist locker, die Lippen berühren sich kaum, und die Zunge liegt ganz passiv in der Mundhöhle. Erfüllen Sie den Mund mit der Empfindung des Lächelns. Lassen Sie die Gesichtsmuskeln weich und entspannt werden. Ihre Augen sinken tief in die Augenhöhlen zurück. Und Ihr Körper läßt los und sinkt immer stärker Richtung Boden.

6. Sobald Sie ruhig liegen, beginnen Sie Ihren Atem zu beobachten. Ohne einzugreifen, nehmen Sie das Ein- und Ausfließen des Atemstroms wahr. Lauschen Sie auch dem Herzschlag. Und wenn Sie merken, daß Ihr Bewußtsein irgendwohin in die Vergangenheit oder die Zukunft wegwandert, holen Sie es zurück zur Atmung.

   Bleiben Sie auf diese Art fünf oder zehn Minuten liegen, oder noch länger.

   Lassen Sie die Vergangenheit Vergangenheit sein – für die Vergangenheit sind Sie gestorben, eine «Leiche» –, und bereiten Sie auf diese Weise den Weg für das Neue.

Die tiefe Entspannung gilt auch als Vorbereitung für ein bewußtes Sterben. Wenn wir unsere Ängste und die krankhaften Vorstellungen, die wir mit dem Sterben des physischen Körpers in Verbindung bringen, loslassen können, bereitet uns dies auf den geheimnisvollen Übergang vom Leben zum Tod vor.

Der regelmäßige Vollzug der tiefen Entspannung schenkt uns Frische, Jugendlichkeit und Optimismus.

Achten Sie darauf, daß Ihr Kopf und Ihr Rücken wirklich bequem liegen. Probieren Sie aus, bis die Decke unter Ihrem Kopf die richtige Höhe besitzt: Ihre Stirn sollte ein klein wenig höher liegen als das Kinn. Und Ihr Kopf sollte nicht nach hinten fallen und den Nackenbereich einengen. Experimentieren Sie mit der Höhe der Decke, bis es für Sie aufgeht. Dasselbe gilt für die Knie; legen Sie eine Decke unter die Knie, fall dies für den Rücken bequemer ist und die Entspannung fördert.

Im Kapitel 3 habe ich bereits darauf hingewiesen, daß ein Augenbeutel über den Augen bei der Entspannung mithelfen kann. Wenn wir die Augen bedecken, beruhigen wir den Geist, denn wir schaffen dadurch ein Stück Dunkelheit und entfernen die Gesichtsreize, wir entspannen die Muskeln rund um die Augen und beruhigen die unwillkürlichen Bewegungen der Augen.

Eine weitere *Savasana*-Variante

Sie können auch entspannen, indem Sie sich mit dem Rücken, vom Kreuz bis zu den Schultern, auf zwei oder drei der Länge

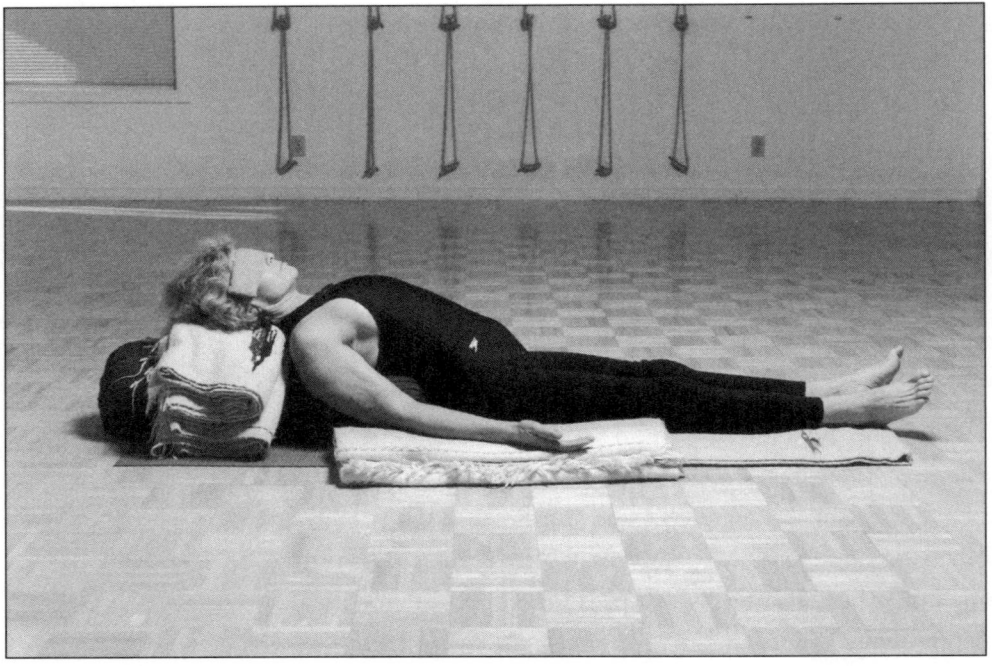

Wenn die Decken und Polster die richtige Höhe haben, so wird diese Stellung für Ihren Körper wirklich entspannend.

nach gefaltete Decken legen; eine zusätzliche Decke liegt unter dem Kopf, damit er nicht nach hinten fällt. Wenn wir die ganze Länge der Wirbelsäule und den Hinterkopf mit festen, gefalteten Decken stützen, fördern wir die Öffnung des Brustbereichs, und der Atem kann frei fließen. Diese Variante ist vor allem für Leute mit Herz- und Atemproblemen empfehlenswert. Für Menschen, die unter Depressionen und Energielosigkeit leiden, kann eine Entspannungsstellung, die den Brustbereich öffnet, den Zugang zu einem neuen Leben bilden.

Lesen Sie auch in den Kapiteln 3, 6 und 10 nach; Sie finden dort die Hinweise auf die Augenkissen, Polster und Decken, die sich für die tiefe Entspannung eignen.

Diana Clifton:
Schmerzen loslassen – entspannen können

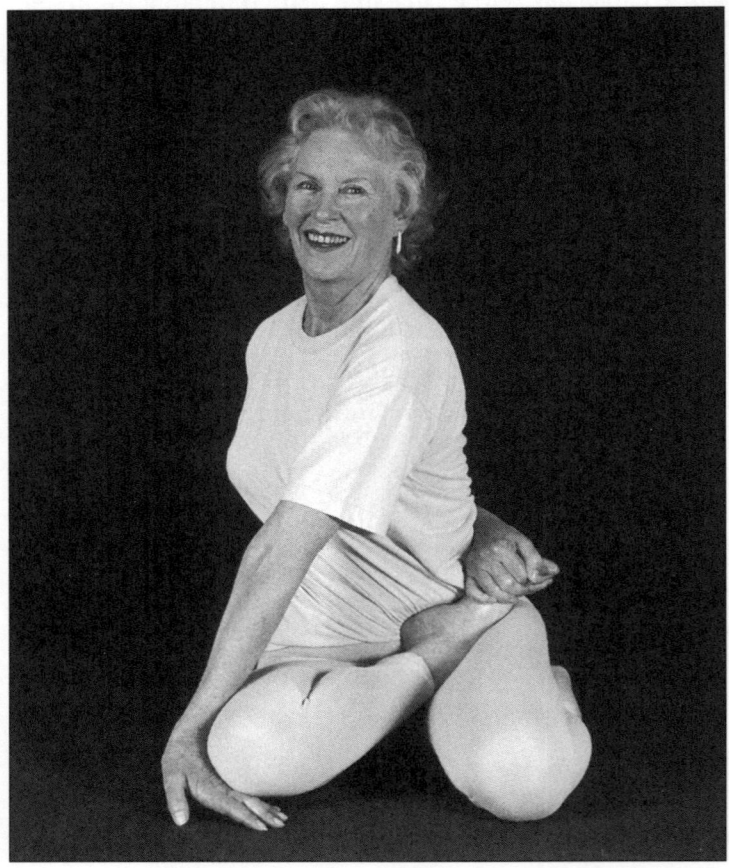

Bei Diana Clifton, 73jährig, wirken auch schwierige Stellungen einfach.

Wer unter der Anleitung von Diana Yoga üben kann, erlebt die Seele des Yoga. Ihre einmalige Kenntnis der Stellungen und ihre vorsichtige und tiefe Art, Themen anzugehen, erschließen neue Zugänge, Tiefe und Selbsterfahrung. Sie erinnert mich an den Fährmann des Siddhartha – endlos teilt er jenen, die hören können, die Geheimnisse des Flusses mit; oder nur schon daß er sie übersetzt, die Art und Weise, wie er sie vom einen Ufer zum andern bringt.

Eine der Yoga-Schülerinnen

Diana Clifton lebt als inspirierende Yoga-Lehrerin in England. Erst als sie gut 40 war, begann sie mit Yoga beziehungsweise mit einem bewuß- ten Gesundheits- und Ernährungsprogramm. Damals war ihre Gesund- heit sehr angeschlagen: Blutarmut, Verstopfung, Nervosität und Über- müdung.

Jetzt, dreißig Jahre später, nimmt Diana ohne Anstrengung die schwierigsten Stellungen ein und weist ihre Yoga-Schüler auf die Natür- lichkeit der Yoga-Stellungen hin: Kinder können sie problemlos vollzie- hen. Wie viele ältere Menschen hat auch Diana ihren Lebenspartner ver- loren. Wir sprachen miteinander über verschiedene Aspekte des Yoga und des Lebens, unter anderem über das Altern, den Tod, die Depression. Diana erzählte von dem Jahr, da sie ihren kranken Mann pflegte, von der Trauer und der Erschöpfung, die sie erlebte, als er starb.

Wir alle müssen uns mit dem Tod beschäftigen. Ich denke, wir soll- ten sterben, solange wir noch am Leben sind. Das heißt: schon vor dem Tod auf alles verzichten – Besitz, Gesundheit, Freunde, Bezie- hungen, liebe Menschen. Wirklich, wenn wir sterben, können wir nichts mitnehmen. Ältere Yoga-Schüler wissen um diese Wahrheit. Und dieses Bewußtsein schenkt ihnen eine besondere Art von Schweigen. Du siehst: Für mich ist der Tod etwas ganz Natürliches. Es ist der Tod des Körpers. Wir sind aber nicht dieser Körper. Das bedeutet wiederum, daß wir letztlich gar nicht sterben. Nur der ganze materielle Bereich verschwindet – und das schließt natürlich unseren Besitz mit ein. Aber das geschieht ja bereits, wenn wir die Augen schließen. Mit anderen Worten: Das eigentliche Bindeglied sind unsere Sinne.

Im Leben gibt es eine große Dualität. Auf der einen Seite die Freude – auf der anderen Seite der Schmerz. Wir alle mögen die Freude, den Schmerz hingegen mögen wir gar nicht. Und weshalb? Könnten wir uns nicht, wenigstens für kurze Zeit, auch auf den Schmerz einlassen und uns dadurch von ihm lösen? Dies zu tun ist hart. Vieles am Schmerz hängt mit Streß zusammen, und der Yoga kann uns beibringen, wie wir ihn loslassen, wie wir entspannen kön- nen.

Wenn ältere Menschen mit Yoga beginnen, können Sie sich zum Beispiel auf den Rücken legen. Wenn sie eine Decke unter den Nacken und den Kopf legen und ein Polster oder gefaltete Decken unter den Rücken – damit ihr Brustraum sich öffnet –, unterstützt das die Atmung und die Entspannung. Ich schlage ihnen jeweils vor, die Atmung zu beobachten und die Gedanken gut anzuschauen. Wenn jemand zum Yoga kommt, folgt er meistens einer inneren Eingebung. Es muß nicht unbedingt ein körperlicher Schmerz sein, oft ist es ein tieferer Grund, zum Beispiel daß sie sich in ihrer Religion überhaupt nicht zu Hause fühlen. Heutzutage fühlen sie viele Menschen in der Religion nicht zu Hause. Und wenn jemand entdeckt, was in seinem Innern lebt, braucht er die Religion ja auch nicht mehr – wie er auch nicht mehr von der Liebe einer anderen Person abhängig ist, die Liebe ist ja in ihm selbst. Wenn jemand diese Liebe im eigenen Innern entdecken kann und du als Lehrerin weißt auch um diese Liebe im Innern – bis zu einem bestimmten Grad, in dem Maß, als das Ego wegfällt –, entsteht eine große Klarheit. Wenn das Ego wegfällt, dann ist Entspannung möglich. Bring ihnen bei, wie sie in der Rückenlage, in *Savasana,* entspannen können. Wenn du sie vorgängig einige sanfte Dehnübungen vollziehen läßt, wird es ihnen vermutlich leichter fallen, sich zu entspannen.

Menschen, die zur Depression neigen, müssen den Brustraum öffen; solange der Brustraum verschlossen ist, kommen sie über die Depression nicht hinaus. Sie können an dieser Öffnung arbeiten, indem sie sich bei der Entspannung mit dem oberen Teil des Rückens auf Polster oder gefaltete Decken legen. Während der Entspannung sollten sie die Atmung beobachten.

Wenn sie in *Savasana* liegen, kannst du sie vielleicht noch darauf aufmerksam machen, daß sie dem Einatmen und dem Ausatmen dieselbe Länge geben. Wenn sie auf diese Art an der Atmung arbeiten, haben ihre Gedanken eine sinnvolle Aufgabe. Aber es hilft nicht nur der Konzentration, es ist tatsächlich auch für die Atmung besser, wenn sie ganz ausatmen. Sag ihnen, sie sollen während des Ausatmens bis zehn zählen, und während des Einatmens sollen sie dann ebenfalls bis zehn zählen. Falls die eine Atembewegung länger ist als die andere, sollen sie die längere verkürzen, auf keinen Fall die kürzere verlängern. Sie können am Ende des Ausatmens zudem eine Pause einlegen, da ist oft noch viel Luft, die wegströmen möchte; wenn sie diese Pause einlegen, wird sie zum tiefsten Punkt der Entspannung. Beschreibe ihnen diese Art zu atmen, aber betone, daß daraus keinerlei Anstrengung werden darf. Auf diese Art und Weise können sie verstehen, daß Atmen mit Reinigung zu tun hat.

13

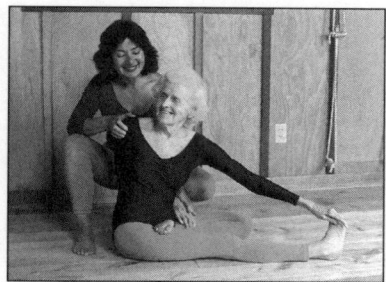

Tips für Yoga-Lehrerinnen und Hinweise für das persönliche Üben

«Wenn dein Körper beweglicher wird, wirst du auch in der Art und Weise, wie du im Leben stehst, beweglicher, und es eröffnen sich dir immer mehr Möglichkeiten. Sobald die Kraft wieder hergestellt ist, merken die Leute, daß sie wieder mehr unternehmen können, und sie werden beweglicher. Es ist unglaublich: Es gelingen dir plötzlich wieder Dinge, die du seit deiner Kindheit nie mehr gewagt hast; ich habe dies in den fünfziger und sechziger Jahren selbst erlebt. Du spürst: Für dich beginnt das Leben noch einmal neu, statt daß es zu Ende geht.»

Toni Montez, Yoga-Lehrerin

Wenn ältere Menschen zum Yoga kommen, bringen sie ganz unterschiedliche Fähigkeiten und Krankengeschichten mit. Sportliche 60jährige wagen schon bald den Handstand an der Wand. Andere wiederum müssen über einfachere Stellungen im Liegen vorerst das Vertrauen wieder üben. Für beide, den Yoga-Lehrer und den Yoga-Schüler, ist es wichtig, sich immer wieder vor Augen zu halten: «Was wir erwarten, bestimmt das Resultat.» Abgesehen von ein paar wenigen Ausnahmen, gehe ich davon aus, daß alle Altersgruppen zu den Stellungen im Stehen kommen, die dank des Gewichts, das es aufzufangen gilt, den ganzen Körper dehnen und stärken. Bei älteren Menschen müssen diese Stellungen allerdings in einem langsamen Prozeß eingeführt werden, und Leute mit Gleichgewichtsstörungen und anderen Problemen müssen zuerst mit dem Gebrauch der Wand, der Wandseile, der Stühle und der anderen Hilfsmittel vertraut gemacht werden.

Behandeln Sie mich nicht wie eine alte Dame!
Eine 78jährige Yoga-Schülerin zu ihrem Lehrer

Ich habe in der Einleitung bereits festgehalten, daß die älteren Menschen aus denselben Gründen Yoga üben möchten wie andere Menschen. Sie möchten sich besser fühlen, über mehr Energie verfügen, die Haltung, die Kraft und die Beweglichkeit des Körpers verbessern. Es kann allerdings auch vorkommen, daß ältere Leute den Yoga-Unterricht aufsuchen, weil sie mit den alltäglichen Aktivitäten nicht mehr zu Rande kommen. Sie hoffen, daß die Yoga-Praxis ihnen hilft, beweglich zu bleiben und die frühere Funktionstüchtigkeit wiederzuerlangen; sie fürchten sich davor, ihre Fähigkeiten immer mehr zu verlieren und, im schlimmeren Fall, in den letzten Jahren ihres Lebens von anderen Menschen abhängig zu sein.

Die drei großen Geschenke eines Yoga-Programms für Senioren

1. Der Yoga verbessert die Körperhaltung und die Atmung. Dadurch verbessert er letztlich das Funktionieren des ganzen Körpers.
2. Durch den Yoga werden die normale Beweglichkeit und das gesunde Ausmaß der Bewegung (zum Beispiel in den Gelenken) wiederhergestellt und aufrechterhalten. Dies garantiert die Funktionstüchtigkeit im Alltag.
3. Der Yoga entfaltet das psychische und spirituelle Wachstum. Der Yoga schafft ein Fundament für ein bewußtes Leben, ein bewußtes Altern und ein bewußtes Sterben.

Die in diesem Buch vorgestellten Yoga-Übungen sind spezifisch auf ältere Menschen abgestimmt, auf Leute, die auf ein schrittweises Einüben angewiesen sind. Ältere Leute, die mit Yoga beginnen und sich schon in der ersten Yoga-Lektion voller Begeisterung in den Handstand stürzen, können sich selbstverständlich an anderen Yoga-Büchern orientieren.

Richtlinien für die Arbeit mit älteren Anfängerinnen

Viele ältere Leute sind in bestimmten Körperzonen unbeweglich geworden. Und da die gesundheitlichen Probleme oft schon Jahre andauern, haben sie auch an Umfang zugenommen. Es kann nun vorkommen, daß solche Yoga-Schüler ihre Begrenzungen als einen unvermeidlichen Teil des Älterwerdens akzeptiert und das Bewußtsein für Problemstellen, seien es die Schultern oder die Knie, seien es die Hände oder die Füße, ausgeschaltet haben. Es ist, als ob diese Problemstellen gar nicht mehr zu ihnen gehören würden. Und wenn sie nun

Yoga-Stellungen vollziehen, kehren das Bewußtsein und die Sensibilität wieder zurück. Dies kann einerseits zu einem neuen Erwachen, zu einem neuen Sinn für das Leben führen, andererseits aber auch die Wahrnehmung für weitere gesundheitliche Probleme schärfen. Und gewisse Yoga-Schüler machen dann die Yoga-Praxis für diese Probleme verantwortlich.

Die Yoga-Lehrer von älteren Leuten sollten sich vor allem auf ein anderes «Tempo» einstellen. Ältere Menschen dürfen nie ihre Energie verlieren. Wenn man in einer Yoga-Lektion langsam vorangeht, können sie mit dem, was sich während der Stellungen in ihrem Körper abspielt, in Kontakt bleiben.

Die häufigsten gesundheitlichen Probleme, die ältere Leute mitbringen, sind ein zu hoher Blutdruck, Osteoporose und Arthritis. Die Yoga-Lehrerin hat darauf zu achten, wie sie das Yoga-Programm auf die Bedürfnisse der einzelnen abstimmen kann.

— **Anfänger mit zu hohem Blutdruck sollten sich nicht auf Umkehrstellungen wie den Kopfstand oder den Schulterstand einlassen.** Wenn diese Yoga-Schüler allmählich Fortschritte machen, können sanfte Umkehrstellungen durchaus zu ihrem Programm gehören. Yoga-Schüler mit erhöhtem Blutdruck sollten selbstverständlich immer dazu angehalten werden, noch entspannter zu üben, Streß und Spannung abzubauen.

— **Yoga-Schüler mit Osteoporose sollten die Stellungen besonders bewußt vollziehen.** Stellungen, die einen brüchigen Knochen belasten, sollten nur mit äußerster Vorsicht eingenommen werden.

— **Yoga-Schüler mit Arthritis brauchen immer wieder viel Ermutigung.** Obwohl es für sie wesentlich ist, den entzündeten Bereich weiterhin zu bewegen, reagieren sie auf den Schmerz damit, daß sie sich gar nicht mehr bewegen. Man muß ihnen immer wieder zureden, die Bewegungen zu wagen. Oft besteht die Aufgabe der Yoga-Lehrerin darin, mitzuhelfen, diese Körperbereiche, die der Yoga-Schüler bereits eingefroren oder als hoffnungslos verabschiedet hat, auf sanfte Art wieder zu beleben.

Als Yoga-Lehrerinnen müssen wir ein Gespür für das Energieniveau und die emotionale Stimmungen der älteren Yoga-Schüler haben. Wenn ich mir meine Seniorengruppe vor Augen führe, wird mir zum Beispiel bewußt, daß einige von ihnen über ihre ganze Lebenszeit verfügen können, während andere durch eine ganz schwierige Phase des Lebens gehen. Einige stehen ganz im Dienst der Krankenpflege, sie kümmern sich um einen Partner, um andere Angehörige oder um einen Freund. Für sie ist die Yoga-Stunde oft einer der wenigen Momente, in denen sie sich selber etwas Gutes leisten. Für andere wiederum ist der Yoga-Unterricht der gesellschaftliche Höhepunkt ihrer Woche. Oft ist jemand von Trauer erfüllt und bringt nur wenig Energie mit. Vielleicht steht ein solcher Yoga-Schüler auch unter Antidepressiva. Die Atmosphäre einer Unterrichtsgruppe sollte körperlich und spirituell aufstellend wirken und die Yoga-Schüler nicht zusätzlich belasten. Ein gut abgerundetes Programm umfaßt sowohl die belebenden Stellungen, die dehnen, stärken und Lebenskraft schenken, als auch die erholsamen Stellungen, die der Entspannung und dem Loslassen dienen.

Achten Sie darauf, was Ihre Leute wirklich brauchen.

B. K. S. Iyengar zu Yoga-Lehrern

Zehn wichtige Tips für die Arbeit mit älteren Yoga-Schülerinnen

1. Denken Sie daran, laut und deutlich zu sprechen. Viele ältere Leute hören schlecht. Nehmen Sie sich vor, sich in die Nähe derjenigen zu stellen, die schlecht hören. Wenn eine Yoga-Schülerin Ihre Anweisungen nicht befolgt,

kann dies sehr wohl den Grund darin haben, daß sie Sie nicht deutlich hören oder, in anderen Fällen, nicht deutlich sehen kann. Manchmal kann es auch notwendig sein, daß Sie sich direkt vor einen Yoga-Schüler hinstellen, die Stellung zeigen und die Anweisungen lauter und noch deutlicher wiederholen. Die Anweisungen sollten möglichst einfach lauten. Meistens werden sie besser verstanden, wenn sie mit dem Vorzeigen verbunden werden.

Alte Menschen brauchen niemand jüngeren, der ihnen sagt, was sie zu tun haben.
Ratschlag eines erfahrenen Yoga-Lehrers

2. Nehmen Sie sich Zeit, genau vorzuzeigen, wie es auszuschauen hat, wenn eine Stellung richtig vollzogen wird. Lassen Sie den Yoga-Schülern aber auch den Freiraum, zu lernen und die Stellungen auf ihre Art auszuprobieren, solange sie sich nicht gefährden. Ältere Yoga-Schüler stellen mehr als jüngere Fragen und in Frage, vor allem wenn Sie als Lehrerin viel jünger sind.

3. Betonen Sie wiederholt die Vorteile und positiven Wirkungen der einzelnen Stellungen. Dies motiviert Ihre Yoga-Schüler und hilft ihnen, sich die Stellungen einzuprägen. Legen Sie Gewicht auf die folgenden Punkte:
   – Die Atmung spiegelt uns und unser Leben, beeinflußt uns aber auch. Wenn wir lernen, tiefer und gleichmäßig durch die Nase zu atmen, vergrößert dies die Luftzufuhr und verringert den Druck auf das Herz.
   – Die Stellungen setzen in unserem Nervensystem Energie frei und aktivieren die Drüsen. Die meisten von uns erleben den Yoga als belebend, erfahren sich dank Yoga voller Lebensenergie.

4. Arbeiten Sie spielerisch und kreativ. Ihre Yoga-Schüler sollten lachen, entspannen, loslassen und Spaß haben können.

5. Achten Sie darauf, daß Sie Ihre Vorstellungen vom Älterwerden nicht auf Ihre Yoga-Schüler übertragen. Für mich als Yoga-Lehrerin ist es nach wie vor eine Offenbarung, wenn ich sehen darf, daß und in welcher Art meine älte-

ren Yoga-Schülerinnen Fortschritte machen. Oft vollziehen Yoga-Schüler über eine lange Zeit hinweg, aus Angst, das Gleichgewicht zu verlieren, die Stellungen im Stehen alles andere als richtig. Und von außen sehen wir überhaupt keinen Fortschritt. Aber wenn wir nicht aufgeben und immer wieder vorzeigen, anleiten und ermutigen, können wir eines Tages begeistert wahrnehmen, wie plötzlich jemand in der Gruppe genau erfaßt und umsetzt, was wir die ganze Zeit hindurch vermittelt haben.

6. Die Gruppendynamik spielt bei älteren Leuten spürbarer eine Rolle als bei einer Gruppe von jüngeren Yoga-Schülern. Wenn ein 80jähriger zum erstenmal in den Unterricht kommt und sieht, wie die Leute auf Stühlen Yoga üben, nimmt er an, daß dies auch von ihm erwartet wird, und stellt sich darauf ein. Aber auch das Gegenteil kann zutreffen: Je mehr ältere Menschen sehen, wie Gleichaltrige recht fordernde Stellungen einnehmen, erwarten sie dies auch von sich selbst.

7. Schaffen Sie ein Atmosphäre, in der sich die Yoga-Schüler getragen fühlen und ermutigt, die Stellungen nach ihren eigenen Möglichkeiten auszuprobieren. Denken Sie daran, daß sich ältere Menschen oft unsicher fühlen und das Gleichgewicht verlieren und daß mit dem zunehmenden Verlust, sicher stehen und gehen zu können, auch das ganze übrige Leben an Sicherheit verliert. Der Yoga kann älteren Menschen helfen, das Vertrauen wiederzugewinnen. Die Stellungen im Stehen lassen die Verbindung des Körpers zur Erde wieder entstehen, die Yoga-Schüler entwickeln einen Sinn für Verwurzelung, Stabilität und Gleichgewicht. Auch wenn das Stehen auf den eigenen zwei Beinen bei den Übungen nicht immer betont wird: Für die älteren Menschen ist es eine unschätzbare Übung.

8. Bauen Sie auch immer Umkehrstellungen mit ein, und

ermutigen Sie die Yoga-Schülerinnen, sie immer länger durchzuhalten. Die Umkehrstellungen wirken gegen den Alterungsprozeß, da Sie den Zug der Schwerkraft auf die Körperorgane umdrehen und den Rückfluß des venösen Bluts zum Herzen fördern.

9. Oft ist es für ältere Leute nicht einfach, zu entspannen. Wenn Sie mit einer Gruppe von älteren Leuten arbeiten, die viele körperliche Probleme mitbringen und als ganze Gruppe nicht besonders stark und gelenkig ist, beginnen Sie am besten mit einfachen Stellungen im Liegen und gehen allmählich auf Stellungen im Stehen über. Es gibt immer wieder Yoga-Schüler, die sich im Liegen nicht wohl fühlen und über die Härte des Fußbodens klagen. Überprüfen Sie die Lage des Kopfes und Nackens, der Bogen des Nackens darf nicht zu groß sein, d. h.: Der Kopf darf nicht nach hinten fallen, so daß dann die Stirne tiefer liegt als das Kinn. Eine zu große Spannung im Nacken kann die Blutzufuhr zum Hirn blockieren. Legen Sie Kissen und Bücher (was immer Sie an Hilfreichem finden) unter den Kopf und Polster oder gefaltete Decken unter die Oberschenkel, falls der Kreuzbereich nicht entspannt auf dem Boden aufliegt.

10. Die gesellschaftliche Bewertung des Alters verändert sich zwar, aber nicht kontinuierlich, sondern sprungweise, mit Sprüngen nach vorn und mit Sprüngen nach hinten. D. h.: Die Vorstellung, daß ältere Menschen sich nichts sehnlicher wünschen, als endlich zu sterben, verschwindet nicht von einem Tag auf den andern. Machen Sie sich bewußt, daß viele ältere Leute sich in zunehmendem Maß hilflos fühlen, weil sie die Kontrolle über die Ereignisse verlieren. Wenn sie sich dank Yoga wieder zu entfalten beginnen und Fortschritte machen, kehrt auch ihr Selbstvertrauen zurück: Sie erleben, daß die Abwärtsspirale auch umgedreht werden kann.

Hinweise, wie Sie es den älteren Menschen erleichtern können, sich auf dem Boden niederzulassen oder sich vom Boden aufzurichten

Wenige Erfahrungen sind für ältere Menschen so entmutigend wie ein Sturz und die Unfähigkeit, selber wieder auf die Beine zu kommen.

Viele meiner älteren Yoga-Schülerinnen beschäftigen sich in den ersten Yoga-Lektionen vor allem damit, wie sie am besten auf den Boden und wieder vom Boden hochkommen. Neuankömmlinge reagieren oft mit dem Satz: «Ich ziehe es vor, auf dem Stuhl zu bleiben, statt auf dem Boden zu üben.» Für diese Leute besteht die wichtigste Aufgabe der ersten Yoga-Lektion darin, wieder das Vertrauen zu gewinnen, daß sie sich auf den Boden niederlassen und vom Boden aufstehen können. Ich versichere ihnen jeweils, daß es mit der Zeit besser gehen wird, und die schon erfahreneren Yoga-Schülerinnen zeigen meistens viel Verständnis und helfen mit Vorschlägen und Ermutigung.

Yoga-Schüler, die nicht sicher sind, ob sie wieder hochkommen, erleben es als Hilfe, wenn sie sich an einem rutschsicheren, an der Wand fixierten Stuhl festhalten können, und zwar sowohl wenn sie sich niederlassen, als auch wenn sie sich aufrichten. Kontrollieren Sie den Stuhl, er darf nicht weggleiten und auch nicht umkippen. Wenn Sie zudem eine rutschsichere Matte und eine gefaltete Decke in die Nähe des Stuhles legen, wird das Knien weniger schmerzhaft.

Jede Yoga-Schülerin ist einmalig, und die Sicherheit – die Vermeidung von Verletzungen – ist mein oberstes Prinzip, wenn ich die Kraft, Beweglichkeit und Koordinationsfähigkeit eines Neulings einschätzen muß. Oft bleibe ich in seiner Nähe, um sicherzugehen, daß er nicht stürzt. Im Normalfall versuche ich so wenig wie möglich, direkt einzugreifen. Es gehört zu meinen Erfahrungen, daß der Großteil der Leute,

Eines Tages war es soweit, ich schaute um mich, um irgend etwas zu finden, was mir helfen konnte, wieder auf die Beine zu kommen. Und ich fand folgendes – damit sich diese Situation nicht wiederholte: Aus dem Knien zog ich mein rechtes Knie hoch und stützte meine rechte Hand auf ihm ab. Und mit der linken Hand stieß ich mich vom Boden ab, und ich stand, ohne Probleme. Vielleicht habe ich damit eine Übung erfunden. Auf jeden Fall versuche ich es zwei- bis dreimal am Tag.

Zilpha Main

die ohne Begleitung zum Yoga kommen, es wieder lernen, sich leicht und voller Vertrauen auf den Boden niederzulassen und vom Boden hochzukommen.

Wenn ich sehe, daß jemand Mühe hat, sich aufzurichten und aufzustehen, helfe ich mit Vorschlägen: «Versuch es, indem du dich auf die andere Seite drehst», oder: «Probier aus, welche Seite, welcher Arm, welches Bein stärker ist.» Meistens funktioniert der Trick. Wenn das Problem einfach darin besteht, daß jemand noch sehr schwach oder steif ist oder es nicht mehr gewohnt ist, sich auf den Boden zu setzen und wieder vom Boden aufzustehen, lasse ich die betreffende Person oft allein. Ich stelle zwar einen Stuhl oder ein anderes rutschsicheres Gerät in die Nähe, lasse die Person aber allein herausfinden, wie sie sich helfen kann. Meistens schätzen sie es, sie wollen keine große Aufregung rund um ihr Problem. Yoga-Schüler mit Problemen ermuntere ich mit dem Hinweis, daß es keinerlei Rolle spielt, ob sie nun fünf oder zehn Minuten brauchen, um wieder hochzukommen, und daß ihre Fähigkeit sich durch die Übung verbessert. Yoga-Schüler, die ursprünglich große Schwierigkeiten hatten, kennen sich nun in den Lösungsmöglichkeiten gut aus.

Erinnern Sie sich an die goldene Regel, die für alle körperlichen Tätigkeiten gilt: Einsatz oder Verlust. Machen Sie es den Yoga-Schülern schmackhaft, nicht auf den Stühlen sitzen zu bleiben, sondern sich wie die Kinder auf den Boden zu setzen. Schlagen Sie ihnen vor, sich jeden Tag mindestens ein Mal auf den Boden zu setzen und sich vom Boden aufzurichten. Wenn die neuromuskulären Reaktionen für das Sichhinsetzen und das Sichaufrichten regelmäßig durchgespielt werden, stehen sie jemandem auch leichter zur Verfügung, falls er ausgleiten und stürzen sollte.

Praktische Hinweise für den Weg auf den Boden und zurück

1. Stehen Sie bei einem rutschsicheren Stuhl, oder bei einem anderen Möbelstück, nahe der Wand. Sollte Ihr Gleichgewicht sehr unsicher oder Ihre Beine ganz schwach sein, stellen Sie sich zwischen zwei Stühle, oder zwei andere Hilfsmittel, an denen Sie sich festhalten können. Aus dem Stand – falls notwendig, halten Sie sich fest – gehen Sie einen Schritt weiter und lassen sich auf die Knie nieder.

2. Im Knien senken Sie Ihren Hintern Richtung Fersen. In unserer vom Stuhl geprägten Kultur sind die Hüfte und die Beinmuskeln oft sehr steif, und es fällt älteren Menschen schwer, ihren Hintern auf die Fersen zu setzen. Halten Sie sich, so weit wie nötig, am Stuhl fest, und versuchen Sie sich neben Ihre Füße zu setzen. Stützen Sie sich dann mit Ihren Armen ab, um ganz auf den Boden zu kommen. Um wieder hochzukommen, spielen Sie das Ganze in der umgekehrten Reihenfolge durch. Wiederum: Sie können sicher sein, daß sich Ihre Muskeln durch das tägliche Üben stärken und Ihnen die Bewegung leichtfallen wird. Die Bedeutung dieser Fähigkeit, sich auf dem Boden niederzulassen und sich wieder aufzurichten, kann nicht genug betont werden. Und die Übung dieser Bewegung wird Ihnen auch andere Bewegungen erleichtern: von einem Stuhl aufzustehen zum Beispiel oder von anderen Sitzflächen, etwa vom Klosettbecken.

Die Wandseile, die in vielen Yoga-Zentren zu finden sind, können Menschen mit Gleichgewichtsproblemen und Menschen, die Mühe haben, auf den Boden zu kommen und sich wieder aufzurichten, auf wertvolle Art helfen. Sie können sich solche Seile auch zu Hause installieren lassen.

Ein immer größerer Kontakt zu fremden Kulturen, neue Entdeckungen im Bereich des Unbewußten und das immer klarere Wissen darum, daß jede soziale Gruppe bestimmte menschliche Eigenschaften verstärkt und andere vernachlässigt oder unterdrückt, haben zur weltweit anerkannten Erkenntnis geführt, daß wir alle noch ein großes Wachstumspotential in uns haben. Vermutlich hat noch nie eine Kultur im Hinblick auf die menschliche Natur und ihre Fähigkeiten, sich zu verändern, über ein öffentlich so zugängliches Wissen verfügt wie wir heute.

Michel Murphy,
The Future of the Body

Barbara Uniker:
Die Vorurteile über das Alter
akzeptiere ich nicht

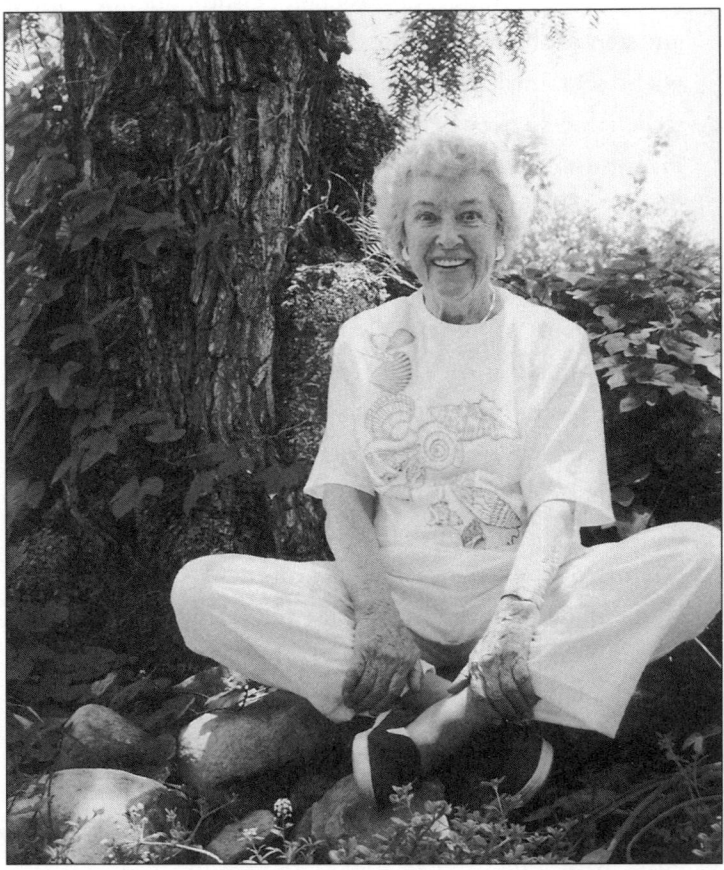

Die Lebensfreude von Barbara Uniker steckt auch die Teilnehmer am Morgenunterricht im Ojai Yoga Center an.

Vor ungefähr zwanzig Jahren drängte mich eine Freundin, Yoga zu versuchen. Für mich klang das sehr fremd, aber ich machte mit, und der Yoga faszinierte mich sehr bald. Ich war überrascht, als ich herausbekam, daß mir sogar der Handstand und andere schwierige Stellungen gelangen. Nach ungefähr einem Jahr zog meine Lehrerin, Suza Francina, weg, und ich übte nicht mehr weiter.

Obwohl ich mich sehr bewußt ernährte, Sport trieb und auch gesellschaftlich sehr engagiert war, spürte ich, je älter ich wurde, daß ich noch eine andere Dimension einbeziehen sollte. Ich merkte, wie meine Sehkraft, mein Gehör, mein Gedächtnis usw. nachließen, was zu einem Verlust an Vertrauen und Eigenständigkeit führte. Es war mir bewußt, daß ich mich in einer Abwärtsspirale bewegte, aber es war so leicht, sich dieser Bewegung zu überlassen, keine Anstrengung mehr zu unternehmen, die Dinge schlittern zu lassen, statt Schritte zu wagen, die die Situation verändert hätten.

Als ich noch hin und her überlegte, was ich unternehmen sollte, kam Suza zurück, und ich begann regelmäßig ihre Yoga-Lektionen zu besuchen, denn ich wußte, bei ihr wurde beides, der Geist und der Körper, gedehnt. Bei ihr gehörten auch die spirituellen Werte zum Yoga. Seitdem spornt mich die Yoga-Disziplin an, mich weiterhin anzustrengen, neue Stellungen zu lernen und sie allmählich länger durchzuhalten. Und da der Erfolg Befriedigung schenkt, hat sich die Spiralbewegung gedreht, es geht aufwärts, und die positiven Wirkungen zeigen sich in den verschiedensten Bereichen des Lebens.

Gelegentlich kommen jüngere Leute in den Unterricht, und oft sind sie nicht fähig, jene Stellungen einzunehmen, die zu unserem normalen Programm gehören. Darüber freue ich mich jeweils – vielleicht fälschlicherweise –, und es ermutigt mich, auch wenn ich selber in Zukunft für den Handstand Hilfe brauche. Ich weiß, was der Yoga bei mir alles bewirkt hat.

Es ist keine angenehme Vorstellung, daß mich die Schwerkraft jeden Tag meines Lebens im wörtlichen Sinn zu Boden zieht. Die Boshaftigkeit der Schwerkraft zeigt sich an meinem kleinen Bauch! Angenehmer ist das Wissen, daß der Yoga dieser Kraft einen anderen Sinn geben kann, und zwar durch die Übungen, bei denen wir uns nach oben strecken, und durch die Umkehrstellungen. Der Yoga bringt keine Wunder zustande, aber er gibt mir eine neue Richtung.

Eine weitere Yoga-Freude besteht für mich in der Entspannungserfahrung am Ende des Unterrichts. Oft komme ich übermüdet, hinter mir liegen das morgendliche Fitneßtraining, verschiedene Arbeiten im Haus und Besorgungen außer Haus. Doch im Yoga werden der Geist und der Körper gereinigt, die Seele wird erneuert; ich kann nochmals einen neuen Tag beginnen.

Die Sammlung ist ein wesentlicher Bestandteil des Yoga, deshalb ist der Yoga ein hervorragendes Heilmittel für eines der schwierigsten

Altersprobleme. Die Yoga-Lektionen sind für mich eine wertvolle Zeit ruhiger Konzentration, der Geist und der Körper erleben ihre Spannkraft, das spirituelle Bewußtsein ist wach, und ich erfahre eine tiefe Entspannung. Die letzten Jahre, seitdem ich wieder Yoga übe, gehören zu meinen kostbarsten Jahren, und sie belegen mir, daß ich ein gängiges Vorurteil über alte Leute nicht akzeptieren muß – denn ich kann mich nach wie vor am Leben freuen.

Beatrice Wood:
Altersangaben sind nur eine Zahl

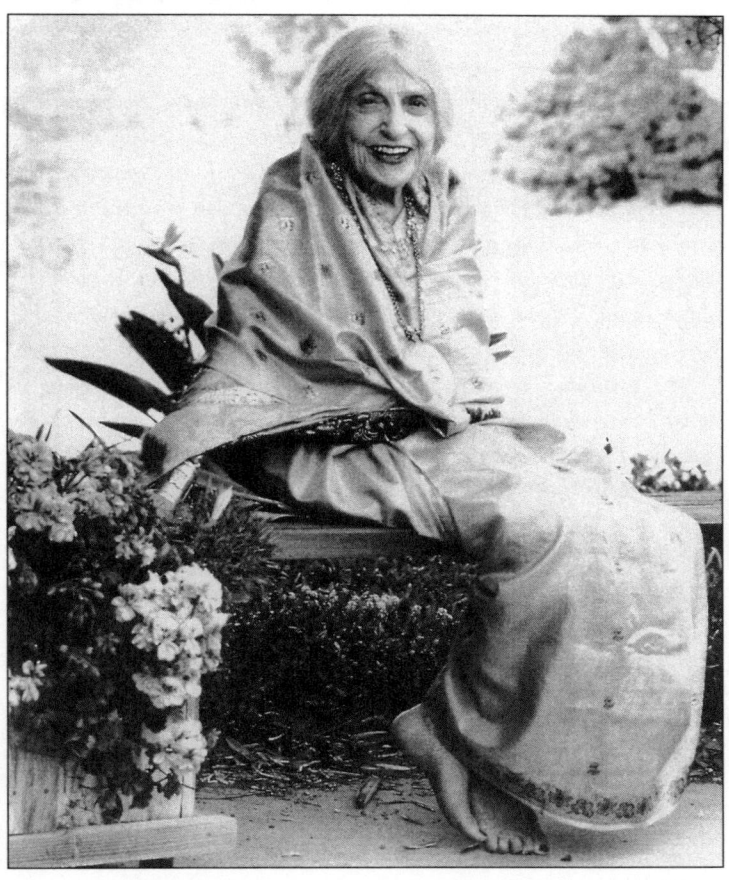

Beatrice Wood im Alter von 100 Jahren – Fülle, Wagemut und Freude.

Meine lebenslange Freundin Beatrice Wood – eine weltbekannte Töpferin, die mit 40 Jahren ihre ersten Keramikkurse besuchte – wurde von einem Journalisten gefragt, wie sie sich im Alter fühlen würde. Ihre Antwort kam ohne Zögern: «Ich habe keine Antwort. Ihre Frage geht mich nichts an. Für Sie bin ich vielleicht 100, für mich bin ich 30. Ich habe keine Probleme damit.»

Wenn ich in all diesen Jahren jeweils mit ihr aß, fiel mir auf, daß sie von ihren nahrhaften vegetarischen Mahlzeiten nur wenig zu sich nahm, die Portionen eines Vogels, und Platz für den wichtigsten Teil ließ

– für die Nachspeise. Sie erzählte mir von den Hintergründen ihres Verhaltens, als sie 103 Jahre alt wurde:

«Meine Freunde, die keine Schokolade aßen, starben schon vor Jahren. Ich habe nie übertrieben; nur eine kleine Portion. Die Schokolade gibt mir das Gefühl, Mensch zu sein.»

Als ich sie fragte, wie sie das Sterben einschätzen würde, antwortete sie: «Ist es nicht eigenartig? Wir alle müssen eines Tages sterben, und doch fällt es uns schwer, dies zu akzeptieren. Ich habe keine Angst vor dem Tod. Wenn ich müde bin, denke ich oft, daß ich schon drüben bin. Doch dann gibt es auch eine ganze Menge von Dingen, die ich noch anpacken möchte, ich würde mich, im Himmel, ärgern, daß ich sie nicht mehr tun könnte, ich würde zu den großen Meistern gehen und ihnen sagen: ‹He, warum habt ihr mich nicht länger leben lassen?›»

Ich persönlich vermute, daß das Geheimnis ihres langen Lebens in ihrem immer bereiten Lachen steckt. «Was kann jemand angesichts des absurden Lebens anderes tun als lachen?» sagte sie mir einmal und fügte hinzu: «Es ist interessant: Sobald man lacht, verschwindet die Finsternis.»

Als ich mit ihr über ihr Interesse für spirituelle Themen sprach, antwortete sie: «Ich bin tatsächlich an der sogenannten Spiritualität interessiert, aber dies hindert mich nicht daran, im Gespräch oder auch im Handeln die gewohnten Gleise zu verlassen. In den letzten paar Jahren habe ich zwar wie eine Nonne gelebt, aber wenn ich mich nochmals verlieben würde, würde ich dies sicher nicht.»

Beatrice meditiert jeden Tag. Sie meint dazu: «Nur im Schweigen entstehen die neuen Gedanken. Wenn wir unseren Geist mit zu vielen Zerstreuungen unterhalten, wird er zum Rührei.»

Anhang:
Zum Verständnis der Wirbelsäule

D ie menschliche Wirbelsäule ist im Schnitt ungefähr siebzig Zentimeter lang und verfügt über vier Krümmungen. Im Lendenbereich und im Nacken handelt es sich um eine Lordose, eine konkave Krümmung (sie gehen in den Körper hinein), auf der Höhe des Kreuzbeins und des Brustraums um eine Kyphose, eine konvexe Krümmung (sie gehen aus dem Körper heraus). Die Wirbelsäule ist dann ganz gesund, wenn diese vier Krümmungen bei einer Dehnung der Wirbelsäule erhalten bleiben, ohne daß irgendein Bereich der Wirbelsäule verkürzt oder abgerundet wird. Sobald es in einer der vier Krümmungen eine Veränderung gibt, wirkt sich das auf die anderen Krümmungen darunter oder darüber aus.

Die langgezogene, sanfte S-Krümmung der Wirbelsäule sorgt für den richtigen Raum zwischen den Knochenteilen der Wirbelsäule, den Wirbeln. Wenn wir die Wirbelsäule in die Länge ziehen und den Raum zwischen den Wirbeln vergrößern, wirkt sich dies auf die Gesundheit positiv aus, denn zwischen den Wirbeln treten jene Nerven hervor, die zu den Organen führen und für den Aufbau des Körpers sorgen.

Die Krümmungen der Wirbelsäule hängen auch von der verschiedenartigen Form und der unterschiedlichen Höhe der einzelnen Wirbel ab, die durch die Bandscheiben voneinander getrennt und voreinander geschützt werden. Das Gewicht und der Druck des Körpers verteilen sich auf alle Wirbel. Die Bandscheiben zwischen den Knochenteilen der Wirbelsäule, bestehend aus Knorpel und Gallert, funktionieren wie hydraulische «Stoßdämpfer» und ermöglichen die Bewegung der Wirbelsäule in alle Richtungen. Wenn nun die Krümmungen verformt werden, wird der Raum zwischen den Wirbeln zusammengepreßt. Dies kann bei den Bandscheiben zu unterschiedlichen Problemen führen, denn sie reagieren sehr schnell, wenn sich unter Druck die Gestalt der Wirbelsäule verändert. Und die Organe und andere Teile des Körpers, die durch die entsprechenden Nerven angeregt werden, lassen in ihrer Funktion nach.

Ungefähr im Alter von 30 Jahren nimmt die Durchblutung der Bandscheiben allmählich ab. Die Wirbelsäule des erwachsenen Menschen erhält ihre «Nahrung» durch die Bewegung. Der Flüssigkeitsaustausch der Bandscheiben geschieht durch die Streckung, Ausdehnung und Bewegung der Wirbelsäule, und zwar in alle Richtungen: vorwärts, rückwärts, seitwärts und als Drehung. Wenn die Bandscheiben nicht genügend ernährt werden, beginnen sie zu schrumpfen und verlieren ihre Elastizität. Sie werden anfällig auf Verletzungen wie Bandscheibenvorfall und Druck auf den Ischiasnerv. Wird eine Bandscheibe beschädigt oder gebrochen, verliert sie ihre Gallertmasse, und es kommt zu diesem so schmerzhaften Druck der Wirbelknochen auf die Nervenenden.

Je älter der menschliche Körper wird, desto mehr schrumpfen die Bandscheiben: Der Körper verliert an Höhe. Dies ist ein sehr komplexer Vorgang, über den immer noch geforscht wird.

Auf jeden Fall ist es für die Gesundheit des Rückens wesentlich, die Wirbelsäule zu dehnen und den Raum zwischen den Wirbeln zu vergrössern: Auf diese Art können die Bandscheiben jung bleiben.

Dank

In erster Linie und am meisten habe ich meinen Yoga-Schülern zu danken, die am Ojai Yoga Center den Kurs für Menschen über 60 besuchen; sie bilden meine Versuchsstation. Ihr Sinn für Abenteuer und Entwicklung inspiriert mich jeden Tag. Danken möchte ich auch jenen Yoga-Schülern und Yoga-Lehrerinnen in allen möglichen Ländern, die mir auf meinen Fragebogen geantwortet und mir ihre Geschichte, ihre Artikel und Fotos anvertraut haben. Ihre Briefe unterstützten mich und spornten mich an; ihre Nachfrage, wann das Buch denn fertiggestellt sei, ließ mich durchhalten. Ein spezieller Dank gehört Betty Eiler und ihren Schülerinnen für ihre begeisterte Anteilnahme.

Ich möchte auch Judi Flannery-Lukas, meiner Mitarbeiterin am Ojai Yoga Center danken. Sie übernahm unzählig viele Lektionen, so daß ich das Manuskript beenden konnte. Judis Studienaufenthalte in Indien, am Ramamani Iyengar Memorial Institute, brachten unserem Yoga-Zentrum wirklich «Licht auf Yoga».

Eine besondere Anerkennung möchte ich zum Ausdruck bringen gegenüber meinen Lehrern am Iyengar Yoga Institute in San Francisco und gegenüber den andern Lehrerinnen, bei denen ich mich während all der Jahre weiterbildete. Hervorheben möchte ich Diana Clifton und Felicity Green: Ihr habt mir die Augen geöffnet und alle meine Vorstellungen über das Alter aufgelöst, und zwar durch Euer persönliches Beispiel und durch das Vertrauen, mit dem Ihr Schülerinnen, die doppelt so alt waren wie ich, in den Handstand begleitet habt, ein Unterfangen, das mir damals noch einen großen Schrecken einjagte.

Dank auch an B. K. S. Iyengar für seine Fotos und Aussagen über Yoga, Gesundheit und Alter. Ich war beeindruckt davon, wie schnell er auf meine Fragen antwortete (ein lebendiger Beweis dafür, daß er nicht – wie wir anderen – Dinge hinauszuzögern und zu verschleppen braucht) und wie er bei seinem Besuch in den USA im Alter von 75 Jahren auf inspirierende Art und Weise die Yoga-Stellungen vorzeigte.

Ein großer Dank gehört dem Fotografen Jim Jacobs, der genau im richtigen Moment auftauchte. Er selber praktiziert als Mann über 50 überzeugt Yoga und fotografiert leidenschaftlich ältere Menschen in ihrer Schönheit, ihrem Charme und ihrer Ausdruckskraft. Die Bilder seines Lehrers Ramanand Patel und anderer beleben dieses Buch.

Es gibt viele andere Menschen, die mir während dieser Jahre mehr oder weniger direkt geholfen haben, dieses Buch abzuschließen: Meine Agentin Barbara Neighbors Deal überzeugte den Verlag, Karen Marita half mir als Sekretärin und hielt mein Haus und meine Familie über Wasser, Malchia Olshan und George Jaidar sprangen als Ersatzeltern ein, sie trockneten meine Tränen und halfen mir, erwachsen zu werden; Barbara Uniker, Michael Callahan, Lyn Hebenstreit, Chip Lukas, George und Jean Kalogridis, Julie Cross Hebenstreit und meine Eltern Mary und René Diets – ihnen allen Dank für ihre unschätzbare Unterstützung.

Auch Dir, Judith Gustafson, einen großen Dank: Du brachtest mir den Computer näher, kümmertest Dich um die Tücken der Typographie und halfst mir in allen möglichen Belangen. Ich schätze Deine Freundschaft durch dick und dünn, Deine Solidarität in jeder Lebenslage.

Ich möchte auch den Leuten vom Verlag Health Communications meine Anerkennung aussprechen. Sie alle halfen bei der Geburt dieses Buches mit. Peter Vegso und Gary Seidler, Präsident und Vizepräsident des Unternehmens und beide interessierte Yoga-Schüler, dafür, daß sie an dieses Projekt glaubten. Christine Belleris dafür, daß sie in ihrem Berg von zukünftigen Manuskripten dieses Buch wahrgenommen und dann durch den ganzen Entstehungsprozeß begleitet hat. Andrea Perrine Brower für die Umschlaggestaltung. Lawna Oldfield für den Umbruch und die graphische Gestaltung. Auch allen anderen des Verlagsteams: Allison Janse, Kim Weiss, Ronni O'Brien, Kelly Johnson Maragni, Kathryn Butterfield und Randee Goldsmith.

Der letzte, wenn auch nicht der kleinste Dank gehört Karen McAuley, einer Art Iyengar unter den VerlegerInnen und LiteraturagentInnen; sie ist unbarmherzig, streng und unerbittlich. Während der Monate, als ich angekettet und mit trübem Blick vor dem Computer saß und eher hoffnungslos vor mich hinschrieb, erschien sie jeden Tag auf ihrem Fahrrad, nahm liebevoll Einblick in meine wuchernden Versuche und bestand darauf, daß ich an der einen und anderen Stelle meine Gedanken vereinfachte und klärte. Daß sie täglich auftauchte und jede Seite begutachtete, war beides zugleich: Fluch und Segen. Dieses Buch ist ein echter Beleg für unsere Freundschaft.

Wichtige Adressen Yoga-Schulen, Yoga-Lehrer, Yoga-Lehrerinnen, die im Stil des vorliegenden Buches unterrichten

Geschäfte, in denen die im vorliegenden Buch erwähnten Hilfsmittel erworben werden können

Zentren, Institute, Vereinigungen in Deutschland:

B. K. S. Iyengar-Yoga-Vereinigung Deutschland e. V.
Maistraße 31   ·   80337 München
Tel. 0 89/53 71 70   ·   Fax 0 89/5 43 98 03

Berufsverband der
B. K. S. Iyengar-Yoga-Vereinigung Deutschland e. V.
Königstraße 27   ·   53474 Bad Neuenahr
Tel. 0 26 41/3 71 82   ·   Fax 0 26 41/37 73 33

LehrerInnen zertifiziert BIYVD (nach Postleitzahlen):

Neyer, Klaus
Postfach 352
A-1015 Wien
Tel. 00 43/1/4 08 79 13 54

Baier, Dr. Karl
Josefstädter-Straße 29/22
A-1080 Wien
Tel. 00 43/1/4 08 86 56

Traitteur, Hermann
Elisabeth-Kirchstraße 8
D-10115 Berlin
Tel. 0 30/28 59 97 89
Fax 0 30/28 59 97 90

Riester, Andreas
Gierkezeile 33
D-10585 Berlin
Tel. 0 30/3 41 24 75

Grütter, Georgie
Stuttgarter Platz 16
D-10627 Berlin
Tel. 0 30/3 23 39 67

Ockel, Renate
Ansbacherstraße 60
D-10777 Berlin
Tel. 0 30/2 18 48 24
0 30/2 17 67 69

Volp, Verena
Leuschnerdamm 19
D-10999 Berlin
Tel. 0 30/6 14 17 98
Fax 0 30/6 14 57 35

Roth, Stephanie
Leuschnerdamm 19
D-10999 Berlin
Tel. 0 30/6 15 61 58

Böhm, Claudia
Fontanestraße 26
D-12049 Berlin
Tel. 0 30/6 21 78 55

Scholz, Beate
Albrechtstraße 10
D-12165 Berlin
Tel. 0 30/7 93 14 94

Köhler, Denja
Fesenfeld 132, Rgb.
D-28203 Bremen
Tel. 04 21/70 19 14
Iyengar Yoga Werkstatt

Schütt, Ralf
Bleicherwiesen 6
D-31224 Peine
Tel. 0 51 71/4 11 22
Fax 0 51 71/7 11 53

Hofmann, Gabriele
Dorfstraße 16
D-37696 Marienmünster/
    Born
Tel. 0 52 84/52 87

Dharmapriya
Herkulesstraße 13 a
D-45127 Essen
Tel. 02 01/23 01 55
    02 01/23 31 72
c/o FWBO

Nutz, Gabriele
Haumannplatz 32
D-45130 Essen
Tel. 02 01/40 53 23
    02 01/79 70 61

Andrews, Birgit
Am Nußbäumchen 8
D-53343 Wachtberg
Tel. 02 28/34 92 35
Fax 02 28/32 39 58

Keller, Rita
Rheinstraße 34
D-53501 Lantershofen
Tel. 0 26 41/7 81 16
    B 3 71 82
Fax 0 26 41/3 73 33

Binski, Horst
Ziegelweg 8
D-53501 Lantershofen/
    Grafschaft
Tel. 02 28/31 11 31

Grzesch, Claus
Brendel Straße 2
D-60448 Frankfurt
Tel. 0 69/7 89 36 03
Fax 0 69/7 89 36 53

Adams, Ernst
Hindenburgstraße 18
D-64405 Fischbachtal
Tel. 0 61 66/82 72

Zielasko, Ilse Marianne
Scheidter Straße 144
D-66123 Saarbrücken
Tel. 06 81/3 16 75

Hamm, Birgit
Albert-Schweitzer-Straße 26
D-76139 Karlsruhe
Tel. 07 21/68 26 47

Stein, Amrit
Türkenstraße 67
D-80799 München
Tel. 0 89/2 71 95 31
Fax 0 89/2 71 95 24

Forbes, Michael
Maistraße 31
D-80337 München
Tel. 0 89/53 71 70
    0 89/5 43 98 03

Blaeser, Bob
Riedlstraße 3
D-80538 München
Tel. 0 89/29 32 90

Wörle, Luise
Simmernstraße 1
D-80804 München
Tel. 0 89/3 61 76 35
    (auch Fax)

Heckmann, Johanna
7, place des Halles
F-67000 Strasbourg
Tel. 03/88 22 56 05

Schweiz:

Winkler, Ursula
Yoga-Schule Lotos
Rütimeyerstraße 40
CH-4054 Basel
Tel. 061 274 10 36

Nussbaumer, Verena
Kirchenfeldstraße 32
CH-3005 Bern
Tel. 031 352 89 13

Wong-Grossenbacher,
Cristina
Niggelerstraße 6
CH-3007 Bern
Tel. 031 382 08 01

Bögli, Brigitte
Haslerstraße 10
CH-3008 Bern
Tel. 031 382 08 01

Schichl, Wilfried
Beck, Kate
Iyengar-Yoga-Schule Bern
Könizstraße 14
CH-3008 Bern

Adank, Judith
Schänzlihalde 23
CH-3013 Bern
Tel. 031 331 10 42

Hatha Yoga Schule Bern
Schänzlihalde 23
CH-3013 Bern

Gurtner, Gerda
Aarhaldenstraße 31
CH-3084 Wabern
Tel. 031 961 20 80

Yoga Schule Zürich
Quellenstraße 2
CH-8005 Zürich

Müller, Dominique
Germaniastr. 50
CH-8006 Zürich
Tel. 01 364 44 62

Hobi, Maria
Bergellerstraße 24
CH-8049 Zürich
Tel. 01 341 30 18

Wetter, Trix
Langackerstraße 16
CH-8057 Zürich
Tel. 01 262 36 35

Bücherliste

Yoga

Criswell-Hanna, Eleanor: Wie Yoga wirkt. Kösel, München 1996.

Desikachar, T. K.: Yoga-Tradition und Erfahrung. Die Praxis des Hatha-Yoga und das Yoga-Sutra des Patanjali. Via Nova, Petersberg 1991.

Devi, Indra: Yoga für Sie. Neue Energie für Körper und Geist durch Entspannung und rhythmisches Atmen. Ariston, Kreuzlingen (o. J.).

Iyengar, B. K. S.: Der Baum des Yoga. Ein praktischer und spiritueller Begleiter auf dem Weg, die Kunst des Yoga zu erlernen. O. W. Barth/Scherz, München 1991.

Iyengar, B. K. S.: Licht auf Pranayama. Das grundlegende Lehrbuch der Atemschule des Yoga. O. W. Barth/Scherz, München 1984.

Iyengar, B. K. S.: Licht auf Yoga. Das grundlegende Lehrbuch des Hatha-Yoga. O. W. Barth/Scherz, München 1992.

Iyengar, B. K. S.: Der Urquell des Yoga. Die Yoga-Sutras von Patanjali – erschlossen für den Menschen von heute. O. W. Barth/ Scherz, München 1995.

Iyengar, Gita S.: Yoga für die Frau. Der Weg zu Gesundheit, Entspannung und innerer Kraft. O. W. Barth/Scherz, München 1993.

Kelder, Peter: Die Fünf «Tibeter». Das alte Geheimwissen aus den Hochtälern des Himalaya läßt Sie Berge versetzen. Scherz, München 1997.

Luby, Sue: Hatha-Yoga. Das Programm für Ihre Gesundheit. Ehrenwirth, München 1994.

Luby, Sue: Hatha-Yoga. Entspannen, auftanken, sich wohl fühlen. Rowohlt, Reinbek 1990.

Mehta, Shyam/Mehta, Silva/Mehta, Mira: Yogagymnastik für Entspannung, Energie und Wohlbefinden. Christian, München 1991.

Radha, Swami Sivananda: Geheimnis Hatha-Yoga. Hermann Bauer, Freiburg i. Br. 1991.

Radha, Swami Sivananda: Kundalini-Praxis. Verbindung zum inneren Selbst. Hermann Bauer, Freiburg i. Br. 1992.

Radha, Swami Sivananda: Praxis des Traum-Yoga. Die Reise zum inneren Meister. Hermann Bauer, Freiburg i. Br. 1996.

Pullig Schatz, Mary: Yoga für den Rücken. Trias, Stuttgart 1994.

Stewart, Mary: Yoga über 50. Ein Weg, gesund und beweglich zu bleiben. Kösel, München 1995.

Ward, Susan Winter: Yoga hält jung. Übungen für jeden Tag. Butzon & Bercker, Kevelaer 1996.

Yogananda, Paramahansa: Autobiographie. Droemer Knaur, München 1996.

Alter, Gesundheit und soziale Aspekte

Chopra, Deepak: Alle Kraft steckt in dir.
Lübbe, Bergisch Gladbach 1996.

Chopra, Deepak: Dein Heilgeheimnis.
Heyne, München 1995.

Chopra, Deepak: Die Körperseele. Grundlagen und praktische Übungen der Ayurveda-Medizin. Lübbe, Bergisch Gladbach 1991.

Chopra, Deepak: Länger leben und jung bleiben – Your Ageless Body.
2 Toncassetten. Lange Media, Düsseldorf 1995.

Chopra, Deepak: Die unendliche Kraft in uns. Heyne, München 1994.

Cousins, Norman: Der Arzt in uns selbst.
Wie Sie Ihre Selbstheilungskräfte aktivieren können. Rowohlt, Reinbek 1996.

Delany, Sarah/Delany, Elizabeth/Hearth, Amy Hill: Unsere ersten hundert Jahre.
Die Delany-Schwesteren erzählen.
Droemer Knaur, München 1995.

Dossey, Larry: Wahre Gesundheit finden.
Krankheit und Schmerz aus ganzheitlicher Sicht. Droemer Knaur, München 1991.

Douillard, John: Fit mit Ayurveda. Das sanfte Konditions- und Sportprogramm.
Falken, Niederhausen 1996.

Dworkis, Sam: Extension. Entspannung, Vitalität, Regeneration. Das tägliche 20-Minuten-Programm. Rowohlt, Reinbek 1996.

Dychtwald, Ken: Körperbewußtsein. Eine Synthese der östlichen und westlichen Wege zur Selbst-Wahrnehmung, Gesundheit und persönlichem Wachstum.
Synthesis, Essen 1996.

Friedan, Betty: Mythos Alter. Rowohlt, Reinbek 1995.

Greer, Germaine: Ab 40. Über Frauen, wie sie leben, was sie denken, wer sie sind.
Econ, Düsseldorf 1993.

Montagu, Ashley: Zum Kind reifen.
Klett-Cotta, Stuttgart 1997.

Moyers, Bill: Die Kunst des Heilens. Vom Einfluß der Psyche auf die Gesundheit.
Goldmann, München 1996.

Ornish, Dean: Herzgesunde Kost.
Über 100 Rezepte aus der Jahreszeiten-Küche. vgs, Köln 1998.

Ornish, Dean: Die Ornish-Herz-Diät.
Kreuz, Stuttgart 1996.

Ornish, Dean: Revolution in der Herztherapie. Kreuz, Stuttgart 1996.

Sheehy, Gail: In der Mitte des Lebens.
Die Bewältigung vorhersehbarer Krisen.
Droemer Knaur, München 1992.

Sheehy, Gail: Lebensstufen. Fähig sein, aus jedem Alter das Beste zu machen.
List, München 1996.

Sheehy, Gail: Wechseljahre – na und?
Droemer Knaur, München 1995.

Weed, Susun S.: Brust Gesundheit. Naturheilkundliche Prävention und Begleittherapien bei Brustkrebs.
Orlanda Frauenverlag, Berlin 1997.

Weed, Susun S.: HeilWeise.
Frauenoffensive, München 1990.

Alter, Spirirualität und Heilung

Brennan, Barbara: Licht-Arbeit. Das große Handbuch der Heilung mit körpereigenen Energiefeldern.
Goldmann, München 1997.

Estés, Clarissa Pinkola: Die Wolfsfrau.
Heyne, München 1996.

Kabat-Zinn, Jon: Gesund durch Meditation.
Das große Buch der Selbstheilung. Das grundlegende Übungsprogramm zur Entspannung, Streßreduktion und Aktivierung des Immunsystems.
O. W. Barth/Scherz, München 1994.

Kabat-Zinn, Jon: Heilsame Umwege.
Meditative Achtsamkeit und Gesundung.
Piper, München 1995.

Kabat-Zinn, Jon: Im Alltag Ruhe finden.

Das umfassende praktische Meditations-programm. Herder, Freiburg i. Br. 1998.

Kübler-Ross, Elisabeth: Erfülltes Leben – würdiges Sterben. Gütersloher Verlagshaus, Gütersloh 1994.

Kübler-Ross, Elisabeth: Jedes Ende ist ein strahlender Beginn. Silberschnur, Güllesheim 1992.

Kübler-Ross, Elisabeth: Über den Tod und das Leben danach. Silberschnur, Güllesheim 1989.

Levine, Stephen: Noch ein Jahr zu leben. Reihe Context, Bielefeld 1998.

Levine, Stephen: Sein lassen. Heilung im Leben und im Sterben. Reihe Context, Bielefeld 1995.

Noble, Vicki: Shakti – die heilende Energie der Frau. Walter, Zürich und Düsseldorf 1994.

Northrup, Christiane: Frauenkörper, Frauenweisheit. Bewußt leben – ganzheitlich heilen. Zabert Sandmann, München 1996.

Sogyal Rinpoche: Das tibetische Buch vom Leben und vom Sterben. Befreit leben im Bewußtsein der eigenen Vergänglichkeit. O. W. Barth/Scherz, München 1995.

Walker, Barbara G.: Das geheime Wissen der Frauen. Ein Lexikon. dtv, München 1995.

Walker, Barbara G.: Die geheimen Symbole der Frauen. Lexikon der weiblichen Spiritualität. Hugendubel, München 1997.

Walker, Barbara G.: Die spirituellen Rituale der Frauen. Zeremonien und Meditation für eine neue Weiblichkeit. Hugendubel, München 1998.

Walker, Barbara G.: Die weise Alte. Kulturgeschichte – Symbolik – Archetypus. Frauenoffensive, München 1986.